はじめて学ぶ

第3版
歯科衛生士のための歯科介護

歯科介護ハンドブック付

監修／新井 俊二
編集／本間 和代
　　　江川 広子
　　　新井 直也

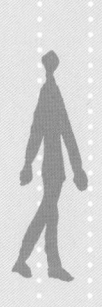

医歯薬出版株式会社

執筆者（敬称略，五十音順）

新井　俊二	：	明倫短期大学名誉教授 医療法人仁友会日之出歯科診療所名誉会長
新井　直也	：	三重大学大学院医学系研究科口腔・顎顔面外科学分野教授
井上美津子	：	昭和大学歯学部小児成育歯科学客員教授
江川　広子	：	明倫短期大学教授／歯科衛生士学科学科長
江良　裕子	：	埼玉県立大学保健医療福祉学部健康開発学科口腔保健科学専攻助教
大竹登志子	：	ハッピー・ライフ研究会代表 国際口腔ケア相談センターセンター長 早稲田大学理工学術院講師
川田　達	：	医療法人社団海上ビルデンタルクリニック理事長
杉本久美子	：	東京医科歯科大学名誉教授
大黒谷恵理	：	医療法人社団海上ビルデンタルクリニック歯科衛生士長
津山　泰彦	：	三井記念病院歯科・歯科口腔外科部長
名古屋理奈	：	日之出歯科真駒内診療所
白田千代子	：	東京医科歯科大学大学院医歯学総合研究科地域・福祉口腔保健衛生学分野非常勤講師
ファレリー尚子	：	札幌行啓通り かこクリニック院長（内科）
藤澤　雅子	：	吉田学園医療歯科専門学校歯科衛生科学科長
堀部　晴美	：	福岡医療短期大学歯科衛生学科教授
本間　和代	：	明倫短期大学名誉教授
前田　伸子	：	鶴見大学名誉教授
升井　一朗	：	福岡医療短期大学歯科衛生学科非常勤講師／元教授
俣木　志朗	：	東京医科歯科大学名誉教授
三浦　敦子	：	元日之出歯科真駒内診療所
道脇　幸博	：	武蔵野赤十字病院特殊歯科・口腔外科部長
矢澤　正人	：	陵北病院歯科
山村　健介	：	新潟大学大学院医歯学総合研究科口腔生理学分野教授
吉増　秀實	：	東京医科歯科大学名誉教授

This book was originally published in Japanese under the title of :

HAJIMETE-MANABU SHIKAEISEISHI-NO TAME-NO SHIKAKAIGO — DAI-SAN HAN

(Dental-oral life care in aged society for dental hygienist — the 3rd ed.)

Supervising editor :
ARAI, Shunji
　　Emeritus professor, Meirin College

© 2000　1st ed.
© 2013　3rd ed.

ISHIYAKU PUBLISHERS, INC.
　7-10, Honkomagome 1 chome, Bunkyo-ku
　Tokyo 113-8612, Japan

第3版　序文

　『はじめて学ぶ歯科口腔介護』は，2000（平成12）年の介護保険法の施行時に第1版が発行され，2004（平成16）年には前年の健康増進法の施行に合わせて第2版に改訂されました．これまで，歯科衛生士教育の場では教科書として，福祉（介護）や医療の臨地・臨床の場では実施計画策定時の検討指針として，また歯科衛生士の行う居宅療養管理指導や訪問歯科衛生指導の手引き書として，多くの方に活用いただいてきました．そしてこのたび，歯科衛生士学校の3年制移行完了にあたり第3版に改訂することになり，表題も『はじめて学ぶ　歯科衛生士のための歯科介護第3版』に改めました．

　少子高齢社会の急速な進展に合わせ，国は健康保険法・介護保険法・健康増進法の改正を行うことで新たな方針を展開しています．また，国民の歯科領域の医療・保健・福祉（介護）に対する関心の高まりなど社会環境の変化が顕著にみられます．今回の改訂では，これらの法律の改正や社会の変化に対応するべく内容を改めました．

　一方，歯科衛生士学校養成所指定規則の一部を改正する省令〈2004（平成16）年9月29日公布〉は，教育年限を3年以上とし，教育内容を弾力化し，高齢化の進展，医療の高度化などの環境変化に対応できる歯科衛生士を養成するという趣旨をもちます．3年という教育年数のもと，これからは教育内容の弾力化をはかり，多様な環境に対応できる資質を備えた歯科衛生士の育成に力を注ぐことが目標になります．そのためには，新たな教育により歯科衛生士の業務の質の充実と業務範囲の拡大をはからなくてはなりません．

　こうした対応の一つとして，本書ではⅦ編に「歯科介護予防につながる新たな歯科衛生士教育」と題し，食育，保育，看護と歯科衛生士のかかわりに関する基礎的な内容を盛り込みました．今後の歯科衛生士教育に必要な教科の種まきともいえるものです．こうした教育分野の発展は，歯科衛生士の社会貢献の度合いを深め，その業務を広げていくうえで重要なことです．

　また，従来の本書の趣旨をさらに掘り下げ，現在の社会保障制度の枠組みに合わせながら，「訪問歯科衛生指導」や介護保険法における歯科衛生士の行う「居宅療養管理指導」，「口腔機能維持管理」などにおける実施計画作成時の検討指針，あるいは実施時の手引き書となるようにもしています．さらに，歯科介護計画の作成，それに基づく適切な実践，そのために必要な科学的根拠のある実施手法，すなわち実施の手順・方法が重要になりますが，旧版と同じく本書では，対象者一人ひとりに「評価」→「選定・特定」→「計画作成」→「実施」→「再評価」の順序を踏むプロセスの重要性を説いています．なお，「Ⅳ編　歯科介護の実際―ケアマネジメント手法の活用―」の要点をまとめた冊子を付録とし，臨地・臨床に臨む際に携帯しやすいように工夫してみたつもりです．検討指針や手引き書として現場で活用いただければ幸いです．

　わが国はいまや世界に誇る長寿国となりました．健康で質の高い生活のできる健康長寿社会の確立が求められています．歯科介護は歯科衛生士が主体となって行う臨地・臨床学ですが，こうした社会要請に応えられる学問であることを本書によって理解し，実践して社会に貢献することを期待します．

　終わりに，本書をご執筆いただいた先生方，関係者の皆様，ともに前版までの監修を務めていただきました故小椋秀亮先生に深く感謝申し上げます．

平成25年6月

監修・編集一同

第2版　序文

　わが国では，社会の高齢化と多様化が進み，医療，保健，福祉（介護）の分野において，国の新しい施策が次々と実施されています．特に高齢者介護の分野においては，平成12年に介護保険制度が施行されて以来，改善を進めながら更なる充実がはかられています．

　歯科医療，歯科保健の分野は，その特殊性と専門性が尊重され，学術・医療技術および制度の面で，国際的な水準に達していますが，歯科口腔介護はこれまでにはなかった未開拓の領域であったために，学術的・実技的な面において，また制度面においても新しい分野をつくり上げていくことが喫緊の課題とされてきました．

　このような背景のもとに，平成12年の介護保険法の施行にあわせ本書の第1版は出版されました．その後現在まで歯科衛生士等の教育の場では"教科書"として，また介護の場では，歯科口腔介護サービス計画策定や訪問歯科衛生指導，居宅療養管理指導の"手引き書"として多くの方々に活用されてきました．

　一方，この4年間の介護保険にかかわる状況をみると，要介護者等が年々増加の一途をたどり，増大しつつある多様なニーズに対して，適切かつ効果的に介護サービスを提供していくために各職種の資質の向上がより強く求められるような法の改正も行われています．さらに介護保険と併行して進められている"21世紀における国民健康づくり運動（健康日本21）"が目的とする"健康寿命"の延伸，すなわち痴呆や寝たきりにならないための"介護予防"の運動がよりその比重を高めてきています．

　本書も今回このような状況を踏まえて，歯科口腔介護が各種保険制度のなかの業務として，また国民健康づくり運動の一翼を担って活動できるよう，一部内容の整理，統合をはかるとともに，新たに歯科口腔介護教育や介護予防の項を加え，介護にかかわるすべての方の活動の指針ともなるように改訂しました．

　歯科口腔介護は，老化や疾病による歯科領域の障害により日常生活に支障を抱える要介護者等に対して，歯科医学にもとづいて療養の管理と日常生活の支援を行うもので，要介護者の自立した生活の実現を支え，その生活・人生の質の向上をはかることを目的としています．

　わが国はいまや世界一の長寿国となりましたが，健康で質の高い生活のできる長寿社会の創造が求められています．歯科口腔介護がこのような社会的要請に応えることができる内容を有していることを本書でご理解いただき，わが国が世界に誇りうる長寿国となるために役立てていただければ，望外の喜びです．

　最後に，本書をご執筆いただいた先生方，関係者の皆様に深く感謝申し上げます．
　平成16年3月

新井俊二
小椋秀亮

※本書掲載の写真は，ご本人あるいはご家族にご承諾をいただいたうえで掲載しています．

第1版　序文

　歯科口腔介護とは，加齢や疾病により生じた歯科領域の機能の障害，すなわち摂食・嚥下，構音，表情，感覚，分泌の五大機能のいずれかの障害により日常生活に支障をきたした要介護者に対し，歯科の知識と技術を活用して"観察"，"誘導"，"援助"を行い，さらにリハビリテーションを実施して日常生活を支援することです．つまり，歯科口腔介護の役割は，要介護者の病状，心身の状況およびその置かれている環境を的確に把握したうえで，口腔環境を整備し，確実に食物を捉え，よく噛み，おいしく味わい，うまく嚥下し，会話を楽しみ，笑顔で日常生活ができるように支援することです．これが自立を助け，QOLを高めることになります．また，その機能を維持・回復させる各種のリハビリテーションも歯科口腔介護の中で重要な役割を担うと考えています．

　本書は，介護の視点から歯科医学の知識と技術を応用し体系化したもので，アメリカで開発されたアセスメント表"MDS（Minimum Data Set）"に基づき歯科口腔介護の方法論を組み立て，これらを効率的・効果的に行うことによって要介護者の自立の支援とQOLの向上に貢献することを目的としてまとめたものです．

　21世紀には高齢社会を活力のあるものとしていくため，高齢者を社会全体で支える仕組みが必要です．そのために2000（平成12）年4月に介護保険制度が発足しました．

　これまでの家族介護に大きく依存してきた実状から，介護支援専門員を要として各領域の専門職種が連携して介護支援を行う社会的介護への制度改革です．この制度は，加齢や疾病に伴って生じた心身の変化によって，日常生活に支障をきたした要介護者あるいは要支援者の有する能力に応じて，自立した日常生活が営めることを基本理念として，そのために必要な保健，医療，福祉サービスを提供するものです．

　歯科口腔介護も，この介護サービスの一翼を担うことで，介護保険制度の目的である要介護状態の軽減，悪化の防止などに多大な効果を上げ，介護総体の質を向上させることができるものと考えています．

　実際，口腔清掃や摂食・嚥下機能等の五大機能への支援およびリハビリテーションを柱とする歯科口腔介護が，歯科領域の各種機能を総合的に改善し，いわゆるボケを防止し自立を促して寝たきりを減らすという成果も少なからず報告されています．

　介護保険制度と歯科との関連では，歯科医学的管理に基づく「歯科医師，歯科衛生士等の行う居宅療養管理指導」があり，この実施により，要介護者等の日常生活の質の向上を図るものと規定されています．これらを実施する場合の内容と手順が本書には記されています．この歯科口腔介護で，より充実した介護サービスを提供し，生活の支援ができるようにすることが本書の目的です．

　介護という新しい制度が，真の意味で開花し，その中で歯科口腔介護がより一層進歩，発展していくことを期待します．

　最後に本書の発行にあたっては，類書のない本でもあり，中野区南部保健所相談所の歯科衛生士，白田チヨ女史（平成13年4月現在・中野区北部保健福祉相談所）をはじめ多くの方々にご協力ならびに助言をいただきましたことを，ここに感謝申し上げる次第です．

平成12年4月　　　　　　　　　　　　　　　　　　　　　　　　　　　　　　　編者一同

はじめて学ぶ 歯科衛生士のための歯科介護 第3版

Contents

I編 総説

1章 高齢社会と介護 （ファレリー尚子） 2
- I わが国の高齢社会の現状と将来 … 2
- II 高齢者に対する社会的支援 … 3

2章 介護と歯科介護 （新井俊二・新井直也） 4
- I 介護の誕生 … 4
- II 介護保険制度 … 4
- III 歯科介護および歯科介護予防 … 6
- IV 歯科介護にかかわる用語の定義 … 7
- V 歯科領域の形態，機能とその特性 … 11
- VI 介護予防の重視 … 16
- VII 歯科介護予防の重視 … 17
- VIII 2012年の介護報酬および診療報酬の改定 … 18
- IX 健康増進法と健康日本21運動 … 18
- X 歯科介護の対応 … 19
- XI 「口腔ケア」と「口腔」の用語の問題点 … 20
- XII 歯科介護を必要とする人 … 21

3章 歯科介護にかかわる法的・制度的背景 （矢澤正人） 27
- I はじめに … 27
- II 国民皆保険制度から老人保健法まで … 27
- III ゴールドプラン策定まで … 28
- IV 成人・高齢者歯科の近年の流れ … 28
- V そして第二次健康日本21まで … 32

4章 歯科衛生士の立場と役割 （新井直也・本間和代・江川広子） 33
- I はじめに … 33
- II 歯科衛生士に社会が求めていること … 34
- III 法律にみられる歯科衛生士の立場と役割 … 36

II編 歯科介護に必要な歯科基礎医学

1章 歯科介護のための解剖学 （新井俊二） 44
- I はじめに … 44

Ⅱ 歯科領域の特殊性	45
Ⅲ 発生の視点からの歯科領域の解剖	45
Ⅳ 歯科領域を構成する諸器官	49
Ⅴ おわりに	55

2章 歯科介護のための生理学　56
Ⅰ 食べることと脳の機能	（山村健介）	56
Ⅱ 噛み砕くこと（咀嚼）	（山村健介）	59
Ⅲ 飲み込むこと（嚥下）	（山村健介）	60
Ⅳ 表　情	（杉本久美子）	62
Ⅴ 感覚機能	（杉本久美子）	65
Ⅵ 分泌機能	（杉本久美子）	70

3章 歯科介護のための微生物学　（前田伸子）　71
Ⅰ 老化がもたらす免疫機能の変化	71
Ⅱ 老化がもたらす口内常在微生物叢の変化	73
Ⅲ 高齢者の健康を守るうえで重要な感染症	74
Ⅳ 高齢者の口内の微生物学的検査法	78

Ⅲ編　歯科介護に必要な老化と障害の知識

1章 老化と高齢者の障害　（ファレリー尚子）　80
Ⅰ 老化とは	80
Ⅱ 高齢者の障害と医療のかかわり方	83
Ⅲ 高齢者の保健・医療そして福祉（介護）がめざすもの	86
Ⅳ おわりに	86

2章 高齢有病者の歯科的特徴と問題点　（津山泰彦）　87
Ⅰ 高齢者の口の症状	88
Ⅱ 高齢者に頻度の高い歯科領域疾患	93
Ⅲ 高齢有病者の歯科的問題点	104

3章 摂食嚥下障害　（道脇幸博）　109
Ⅰ 経口摂取の意義	109
Ⅱ 摂食嚥下動作の臨床的な分類	110
Ⅲ 摂食嚥下障害からみた高齢者の特徴	112
Ⅳ 摂食機能療法の実際	113

Ⅳ編　歯科介護の実際―ケアマネジメント手法の活用―

1章　歯科介護の実施内容　　（新井俊二・江川広子・新井直也・江良裕子）　118
- Ⅰ　はじめに　118
- Ⅱ　実施内容の構成　118
- Ⅲ　歯科領域疾患の療養の管理等　119
- Ⅳ　口内環境整備の介護　123
- Ⅴ　歯科領域の機能の介護　133
- Ⅵ　歯科領域の形態障害の介護　151

2章　歯科介護で行うリハビリテーション（機能訓練）　（新井俊二・江川広子・新井直也・江良裕子）　153
- Ⅰ　リハビリテーションの考え方　153
- Ⅱ　介護保険で行うリハビリテーション　154
- Ⅲ　リハビリテーションの基礎知識　155
- Ⅳ　歯科領域機能の評価法のまとめ　156
- Ⅴ　歯科介護で行うリハビリテーション　158
- Ⅵ　口内環境整備能力のリハビリテーション　164
- Ⅶ　摂食嚥下機能のリハビリテーション　165
- Ⅷ　構音機能のリハビリテーション　168
- Ⅸ　表情機能のリハビリテーション　170
- Ⅹ　感覚機能のリハビリテーション　171
- Ⅺ　分泌機能のリハビリテーション　172
- Ⅻ　まとめ　173

3章　歯科介護の実施手法（手順と方法）　　（新井直也）　174
- Ⅰ　ケアマネジメント手法と介護保険　174
- Ⅱ　歯科介護の手順と方法　178

4章　歯科介護のプロトコール　　（江川広子・新井直也）　182
- Ⅰ　歯科介護課題分析票：アセスメント票　182
- Ⅱ　歯科介護課題分析票基本調査評価基準表　182
- Ⅲ　歯科介護問題事項選定票　183
- Ⅳ　歯科介護サービス計画書　183
- Ⅴ　歯科介護業務実施（実習）記録票　183

Ⅴ編　歯科介護の実践に役立つ知識

1章　介護の基本と実際　　（大竹登志子）　196
- Ⅰ　介護とは何か　196

- **Ⅱ** 介護の知識と実際 …………………………………………………………………… 196

2章 歯科介護の実践の場　　　　　　　　　　　　　　　　　　（新井俊二・川田 達）207
- **Ⅰ** はじめに ……………………………………………………………………………… 207
- **Ⅱ** 医療保険制度における実践の場 …………………………………………………… 208
- **Ⅲ** 介護保険制度における実践の場 …………………………………………………… 208
- **Ⅳ** 老人保健制度・老人福祉制度における実践の場 ………………………………… 209
- **Ⅴ** 健康増進法と第二次健康日本21運動における実践の場 ………………………… 209
- **Ⅵ** 歯科口腔保健の推進に関する法律 ………………………………………………… 210
- **Ⅶ** 今後の取り組み ……………………………………………………………………… 210

3章 歯科介護の実践例　　　　　　　　　　　　　　　　　　　　　　　　　　212
- **Ⅰ** 介護老人福祉施設（特別養護老人ホーム）における歯科介護 ……………（江川広子）212
- **Ⅱ** 歯科介護教育プログラムの実践例―明倫短期大学の場合― …………（江川広子）213
- **Ⅲ** 歯科介護教育プログラムの実践例―福岡医療短期大学の場合―
　　　　　　　　　　　　　　　　　　　　　　　　　　　　…………（堀部晴美・升井一朗）224

4章 歯科介護に役立つ器材　　　　　　　　　　　　　　　　　　（江川広子）231
- **Ⅰ** 介護用具についての基本的な考え方 ……………………………………………… 231
- **Ⅱ** 福祉用具の定義 ……………………………………………………………………… 231
- **Ⅲ** 介護用具の種類と選ぶポイント …………………………………………………… 232
- **Ⅳ** 歯科介護に必要な器材 ……………………………………………………………… 234

5章 歯科介護に役立つ薬剤　　　　　　　　　　　　　　　（俣木志朗・白田千代子）243
- **Ⅰ** はじめに ……………………………………………………………………………… 243
- **Ⅱ** 口内清掃に用いる薬剤 ……………………………………………………………… 243
- **Ⅲ** 口内の各種炎症性疾患に対して用いられる薬剤 ………………………………… 246
- **Ⅳ** その他の薬剤等 ……………………………………………………………………… 249
- **Ⅴ** 薬物療法における留意事項 ………………………………………………………… 254

Ⅵ編　これからの歯科介護教育

1章 総論　　　　　　　　　　　　　　　　　　　　　　　　　　（吉増秀實）258
- **Ⅰ** はじめに ……………………………………………………………………………… 258
- **Ⅱ** 歯科介護教育の理念，目的 ………………………………………………………… 258
- **Ⅲ** 歯科介護教育の対象 ………………………………………………………………… 259
- **Ⅳ** 歯科介護教育を取り巻く社会状況 ………………………………………………… 259
- **Ⅴ** 歯科介護教育の在り方について …………………………………………………… 267

| 2章 | 歯科衛生士教育における歯科介護 | （本間和代・江川広子） | 269 |

- Ⅰ 歯科衛生士教育における理念・背景 269
- Ⅱ 歯科介護教育の実際 270
- Ⅲ 教育効果と他職種との連携 275

Ⅶ編　歯科介護予防につながる新たな教育

| 1章 | ライフステージと歯科衛生士のかかわり | （本間和代・江川広子・新井直也） | 278 |

- Ⅰ はじめに 278
- Ⅱ ライフステージの特徴と歯科的課題 279
- Ⅲ 今後の歯科衛生士に求められる歯科食育・保育・看護の教育 282

| 2章 | 歯科衛生士と食育のかかわり | | 284 |

- Ⅰ 歯科と食育 ...... （井上美津子）284
- Ⅱ 乳幼児・小児における歯科食育 ...... （井上美津子）285
- Ⅲ 成人期・高齢期における歯科食育 ...... （本間和代）289

| 3章 | 歯科衛生士と保育のかかわり | （江川広子・名古屋理奈・藤澤雅子） | 293 |

- Ⅰ 歯科衛生士と保育 293
- Ⅱ 歯科保育の意義と目的 293
- Ⅲ 成長・発達の基本 293
- Ⅳ 歯科保育の基礎と実施内容 294
- Ⅴ 歯科保育の実施手法（手順と方法） 297

| 4章 | 歯科衛生士と看護のかかわり | （新井直也・川田達・三浦敦子・大黒谷恵理） | 299 |

- Ⅰ はじめに 299
- Ⅱ 看護の概要 300
- Ⅲ 看護師と歯科衛生士の診療の補助 300
- Ⅳ 歯科領域の疾患の看護 301
- Ⅴ 看護の実施内容と手法 302
- Ⅵ 歯科疾患の看護の事例 302

文献 310
索引 315

I編

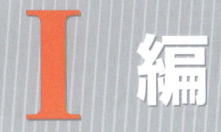

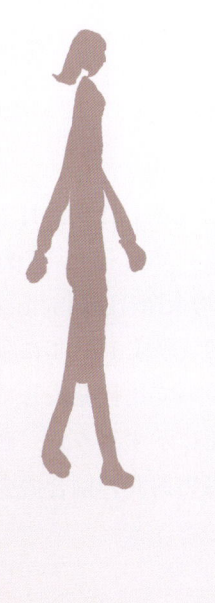

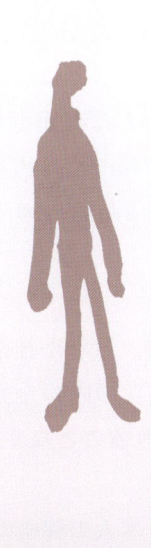

総説

1章 高齢社会と介護

I わが国の高齢社会の現状と将来

1. 長寿化と健康寿命

わが国の平均寿命は，今なお世界有数の水準を維持している．その要因としては，経済的豊かさ，生活環境の改善，栄養の合理化，教育レベルの向上，医学・医療の進歩などに加え，各種社会保障制度の整備などがあげられる．

平均寿命は"あと何年生きられるか"を予測する指標と受け取られてきたが，重要なことは余命の長さばかりでなく，"いかに自立し健やかに生きるか"という生活の質が確保されることにある[1]．この，健康上の問題で日常生活が制限されることなく過ごすことができる期間のことを，一般に平均寿命に対し健康寿命という．

2. 高齢社会の現状

世界保健機関（WHO）は2012（平成24）年に世界保健統計を発表したが，日本人の平均寿命は加盟国193か国中1位〈2009年（平成21）時点〉であった．それより10年近く前，2000（平成12）年6月，WHOは障害調整平均余命（Disabilities Adjusted Life Expectancy：DALE）という指標をたて，1999（平成11）年に生まれた乳幼児のDALEを，WHOに加盟している191か国について比較発表している．このDALEとは，いわば健康寿命のことである．表1-1に示すように，わが国のDALEは，74.5歳で第一位を占め，平均寿命に対する障害期間の割合の少なさでも7.9％と191か国で8位を占めていた．

3. 今後の目標

厚生労働省は2012年6月，政府が推進する健康づくり運動「健康日本21」の第二次計画（2013～2022年度）の内容を発表した．そのなかに，健康寿命（健康上の問題で日常生活が制限されることなく過ごすことができる期間）の延伸の実現を掲げている．

2010（平成22）年時点の日本人の健康寿命は，男性が70.42歳（平均寿命79.55歳），女性が73.62歳（平均寿命86.30歳）である．第二次計画では，生活習慣病の予防

表1-1 「障害調整平均余命」と「平均寿命に占める障害を有する期間」の国際比較

	障害調整平均余命（DALE）	歳		平均寿命に占める障害を有する期間	%
1	日本	74.5	1	ギリシア	7.0
2	オーストラリア	73.2	2	イギリス	7.1
3	フランス	73.1	3	オーストリア	7.4
4	スウェーデン	73.0	4	スペイン	7.5
5	スペイン	72.8	5	イタリア	7.7
6	イタリア	72.7	6	オランダ	7.7
7	ギリシア	72.5	7	フランス	7.8
8	スイス	72.5	8	日本	7.9
9	モナコ	72.4	9	オーストラリア	8.0
10	アンドラ	72.3	10	ベルギー	8.0

資料：World Health Organization "The World Health Report 2000"（2000年）

や心の健康などの目標を新たに設定し，今後10年の間に「**平均寿命の延び以上に，健康寿命を延ばす**」という目標が盛り込まれた．

II 高齢者に対する社会的支援

1. 長寿化の課題

　長い老後には期待とともに不安を抱かせられるが，求められることは老後の生活に対する発想の転換である．一人ひとりが自らの健康の維持に努め，生きがいを発見し，社会はその支援体勢を整備しなければならない．

　今後の長寿人生の課題は，自立して元気に過ごせる健康寿命をどれほど長くできるかである．本人はもとより，医療・保健関係者の工夫とさらなる福祉保健制度の整備が，豊かで明るい高齢社会実現の鍵となってきている．本書第1版，第2版で，故浦澤喜一氏はこのように述べている[1]．

2. 老化病態の調節と介護予防

　高齢者では，老化現象の基盤の上に多くの疾病を発症する．死因の上位を占める疾患のなかには生活習慣病といわれるものが多くみられる．しかし，生活習慣病といっても，上述のようにこれらの発症が個体の老化と密接に関連しているため，治療によって根治させることは困難な場合が多い．したがって，早期に疾病を発見し病状を種々の手段で調節して，その後の進行を阻止する調節療法が唯一の手段となる[1]．医科，歯科を問わず，日常生活のなかに疾病増悪の要因を発見し，介護予防をはかることこそ，すべての医療・保健スタッフの役割といえよう．

2章 介護と歯科介護

I 介護の誕生

　わが国において「介護」という概念は，1980年代後半頃に急速な人口高齢化が予想されるようになった社会情勢のなかで生まれた．介護という語句は1989（平成元）年9月改訂の『広辞苑』にはじめて記載されたが，このときには「介護→介抱し看護する」とのみ記述されていた．1993（平成5）年改正の老人福祉法には，"介護の事業"として次のように規定されている．

> **老人福祉法　第10条の4（一部）**
> 　介護の事業とは，身体上または精神上の障害があるために，日常生活を営むのに支障があるものにつき，入浴，排便，食事等の介護その他の日常生活を営むのに必要な便宜を供与すること．

　その後，多様な解釈がなされて明確な定義はないが，**介護のキーワード**として次のようなものがあげられる．
① 【状態】身体上または精神上の障害，能力障害（活動制限），社会適応障害（参加制約）
② 【目標】自立した日常生活の実現，観察（管理）・誘導（指導）・援助・機能訓練の充実によるQOLの向上
③ 【制度】介護サービスと保健・医療サービスとの連携

II 介護保険制度

1. 介護保険制度の創設

　少子高齢社会の進展により高齢者介護の問題が深刻化するなか，高齢者介護を**社会全体で支える仕組み**の構築が緊急の課題となった．
　国は1989年に**ゴールドプラン（高齢者保健福祉推進10か年戦略）**を発表し，

介護保険制度の必要性を国民に訴え国会は審議を重ねた．1997（平成9）年12月に介護保険法が国会で議決され，2000（平成12）年4月に介護保険制度が発足した．ゴールドプラン発表から10年後のことであった．

2. 介護保険法の目的

介護保険法は，第1条にその目的を掲げている．

介護保険法　第1条（介護保険の目的）

　加齢に伴って生ずる心身の変化に起因する疾病等により要介護状態となり，入浴，排泄，食事等の介護，機能訓練並びに看護及び療養上の管理その他の医療を要する者等について，これらの者がその有する能力に応じ自立した日常生活を営むことができるよう，必要な保健医療サービス及び福祉サービスを行うため，国民の共同連帯の理念に基づき介護保険制度を設け，その行う保険給付等に関して必要な事項を定め，もって国民の保健医療の向上及び福祉の増進を図ることを目的とする．

3. 介護保険制度の意義

　国は，介護保険制度の創設を社会保障制度の構造改革の第一歩として位置づけ，それまでの縦割りであった医療・保健・福祉（介護）の各制度に窓を開け，介護保険制度を含めた各制度間相互の連携を進めた（図2-1）．それによりこれまで医療保険制度が引き受けていた介護の部分を医療保険から介護保険に移して社会的入院を解消し，医療保険制度は傷病の治療を目的とする本来のあり方に戻すことをめざした．さらに，年金，社会福祉等の社会保障制度の改革へとつなげていき，単に新たな制度の発足ではなく，すでにある他の制度との横の連携をはかった．これらが，介護保険制度の大きな意義といえる．

4. 介護保険制度の改正

　介護保険制度は，広く社会に受け入れられて発展してきた．一方で，予想を上まわる要介護者，要支援者の増加，それによる介護費用の増大，要支援者の悪化防止に効果が上がっていないことなど，さまざまな問題点が出てきた．

　そこで，介護保険制度発足の5年目に制度全般に検討が加えられ，思い切った見直しが行われた．2005（平成17）年の介護保険法改正により，介護保険制度は「予防重視型システム」へと大きく転換した．

　この予防重視型システムの構想のなかで"介護予防"という用語が用いられ，
　1）高齢者が要介護状態になることをできるだけ防ぐこと

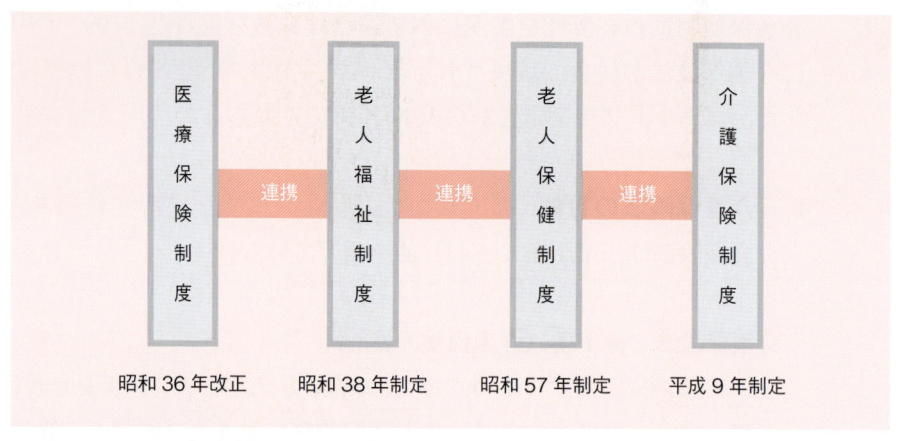

医療保険制度	連携	老人福祉制度	連携	老人保健制度	連携	介護保険制度
昭和36年改正		昭和38年制定		昭和57年制定		平成9年制定

図2-1　日本の社会保障制度の大幅な改革
社会の高齢化の進展に対応して，医療，福祉，保健，介護の順に法律が制定され，制度が施行されてきた流れがわかる．この4法律が連携し，社会保障制度改革の第一歩を踏みだすことになった．

2）要介護状態になっても，その悪化防止，改善をはかること

の二つの意味をもつ用語として定義された．これに合わせ，本書のなかでも歯科介護予防の用語を定義している（p.9,「3），4）」参照）．

Ⅲ　歯科介護および歯科介護予防

1. 歯科介護の誕生

　ゴールドプランの発表から介護保険法成立にかけ，制度のあり方がさまざまな方面から議論されてきた．しかし，そのなかでの歯科の役割が論じられることはあまりなかった．上記の介護保険法第1条に書かれている介護保険の目的を達成するために，既存の歯科保健サービスや歯科医療サービスに加えて，新たな歯科介護サービスを提供することが不可欠であることは明白であった．そこで，2000年4月の介護保険制度の発足と同時に，介護の視点に立って歯科領域の医学を整理・体系化し，一連の実施内容とケアマネジメント手法に基づく実施手法をまとめて『はじめて学ぶ　歯科口腔介護』の第1版を発行した．以来，『はじめて学ぶ　歯科口腔介護』は，歯科衛生士の教育の場では"教科書"として，臨地・臨床の場では，居宅療養管理指導や訪問歯科衛生指導などの計画表を作成するときの"検討指針"として，また計画を実施するときの"手引き書"として活用されてきた．

2. 歯科介護（歯科介護予防を含む）の目的

　歯科介護は，歯科領域全般にわたる支援により，要介護者・要支援者（以下，要介護者等という）に対しては，当人がもつ能力に応じた自立した日常生活の実現と

2章　介護と歯科介護

悪化の防止をはかること，また自立高齢者に対しては，生活機能の維持・改善，さらに健康寿命の延伸を積極的にはかることを目的とする．

3. 歯科介護の意義

高齢者の増加に伴い，日常生活に支障をきたしている要介護者等が増えている．その支障の程度は，機能や形態の障害，能力障害（活動制限），社会的不利（参加制約）の三つのレベルに分けられる（Ⅳ編2章参照）．

このような人々の歯科領域の障害の状況を把握し，口内環境を整え，清潔にし，食物を上手に口に入れ，よく噛み，おいしく味わい，誤嚥のないように嚥下し，会話を楽しみ，明るい表情を浮かべることを支援する歯科介護の意義は大きい．

歯科介護は，自立した日常生活の実現を支援するという目的から，特に歯科領域の機能を重視する．これは形態重視の傾向の強い従来の歯科医療の在り方からは一歩前進した立場に立つといえる．たとえば，義歯をどのように製作するかではなく，義歯がその人の日常生活にどのように役立っているか，あるいはどのように役立てるかを課題として解決に努める．

したがって，歯科介護を実施する者は，全人的な視点に立って，歯科介護に必要な基礎歯科医学（Ⅱ編1章，2章参照）を習得し，歯科介護の実施内容と実施手法を身につけ（Ⅳ編1～3章参照），さらに介護の現場からその実際を学ぶ必要がある．

歯科介護予防の意義も，対象が広くなるということ以外，変わりはない．

Ⅳ 歯科介護にかかわる用語の定義

1. 共通認識が必要

医療保険制度や老人保健制度に加えて介護保険制度が施行されて以来，ケアという用語の使用に混乱が生じている．

介護保険制度のもとで働く人が，その介護や介護予防を「ケア」といい，また医療や保健の場で働く人が，その処置や指導を「ケア」ということもある．これでは高齢者の介護や介護予防の内容の明確な姿がみえてこない．

また，旧来からの「口腔ケア」という呼び名にも定義がなく，上記の「ケア」同様に保健・医療・福祉（介護）の分野で見境なく使用され，その実施内容も各自まちまちで漠然としている．また，保健・医療・福祉（介護）の用語の理解にも混同がみられる．ここでは歯科介護に関係のある用語を定義し，介護に携わる者の共通認識としたい．以下の定義は歯科介護が正しく理解され，円滑に実施されるために重要なものである．

2. 歯科領域の定義
1) 歯科領域とは
　歯科医師，歯科衛生士や歯科技工士が歯科の専門職種としてその役割を果たすには，自分たちが体のどの領域に責任をもっているかその守備範囲（ポジション）を明確に把握していなければならない．本書ではその守備範囲を「歯科領域」と名づけ，次のように定義する．

　① 歯科領域とは，歯・口・顎・頸・顔面部の総称である（図2-2）．
　② 歯科領域とは，脳神経のうちの5対の鰓弓神経と舌下神経に支配された領域である（p.15, p.16 [ミニメモ], p.47 参照）．
　③ 歯科領域とは，歯科衛生士と歯科医師の担当・責任領域である．

　これまで，歯科といえば，歯や口のなかの疾患の予防，治療など限定された範囲を対象とする診療科と考えられがちだったが，上記の定義を踏まえて，新たな展開を始めた医療・保健・福祉（介護）分野での要請に応えていくことが非常に大切である．

2) 歯科とは
　歯科領域科と同義であり，歯科領域の保健，医療，福祉（介護）に関連した分野の学術研究，教育，社会活動を行う臨地臨床科である．

3. 保健・医療・福祉（介護）の定義
1) 保健とは
　健常者を対象とし，疾病の予防，健康の保持・増進に努める行為．
2) 医療とは
　傷病者を対象とし，その傷病を治療し，健全な状態に戻す行為．
3) 介護とは
　要介護者等を対象とし，これらの人々が能力に応じ，自立した日常生活を営むことができるよう支援する行為．支援とは，観察，誘導，援助，リハビリテーション（機能訓練），療養上の管理および指導をすることをいう．
4) 介護予防とは
　自立高齢者を対象とし，要支援状態や要介護状態になることを防止する行為．または，要支援者を対象とし，要支援状態の軽減や悪化防止をはかる行為．または，要介護者を対象とし，その状態の維持・改善をはかる行為．

4. 歯科保健・歯科医療・歯科介護の定義
1) 歯科保健とは
　健常者を対象とし，歯科領域の疾病の予防と健康の保持・増進に努める行為．
2) 歯科医療とは
　歯科領域の傷病者を対象とし，その傷病を治療し，健全な状態に戻す行為．

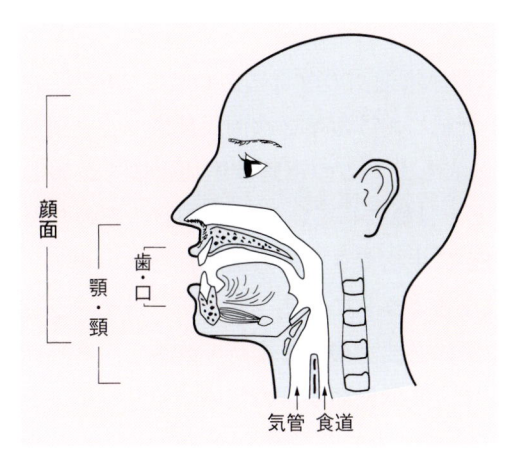

図 2-2　歯科領域の概念図　　　　図 2-3　歯科の三本柱

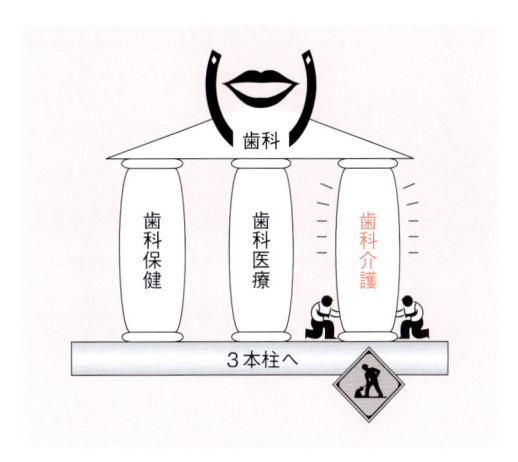

3) 歯科介護とは

歯科領域に障害を抱える要介護者等を対象とし，これらの人々が能力に応じ，自立した日常生活を営むことができるよう歯科領域全般にわたり支援する行為．

支援とは，観察，誘導，援助，機能訓練，療養上の管理および指導をいう．

4) 歯科介護予防とは

自立高齢者を対象とし，歯科領域上の問題から要支援状態や要介護状態となることを防止する行為．または，要支援者や要介護者を対象とし，歯科領域の状態の悪化を防止し，維持・改善をはかる行為．

要介護者とは，身体上，精神上の障害があるために，入浴，排せつ，食事等の日常生活における基本的の動作の全部または一部について，一定期間にわたり継続して，常時介護を要すると見込まれる状態にある者をいう（介護保険法第7条1，3項参照）．

要支援者とは，要介護状態の軽減もしくは悪化の防止に資する支援を要すると見込まれる状態にある者，または継続して日常生活を営むのに支障が見込まれる状態にある者をいう（介護保険法第7条2，4項参照）．

解説:「歯科介護」という用語

今回の改訂にあたり，第2版まで使用していた「歯科口腔介護」という用語を，「歯科保健」，「歯科医療」との整合性の観点から，また後述する「口腔」という語の抱える問題点への配慮から，「歯科介護」という用語に改めた．歯科保健，歯科医療，歯科介護が歯科の三本柱となる（図2-3「歯科の三本柱」）．

歯科介護はまだ若い分野である．より一層の学術的・実技的研鑽を積み，介護の分野に確実に位置づけ，21世紀の社会的要望に応えることが，歯科界に課せられた使命であると考える．

5. 歯科介護につながる新分野

　2012（平成24）年，厚生労働省は健康増進法の改正にあわせて2012年から2022（平成34）年にかけて実施する「21世紀における第2次国民健康づくり運動〈健康日本21（第二次）〉」の基本方針を公表した．この運動は生活習慣を改善し，健康寿命を延ばし，生活を向上させることを目標にしている（図2-4）．そのなかで，「ライフステージに応じて健やかで心豊かに生活できる活力ある社会を実現し，その結果社会保障制度が持続可能なものになるよう」にと述べ，ライフステージをこの運動のキーワードとしている．社会生活に必要な機能を維持・改善し，高齢期における日常生活の自立を目指す方策として，乳幼児期からの健康づくりを掲げている．

　こうした社会情勢の変化と国の方針の新たな展開のなかで，歯科がかかわる食育，保育，看護などは，歯科介護につながる歯科衛生士の新分野になりうるものである．これについてはⅦ編で解説する．

6. 保健，医療，福祉（介護）の各種の区別

　保健，医療，福祉（介護）の各制度は，社会保障全般にわたる構造改革の結果，それらの制度が入り交じり，区別があいまいになっている．法律上，行政上，学術・教育上は次のように区別されている．

1）法律上の区別

　（1）保健：老人保健法，地域保健法，保健師助産師看護師法，歯科衛生士法
　（2）医療：医療法，医師法，歯科医師法，医療保険関係法，保健師助産師看護師

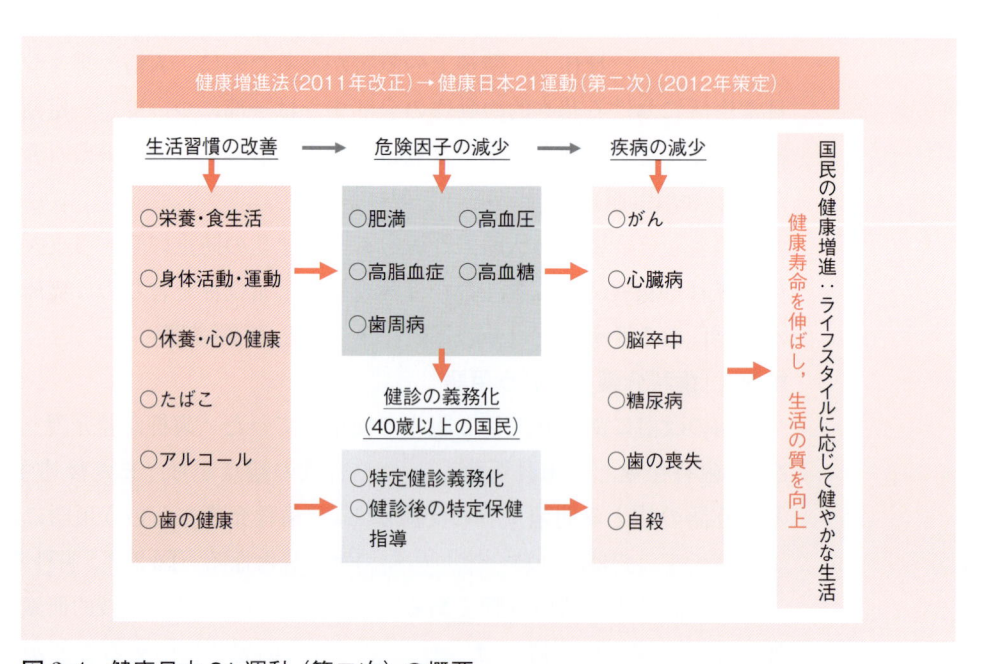

図2-4　健康日本21運動（第二次）の概要
この国民運動のなかで，歯科領域の健康と活性化が重要視されている．歯科介護の活躍の場として期待される．

　　　　法，歯科衛生士法（医療法施行規則，第12条～17条），
　　（3）福祉（介護）：老人福祉法，社会福祉士および介護福祉士法，介護保険法
2）行政上の区別（厚生労働省）
　　（1）保健行政：健康局
　　（2）医療行政：医政局
　　（3）福祉（介護）行政：老健局
3）学術・教育上の区別
　　（1）保健：看護学科，歯科衛生士学科，保健学科
　　（2）医療，歯科医療：医学部医学科，歯学部歯学科
　　（3）福祉（介護）：社会福祉士学科，介護福祉士学科

Ⅴ 歯科領域の形態，機能とその特性

　歯科介護を効率的かつ効果的に行うには，先の「歯科領域の定義」に加え，ここで述べる「歯科領域の機能と特性」についての知識を修得しておく必要がある．

1. 歯科領域の形態（かたち）
歯科領域は，以下のような組織，器官からつくられている．
① **硬組織**：上下顎骨，口蓋骨，その他の顔面頭蓋骨，歯，舌骨，甲状軟骨など
② **軟組織**：顔面皮膚，筋群（顔面筋，咀嚼筋，舌筋，軟口蓋筋，咽頭筋，舌骨上下筋等の前頸筋，胸乳突筋，僧坊筋等の側頸筋），血管，神経，粘膜（口腔粘膜，舌粘膜，咽頭粘膜），唾液腺など

また，歯科領域に隣接する組織，器官には次のものがある．
③ **隣接組織・器官**：脳，喉頭，食道，呼吸器官，視覚器官，嗅覚器官，平衡聴覚器官

　歯科領域の解剖学的な規模は決して大きいものではないが，構成する組織・器官は複雑な組み合わせになっている．このことは，次の歯科領域のユニークな機能にも関連する．

2. 歯科領域の機能（働き）
①摂食嚥下機能
②構音機能
③表情機能
④感覚機能
⑤分泌機能

歯科領域では多くの重要な機能が営まれている．歯科領域の機能については，いくつかの異なった分類法があるが，本書では，上記のように五大機能に分類する．

いずれも，生命の質，生活の質，人生の質を左右する重要な機能であり，また，生活機能の維持・向上に欠かせない機能である．

1) 摂食嚥下機能

食物を口のなかに取り込む（摂食行動）と，歯や舌，顎・頸・顔面の筋肉などのさまざまな器官が協調して働く咀嚼運動が開始される．食物は上下の歯列で切断，圧砕され，さらにすり潰されて唾液と混じりながら，一つの食塊が形成されていく．嚥下は，この食塊を口から咽頭，食道を経て胃に送り込む動作である．

基本的には咀嚼は随意運動であり，嚥下は反射運動である．そして，食物がひとたび口に入ると，これらの運動は脳幹や高位脳の支配のもと高度かつ複雑精緻な半自動運動としてくり返され，協調的かつ巧妙に摂食嚥下機能の目的を達成する．

2) 構音機能

話し言葉としての言語は，人類特有の機能といわれ，自分の意思を他者に伝える手段としての役割を果たす．言語を発するときには呼吸器官と発声器官および構音器官が発語器官として働くが，歯科領域が担うのは構音器官の部分である．

構音とは，話し言葉の一つ一つの語音をつくることである．日本語の語音は五十音が基本である．このうち母音が五つ（アイウエオ），残りが子音であるが，そのほかに20の濁音（ガ・ザ・ダ・バ行の各音節）と半濁音（パ行）の子音がある．

母音は，発声音を開口のままその形を変えて構成する構音であり，子音は，発声音が口内を通過中に口唇，舌，軟口蓋で妨げて構成する構音である．図2-5は子音の構音点をおおまかに示したものである．

3) 表情機能

表情機能は，心や体の調・不調などの様子を，また外からの刺激に反応し，喜，怒，哀，楽，恐，驚の感情や意志を顔面に表わす機能で，感情や意志の伝達手段として

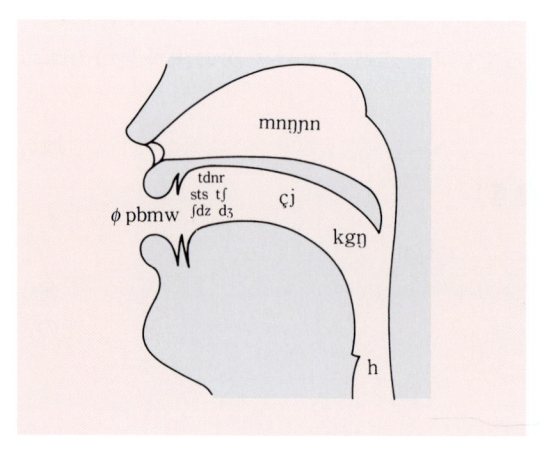

図2-5 日本語子音の構音点

の役割を果たす．笑顔（喜び）は，ヒトだけにみられる機能である（Ⅱ編2章 p.62参照）．

表情筋（顔面筋）は内臓性の鰓弓由来の筋で，横紋筋でありながら内臓筋的（自律的）な動きをすることから，特殊内臓性横紋筋といわれる．随意で動くが，自律的（反射的）にも動く．たとえば楽しいことがあると表情は反射的（不随意的）に笑顔となるが，楽しくないときでも意識的（随意的）に笑顔をつくることができ，それにより心が楽しくなる．"心が笑えば顔も笑い，顔が笑えば心も笑う"という特殊な働きもする．

4）感覚機能

ヒトは体性感覚器，視覚器，平衡感覚器，味覚器，嗅覚器の五つの感覚器をもつ．

この五感のうち，歯科領域には体性感覚である表面感覚や深部感覚の受容器，大脳皮質まで専用の経路で情報を伝える特殊感覚である味覚の受容器が存在する．これらの受容器が受ける感覚は，愉快や不愉快の情動を起こすだけでなく，摂食嚥下や構音といった運動機能の調節にも深くかかわっている（Ⅱ編2章参照）．

舌の味覚は，腸粘膜上皮の内臓感覚が特殊化した特殊内臓性感覚繊維によって伝えられる．主として第二，第三鰓弓由来の機能である（p.48, p.70 図2-9, p.172 図2-11 参照）．

歯髄の知覚，歯根膜の知覚，口の粘膜の知覚，舌の知覚は大変に鋭敏で，歯ざわり，舌ざわりといわれる繊細な感覚は，舌の味覚とともに食物等の体内摂取の可否をみわける生体防御装置の役割をも果たしている．

5）分泌機能

歯科領域の分泌機能は，主として唾液腺からの唾液の分泌機能ということになる．唾液腺には耳下腺，顎下腺，舌下腺の三大唾液腺と口唇，舌，口蓋の粘膜内に存在する小唾液腺とがある．

唾液分泌の調節は自律神経の二重支配を受けている．交感神経が興奮すると粘液性の唾液が少量，副交感神経興奮すると漿液性の唾液が多量に分泌される．1日の分泌量は1～1.5Lで99％以上が水分，残りが無機と有機の成分である．

唾液の分泌は反射性に促進されるが，唾液腺の圧迫や口の運動によって分泌させることもできる．

唾液には多様な作用がある（表2-1）．その作用は他の歯科領域の機能にも影響を与える．

6）その他

五大機能には含めていないが，口は呼吸機能の一部を担っている．呼吸は摂食嚥下機能，構音機能，表情機能と協調して行われるため，呼吸機能の乱れは他の機能に影響を及ぼす．

表2-1 唾液の成分と作用（河野正司 監訳, 1997[3]）を改変）

唾液の成分	唾液の作用
①水分　99% ②有機質　0.5% 　ムチン（粘性糖タンパク） 　プチアリン（唾液アミラーゼ：デンプン分解酵素） 　分泌型免疫グロブリンA 　（う蝕菌などへの免疫物質，ウイルス溶解物質） 　その他のタンパク，脂質 ③無機質　0.2～0.3% 　ミネラル（K, Na, Cl, CO_3塩, Ca, リン酸塩）	①消化作用 ②免疫作用 ③歯の石灰化作用 ④老化防止作用 ⑤成長発育作用 ⑥溶液作用 ⑦潤滑作用 ⑧清掃作用 ⑨胃腸刺激作用

3. 歯科領域の特性1：歯科領域総合機能と歯科領域総合システム

　歯科領域の五大機能は，6対の脳神経の働きによってきわめてユニークに働く．これは歯科領域の発生母体が鰓弓にあることに起因している（Ⅱ編1章 p.46の「2.」「3.」参照）．

　ともに鰓弓神経支配による歯科領域の五大機能は，相互に連携してまとまりのある機能を発揮する．この独特の機能を"歯科領域総合機能"ということにする．

　また，歯科領域は内臓器官と運動器官の中間に位置し，内臓器官と運動器官の機能と不可分な関係を構築している（図2-6）．そこで，歯科領域に起こるさまざまな変化は全身の状態に影響を及ぼし，また全身状態の変化は歯科領域に反映される．このような仕組みを"歯科領域総合システム"と称することにする（図2-7）．歯科領域総合システムの一例として，次のような事例がある．これらは，疫学的検証を重ねなくてはその相関を明言できないが，歯科領域の可能性を示唆するものではあるだろう．

① よく噛むようにしたら，内臓が丈夫になり，表情が豊かになった．
② 歯の噛み合わせが，姿勢や肩こり，頭痛に関係がある．
③ 義歯を入れて，よく噛めるようになったら，認知症症状が軽減した．
④ アルツハイマーの人は普通の人に比べて残存歯の数が少ない（よく噛めない）．
⑤ 咀嚼力が増加したら腕力も増加した．
⑥ 咀嚼関連筋の筋力の低下と視力の低下に関連性がある．

4. 歯科領域の特性2：大脳皮質の感覚・運動野身体部位局在

　歯科領域は解剖学的には決して広くないが，脳神経の約半数が分布する（〔ミニメモ〕参照）．これが歯科領域の多彩できめ細やかな感覚や運動の機能の源である．その機能のために大脳皮質の感覚・運動分野の多くの神経細胞が使われていることを図2-8が示している[3,4]．

　以上に述べてきたように，歯科領域は，とくに数多くの大脳皮質の神経細胞を使って，摂食嚥下という動物としての基本的生活機能から，味わって食べる，言葉を話

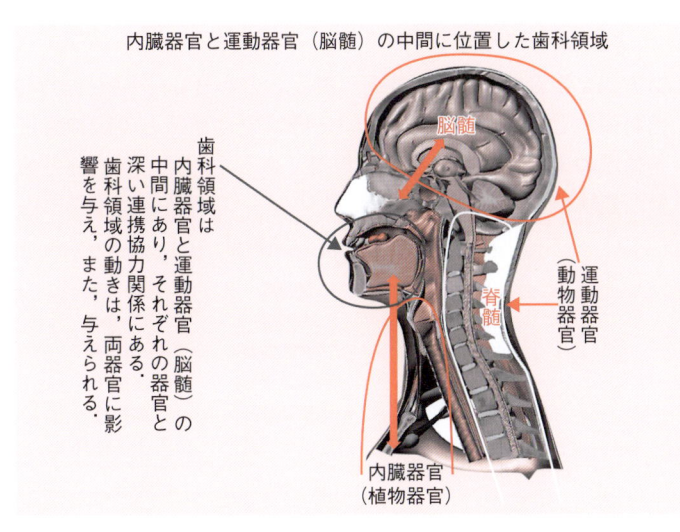

図 2-6 歯科領域の位置（里田，戸原 監修，2013[4]）を改変）

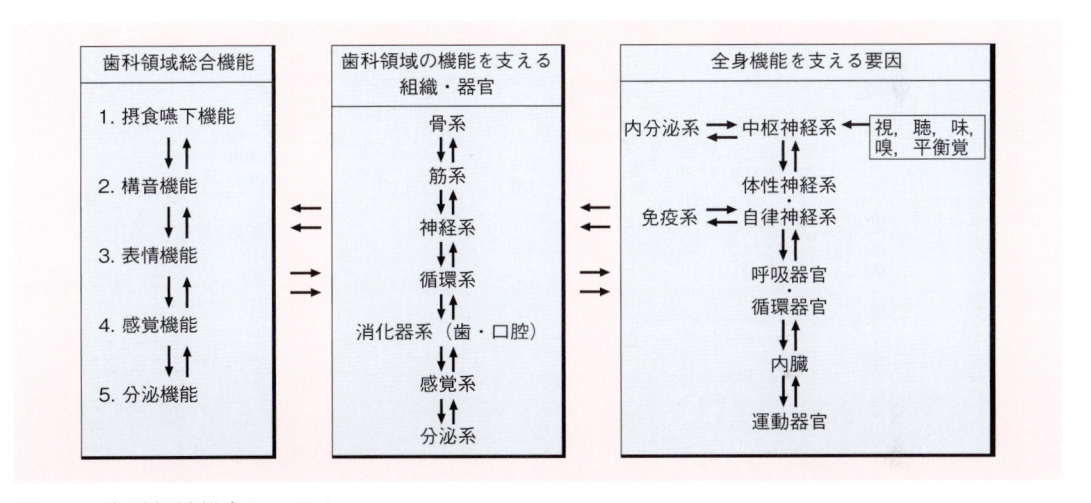

図 2-7 歯科領域総合システム

し，表情を表し，コミュニケーションをはかるなどの人間としての文化的生活機能に至るまで，幅広い機能を営む場であるといえる．

要介護者等のQOLの向上とは，「要介護者等が人間としてより文化的な日常生活の保持を目指すこと」であり，歯科介護はきわめて重要な役割をもつことが理解できる．

〔ミニメモ〕
鰓弓神経と舌下神経
　歯科領域は，12対の脳神経のうちの5対の鰓弓由来の神経と1対の舌下神経に支配されている領域であり，大部分が鰓弓神経という同種の神経の支配なので，それにより発揮される機能は相互に密接な関連をもつという特徴がある．
　次ページ表のように12対の脳神経のうち，＊印で示す5対がいわゆる鰓弓神経で

〔ミニメモ（つづき）〕
ある．12番目の◎印で示す舌下神経と合わせ6対の脳神経が歯科領域を支配している．歯科領域という小さな領域に12種類中6種類もの脳神経が関与していることは，歯科領域の重要性を表す科学的根拠であろう．鰓弓神経の名前はエラの成分であった神経が変貌したことに由来する．

12対の脳神経

1. 嗅神経　　＊7. 顔面神経
2. 視神経　　　8. 内耳神経
3. 動眼神経　＊9. 舌咽神経
4. 滑車神経　＊10. 迷走神経
＊5. 三叉神経　＊11. 副神経
6. 外転神経　◎12. 舌下神経

＊は鰓弓神経（p.46, 47参照）

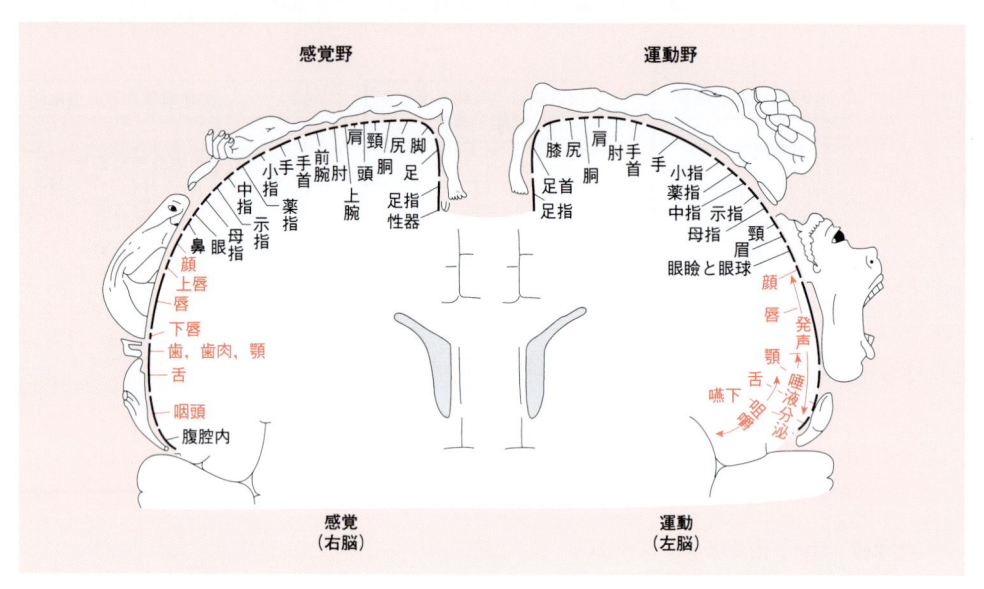

図 2-8　大脳皮質の感覚・運動野身体部位局在（Penfield, W. & Rasmussen, W, 1950 より）
歯科領域の感覚・運動機能に関した領域が大きな部分を占めている．

VI　介護予防の重視

　前述のように，2000年に施行された介護保険制度は，個別の施策に分かれていたそれまでの保健・医療・福祉を一体とした従来にない仕組みであったため，制度施行後まもなく多様な問題を抱えることになった．

　この問題の解決のために2005（平成17）年に改正が行われ，介護保険制度は「予防重視型システム」へと転換した．介護予防を重視した介護保険法改正の概要を表2-2に示した．

表 2-2　介護保険法改正の内容の概要（介護支援専門員基本テキスト編集委員会，2009[5] より）

1. 予防重視型システムへの転換	明るく活力ある超高齢社会を目指し，一貫性，連続性のある「総合的な介護予防システム」を確立する． 1）新たな予防給付の創設 ・予防給付の対象者，給付内容，ケアマネジメント体制を見直して「新予防給付」を創設する． ・従来の要支援と要介護1の該当者のうち，維持・改善の可能性のある者を要支援1および2とし，要支援者の対象を拡大する ・要支援者には，介護予防サービスと地域密着型予防サービス，介護予防支援，住宅改修の支給を行う． 2）地域支援事業（市町村）の創設 ・要介護状態になることを予防するための地域支援事業を行う． ・要介護状態になった場合においても，地域において自立した日常生活ができるよう支援するための地域支援事業を行う．
2. 施設給付の見直し	以下の費用は入所者の自己負担とする． ①食事費用，②居住費（または滞在費），③理容・美容代，④その他入所者が負担することが適当な費用
3. 新たなサービス体系の確立	1）地域密着サービスの創設 　従来の全国共通の一般的なサービスのほかに，地域の特性に応じた多様で柔軟なサービスを提供するために，地域密着サービスを創設する． 2）地域包括支援センターの創設 　地域における総合的ケアマネジメントを担う中核的機関として，地域包括支援センターを創設する． 3）医療と介護の連携の強化 　在宅ケアの推進を踏まえ，医療と介護の連携を強化するために，包括的継続的ケアマネジメント体制を確立する．
4. サービスの質の向上	1）情報開示の標準化 2）事業者規制の見直し 3）ケアマネジメントの見直し

VII　歯科介護予防の重視

　介護保険制度の「予防重視型システム」への転換により，歯科衛生士の業務は歯科介護に歯科介護予防が加わり大幅にその範囲を広げることになった．歯科介護予防は，その実施内容・実施手法は歯科介護と同じである．しかし，対象者，目的，実施の場には明確な相違がある．

1. 歯科介護予防の対象者

① 要支援1，2の者
② 要介護認定に該当しない介護保険の被保険者（40歳以上の者）

2. 歯科介護予防の目的

1）要支援1，2の者に対して

　歯科介護予防を実施することで，歯科領域の機能の悪化の防止と状態の維持・改

善をはかる．

2）要介護認定の非該当者に対して

以下の二つの施策を地域支援事業のなかで実施し，歯科領域の健康を育て，要介護・要支援になることを防ぐ．

① 介護予防特定高齢者施策では

要介護・要支援に至るリスクが高いと思われる者に，歯科介護予防を実施する．

② 介護予防一般高齢者施策では

すべての高齢者に，生活機能全般の活性化・維持・改善をはかる歯科介護予防を実施する．

3．歯科介護予防の実施の場

1）要支援者への介護予防給付の場

ここでは介護予防給付として「介護予防居宅療養管理指導」が実施される．

2）地域支援事業における介護予防の場

地域支援事業は，地域に暮らすすべての高齢者を対象として，それぞれの状態やニーズに応じた事業・サービスが，一貫性・連続性をもって提供される．これらのサービスを，地域包括支援センターが介護予防計画に基づいて適切かつ有効に行う．

Ⅷ 2012年の介護報酬および診療報酬の改定

1．口腔機能維持管理体制と口腔機能維持管理（表2-3）

歯科衛生士が介護保険施設の入所者に対して「口腔ケア」を行う場合の用語である．「口腔機能維持管理」は，歯科衛生士が行う居宅療養管理指導に対して，「歯科衛生士が行う施設療養管理指導」ともいうべきものである．

2．周術期専門的口腔衛生処置（表2-4）

歯科衛生士が周術期における病院に入院中の患者に対して専門的口腔衛生処置を行うことを指す用語である．

Ⅸ 健康増進法と健康日本21運動

この法律と運動は，生活習慣を見直し，健康寿命を延伸し，生活の質の向上をはかることを目標にしている．このなかで，歯科領域の健康が重要視されており，歯科介護の実施内容および実施手法による活躍が期待されている．

X 歯科介護の対応

1. 医療保険や介護保険における歯科介護の対応

訪問歯科衛生指導および周術期専門的口腔衛生処置（医療保険）と歯科衛生士が行う居宅療養管理指導，および歯科衛生士が行う口腔機能維持管理（介護保険）は，立脚する法律が異なるため対象者や用語に違いがあるが，必要とされる実施内容や実施手法は類似している．本書のp.118～174に掲載の歯科介護の実施内容や実施手法は，表2-5にあげた歯科衛生士のさまざまな業務に対応できる（Ⅳ編1章～4章参照）．

表2-3　口腔機能維持管理にかかわる介護報酬の算定要件（厚生労働省）

〈口腔機能維持管理体制加算〉	・介護保険施設において，歯科医師又は歯科医師の指示を受けた歯科衛生士が，介護職員に対する口腔ケアに係る技術的助言及び指導を月1回以上行っている場合． ・歯科医師又は歯科医師の指示を受けた歯科衛生士の技術的助言及び指導に基づき，入所者又は入院患者の口腔ケア・マネジメントに係る計画が作成されていること．
〈口腔機能維持管理加算〉	・歯科医師の指示を受けた歯科衛生士が，入所者に対し，口腔ケアを月4回以上行った場合． ・口腔機能維持管理体制加算を算定している場合．

表2-4　周術期専門的口腔衛生処置の診療報酬の算定要件

周術期における口腔機能の管理
　周術期専門的口腔衛生処置　80点
［告示］
周術期口腔機能管理料（Ⅰ）又は同（Ⅱ）を算定した入院中の患者に対して，歯科医師の指示を受けた歯科衛生士が専門的口腔清掃を行った場合に，周術期口腔機能管理料（Ⅰ）又は同（Ⅱ）を算定した日の属する月において，術前1回，術後1回に限り算定
［通知］
（1）周術期における口腔機能の管理を行う歯科医師の指示を受けた歯科衛生士が，当該患者の口腔の衛生状態にあわせて，口腔清掃用具を用いて歯面，舌，口腔粘膜等の専門的な口腔清掃，又は機械的歯面清掃を行った場合をいう
（2）（前文省略）当該処置を行った歯科衛生士は，歯科衛生士業務記録に当該処置内容を記録すること

表2-5　歯科衛生士の業務

1. 医療保険法の下での歯科介護業務	・訪問歯科衛生指導 ・歯科衛生実地指導 ・摂食機能療法（歯科衛生士が行う嚥下訓練等） ・周術期専門的口腔衛生処置
2. 介護保険法の下での歯科介護業務	・歯科衛生士の行う居宅療養管理指導 ・歯科衛生士の行う介護予防居宅療養管理指導 ・歯科衛生士の行う口腔機能維持管理体制下の口腔機能維持管理
3. 健康増進法の下での歯科介護業務（平成24年6月14日健康増進法改正の諮問書による）	疾病予防の観点から歯周病予防，う蝕予防，歯の喪失防止，歯科領域機能の維持・改善に関する歯科（領域）検診，指導・相談

XI 「口腔ケア」と「口腔」の用語の問題点

1.「口腔ケア」の用語の問題点

　本書監修者の一人で東京医科歯科大学の元歯学部長であった小椋秀亮名誉教授（故人）は，本書の第2版において，「口腔ケア」の用語の問題点を指摘し，この用語に対し考察を加えている（表2-6）．

2.「口腔」の用語の問題点

　「口腔」という語の使用にも問題がある．「口腔」の「腔」とは，体のなかの空（から）の部分という意の語であり「口腔」とは口のなかの空の部分であり，そこには，組織も器官も，まして機能も存在し得ない．それゆえ，口腔という語を冠した結合語である「口腔ケア」や「口腔領域」，「口腔機能」は本来意味をなさない．都合よく解釈して使用しているのが現状である．ちなみに，胃腸科や耳鼻科はあるが胃腔科，腸腔科，耳腔科，鼻腔科と称する科はない．

3.「口腔ケア」の実施面での問題点

　「口腔ケア」はこのような用語上の問題を抱え，実態が漠然としたまま一般用語として広がり，さまざまな行為に対して安易に使用されてきた．その影響は2005年の厚生労働省医政局長通知に表われている．この通知では，日常的口腔内の刷掃・清拭を医療に関する免許を有しない者が業として行うことを認めている（表2-7）．これにより通称の「口腔ケア」は医療に関する免許を有しない者が業として行ってよいことになったのである．

　当然，表2-7の行為には歯科衛生士が行う口腔機能維持管理との密接な連携のもとで行うことが望ましいとの条件はあるが，「口腔ケア」という用語がもはや歯科医師，歯科衛生士の業務の専門用語ではなくなったということである．

表2-6　元東京医科歯科大学歯学部長故小椋秀亮教授の意見

「口腔ケア」，あるいは「口腔保健ケア」という語が最近広く使用されるようになり，特に厚生労働省による報告書などでは「口腔ケア」という語がすでに定着している．口腔ケアという語は専門用語という観点からすれば，内容が漠然としていて意味するところが明確ではなく，適切なものとはいえないのではないかとも思われる．（中略） 　文献を通して「口腔ケア」に関する考察を加えると，口腔ケアは口腔諸組織の機能保持を意味しており，それは特定の処置または術式による行為をさすものではなく，内実は複数の処置，術式，行為などを包括していると解するのが適切であろうと考えられる．したがって，口腔ケアという語を用いるときには，「その口腔ケアは，どのような場合に，いかなる目的で，どのようなことを行うのか」などについて具体的に明確にしておくべきであろう．そうでないと，その内容が漠然としていて，なにをさしているのかわからなくなってしまう．

表 2-7　医療法第 17 条，歯科医師法第 17 条および保健師助産師看護師法第 31 条の解釈について　　　「平成 17 年 7 月 26 日　厚生労働省医政局長通知」

「医行為でないと考えられるもので，医師法 17 条，歯科医師法 17 条規制の対象とする必要がないと考えられる行為，つまり，医療に関する免許を有しない者が行ってもよいとされた行為」のなかに次のことがあげられている．

「重度の歯周病等がない場合の日常的な口腔内の刷掃・清拭において，歯ブラシや綿棒または巻き綿子などを用いて，歯，口腔粘膜，舌に付着している汚れを取り除き，清潔にする行為」

4. 免許を有しない者の口腔内の刷掃・清拭行為の条件

一方，表 2-7 の行為には，要約すると以下のような条件がついている．

① 重度の歯周病等がない場合に限る．
② 日常的な口腔内の刷掃，清拭に限る．
③ 症状が不安定であること等により専門的な管理が必要な場合には，医療行為であるとされる場合がありうる．
④ 介護サービス事業所者等は，介護サービス担当者会議の開催時等に，必要に応じて，歯科医師，歯科衛生士に専門的管理が必要な状態でかあるか否かを確認する．
⑤ さらに急変が生じた場合その他必要な場合は，歯科医師，歯科衛生士に連絡を行う等の必要な措置をすみやかに講じる．

この通知は，歯科医師，歯科衛生士等の免許を有さない者でも「日常的な口腔内の刷掃・清拭」を可能としたものであるが，反面，それが適切に行われるためには，免許を有する歯科衛生士が行う専門的な歯科介護の役割が極めて重いものであることを明確に示した通達であると解釈するのが妥当であろう．

5. 歯科の専門用語への提案

以上述べてきた理由から，歯科医師，歯科衛生士の業務の専門用語には，「口腔ケア」や「口腔領域」，「口腔機能」のような口腔を冠する用語の使用は控え，これに代えて歯科（領域）という語を冠した「歯科（領域）ケア」「歯科領域」「歯科（領域）機能」の使用を提唱したい．

少なくとも，歯科の専門業務には，一般用語である「口腔ケア」を使用しないことが必要であろう．前述の「歯科領域の定義」（p.8 参照）をもとに歯科保健，歯科医療，歯科介護の区別を明確にし，さらにそのうえで，歯科としての正しい専門用語の使用を推しすすめていくべきであろう．

XII 歯科介護を必要とする人

1. 対象

歯科介護を必要とする人は，加齢に伴って，歯ブラシ操作，義歯の着脱・清掃，摂食嚥下，構音，表情などの動作や歯科領域の感覚や分泌機能の全部または一部について日常生活上の支障をきたした人である．

それらの人の多くは，介護保険法で定義されている要介護者，要支援者，または年齢を問わず身体上または精神上の障害のある人々である．

2. 自立度に関する判定基準

当時厚生省は，介護保険の発足に先がけ自立度に関して以下の三つ基準を定めた．これにより，多職種の者が共通認識のもとで介護にかかわることが可能になった．

① 寝たきりの高齢者の状態を客観的に把握できるよう"障害高齢者（当時は「障害老人」）の日常生活自立度（寝たきり度）判定基準"を定めた．
② 認知症高齢者への対策を体系的に行うために，介護のガイドラインとして"認知症高齢者（当時は痴呆性老人）の日常生活自立度判定基準"を定めた．
③ 歯科関係では，寝たきり者の口腔清掃の状況を把握するために，寝たきり者の"口腔清掃の自立度判定基準"を定めた．

3. 歯科介護を必要とする要介護者等の実状

1) 歯科介護が行き届いていない例

介護現場における高齢者の歯科に関する不満や問題点には次のようなものが多い．
① 口のなかが汚れたままで，食事が美味しくない．
② 歯や義歯の具合が悪いといったら，流動食に変わった．
③ 義歯の取り扱いが面倒だからといって，外されたままである．
④ 義歯が割れたままで，直してもらえない．
⑤ 口のなかが乾いてつらい．
⑥ よく噛んで食べる時間がない．
⑦ 味がよくわからないが，調理してくれた人に悪いからおいしいといっている．
⑧ 歯科治療を受けたくても，受けることができない．
⑨ 寝たまま食べている．

2) 介護における歯科介護の認識

上記のような状態を放置したままでは，他の介護がどんなに優れていてもQOLの向上は果たせない．口のなかを清潔にする，起きて食べる，普通食を食べる，よく噛んで食べる，味わって食べる，「おいしい」といって会話を交わし，表情豊か

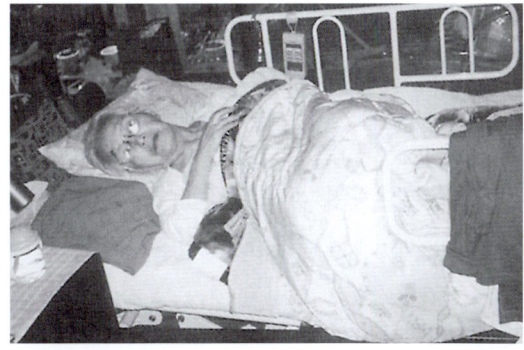

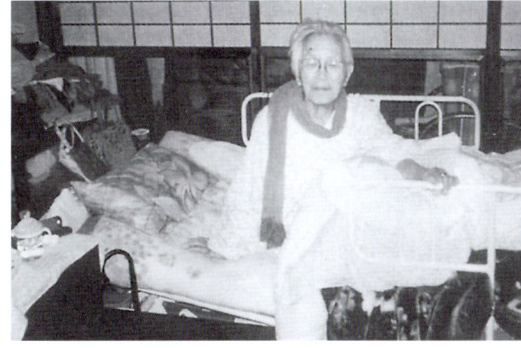

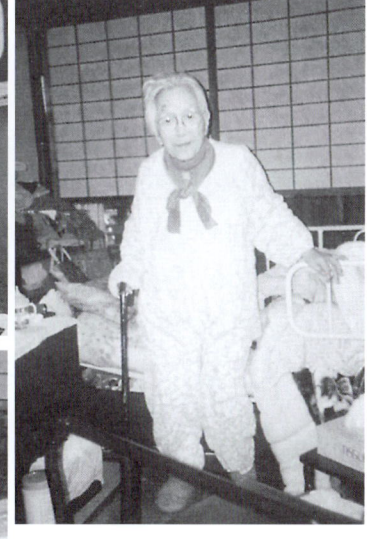

図 2-9 寝たきりをなくす
寝たきりや寝かせきりをなくし，高齢者の自立とQOLの向上をはかる．歯科介護の目的は，そこにもある．

に生活することを介護の基本に据えなければならない．介護の現場を歯科の目でみると，まだまだ歯科領域の介護の認識が低く，多くの問題が見落とされている（図2-9）．以下，歯科の視点からみた要介護者等の現状を紹介しておく．

3）要介護者の口臭と口内の不潔

① 口臭

口臭は，コミュニケーションや，スキンシップを妨げる大きな要因である．病室や要介護者の居室で経験する特有の臭気は，口臭が原因であることが少なくない．

口臭は，自分では気がつかず，他人が気づくものである．口臭があると，他人はもちろん，家族さえも近寄るのを避けるケースがある．このような要介護者は孤独に落ちいりやすく，口内清掃に対する意識も薄れてますます口臭がひどくなる．人間の尊厳さえも失いかねない．

② 不潔

排せつに対する介護は完璧だが，口内清掃は落第という例が多い．食物残渣は時間の経過とともに口内細菌に分解され汚物となる．要介護者では，その汚物で口がねばつき，口呼吸の場合はそれらが乾燥して，ますます食べづらく，しゃべりづらくなる．口内の不潔と肺炎など全身疾患との関連が大きな問題として取り上げられている．QOL向上のために，口のなかはいつもきれいに潤いのある状態にしておく．

このように要介護者の口内の清潔の保持は不可欠なものであるが，専門職でなけ

れば困難な場合が多い．特に，残存歯があり，修復物や義歯の入った複雑な環境における口内清掃介護は，一般の人が思っているほど簡単なものではない．歯科の知識，熟練した技術，適切な機器の使用，これらによる歯科介護が必要とされる．

　現状では，口腔ケアと称して綿による清拭やうがい程度ですませ，本人も周囲もそれでよしとしている場合が少なくない．1週間以上も前に食べたものを食渣をみて当てたという事実もある．最低週1回の専門的な歯科介護が実施されるべきである．

　③ 舌苔や粘膜垢

　舌や粘膜に舌苔や粘膜垢がべっとりと付着している要介護者がいる．誤嚥性肺炎のリスクはもちろんのこと，口臭発生の原因となり，また口の感覚を鈍らせる．舌苔や粘膜垢は，噛まない，みがかない，話さないことのサインでもある．

4） 義歯の誤った取り扱い

　① 総義歯：奥歯で噛むもの

　総義歯は，両側の奥歯で噛むと歯肉粘膜に吸着して安定するようにつくられている．一方，前歯で噛むと外れやすい．高齢者が前歯で食物を噛んだり，介護者がスプーンを総義歯の前歯に当てて，食物を口のなかに押し込むのをしばしばみかける．これではよい総義歯であっても外れる．「この総義歯合わないね，歯医者さん下手ね」といいながら義歯を外して流動食に切り替えられてしまう．これでは本人も総義歯もそして歯科医師も可哀想である．介護者には総義歯を上手に使う知識が求められる．

　② 部分床義歯：その着脱と汚れ

　クラスプ：鉤（歯にひっかけるバネ）のついた部分床義歯は，その義歯特有の着脱方向がある．また部分床義歯は汚れやすい．要介護者に負担のないようスムースに着脱し，清潔に保つよう心掛けるためには，介護者は取り扱う部分床義歯の着脱の知識と技術を修得することが必要である．義歯を入れたまま，汚れた状態にしておくと，臭気等でさらに義歯が敬遠されるという悪循環に陥る．

　③ 義歯の違和感：「これは自分の義歯ではない」

　義歯は数時間外しておくと，入れたときに圧迫感，違和感，ときには痛みを感じることがある．入れてしばらくすると通常は馴染んでくるものである．ある要介護者が，就寝時に外した義歯を翌朝入れたときに，「これは自分の義歯ではない」と訴えた．それを信じた介護者が「本当の」義歯を探したがみつからず，以後，義歯なしで過ごすことになったという悲しい例もある．

　④ 就寝時の義歯：外す場合と入れたままの場合

　義歯は就寝時に外して水を入れた器に保管しておくというのが常識のようになっている．しかし，歯の少ないケース，すれ違い咬合のようなケースでは，睡眠中の歯ぎしりや噛みしめによって歯が動揺したり，顎関節に障害を起こす恐れがある．きれいに洗浄して入れたまま就寝した方がよい場合がある．

　口のなかの状態には個人差があるので，個々人に適した就寝時の取り扱いを判断

表2-8　食品を噛む回数（明倫短大による50名調査の平均）〈年齢18～60歳〉

食品例	一口分の咀嚼回数（a） 男	一口分の咀嚼回数（a） 女	口に運んだ回数（b） 男	口に運んだ回数（b） 女	食べ終わるまでの咀嚼回数（a×b） 男	食べ終わるまでの咀嚼回数（a×b） 女
ラーメン	5	7	17	22	85	154
カレーライス	8	12	24	28	192	336

できる歯科医師，歯科衛生士の管理が必要である．

⑤　義歯の破損：数時間で直せる

　長年使っていた義歯が破損した85歳の要介護者の事例を挙げる．周囲の不手際で修理に1週間を費やし，その間義歯の使えないのを苦にして食事を摂らず，それがきっかけと思われる認知症が始まった．自立が失われ，以後，数年間にわたり家族がつききりで介護することになった．

　よほど激しい破損でないかぎり，修理は1～2時間でできる．高齢者の場合，できるだけ早く修理することが自立を損なわないことにつながる．

5）口腔・顎・頸・顔面領域の筋肉の衰え

①　飲むように食べる老若男女：噛む機能の獲得

　昨今の日本人は，物をよく噛まないで食べる．普通の食事で一口の食物を10回以上噛む人はあまりいない（**表2-8**）．咀嚼は脳を刺激することが知られており，噛まない習慣は高齢になってからの老化促進を誘うことにもなりかねない．

　介護の現場でも，無意識のうちによく噛まない食べさせ方をしている人をよくみかける．日本人は，噛むこと，噛ませることを忘れてしまっている．噛む機能は獲得機能であり，訓練しないと身につかず，また衰えていくということを忘れずに毎日の食生活の介護を実行しなければならない．

②　顎が細くなった

　食物を砕いて噛みしめ，そして味わうという機能は人間特有のものであり，大脳皮質の進化によって生まれてきた．ところが，近頃の日本人はよく噛まないために，この機能が衰えていると考えられる．その証拠に若者に顎の細さに伴う歯列の乱れが多くみられるようになった．これは老後の心身の健康を左右する大きな問題である．

③　軟らかいものでもよく噛んで：牛乳でも噛んで飲め

　「硬い物を食べましょう」という指導がよく行われるが，効果があがっていない．硬い食物が現在の日本から姿を消しているからである．

　牛乳でも噛んで飲めという先人の教えを活かし，軟らかい食物でもよく噛んで食べる習慣をつけることである．この習慣づけは，高齢者介護に役立つと考えられ，歯科介護の重要な要素の一つになっている．

④　摂食関連筋のリハビリテーション：ボタンプル運動

　歯列不正や不正咬合を治療する矯正歯科で，口腔周囲の筋肉の強化を目的にした

筋機能訓練法が効果をあげている．その一つにボタンプル運動がある．摂食に関与する筋肉のリハビリテーション等に活用することができ，要介護者の歯科介護や歯科介護予防に導入すべき訓練である（Ⅲ編2章参照）．

6）口内の不潔に起因する誤嚥性肺炎

① 嚥下の姿勢：下向き摂食

健康な人が食事を摂るときは，顔は下向き，箸やスプーンは下方から口に運び食物を口に入れて食べる．ところが，介護の現場で箸やスプーンを口の上のほうから運んで，上を向かせて口に入れたり，寝かせたまま食べさせたりしているのをみかける．これでは気道が開き誤嚥の危険性が高くなる．背すじが90度〜60度までの座位とし，少しうつむいた下向き嚥下の姿勢をとらせ，介護者は下方から食物を口のなかに運ぶことを食事介護の基本とする．

② 就寝中の誤嚥

口内の清掃が悪い，唾液の分泌機能が低下しているなどで，食物残渣が歯の間や口のなかに溜っている要介護者をよくみる．特に寝ている状態は，気道が開き，食物残渣を肺のなかに吸い込みやすく，またこれが原因となって肺炎を起こしやすい．咳反射や嚥下反射の低下した高齢者は特に注意が必要である．肺炎になると安静が必要で，これがきっかけで寝たきりになったり，廃用症候群を誘発したりすることにもなる．

7）口内の感覚機能の低下

① 味覚の低下：食物を間違える

味覚が低下すると，食物の種類を間違える．80歳の高齢者が乾麺の袋に入っていた乾燥剤を薬味と間違えて麺に振りかけ，「薬味の味がした」といっていた事例もある．老化に伴う視覚の低下や思い込みを，味覚という砦で防ぐことができなくなる．要介護者の味覚の状態を把握しておくことも歯科介護の要点の一つである．

② 知覚の低下：潰瘍も痛がらない

粘膜の触覚，痛覚が低下している事例もある．不安定な義歯が粘膜にこすれて深く潰瘍ができ感染を起こしているにもかかわらず，本人は「入れ歯の調子はいいよ」といっていた例もある．知覚障害のある要介護者には，歯科衛生士による計画的かつ継続的な歯科介護が必要となる．

③ 歯は感覚器官：生体防御装置

歯は人体のなかで最も硬いエナメル組織で覆われた咀嚼器官であるだけでなく，歯根膜と一体化した精巧で鋭敏な感覚器官でもある．食物の硬軟，大小を瞬時に感じ取り，砂や髪の毛などの異物を噛んですぐ吐き出すのは，硬さを利用した感覚器官として歯が働いているからである．歯は人体の入り口に存在し，体のなかに入れてよいものと悪い物を識別する生体防御装置といえる．その生体防御機能を失わないようにする歯科介護が必要である．

3章 歯科介護にかかわる法的・制度的背景

I はじめに

　本章においては，歯科領域の介護に関する法的・制度的背景を知ることが目的であるが，そのために，わが国における介護に関する歴史的背景を簡単に概観してみる必要があろう．すなわち，高齢者の医療と保健および福祉（介護）に関する歴史，そして歯科における流れについてみてみたいと思う．

II 国民皆保険制度から老人保健法まで

　戦後の医療政策のなかで，最もその後のわが国の医療の方向性を左右したのは，まぎれもなく1961（昭和36）年に創設された国民皆保険制度だった．この制度により，現在まで国民の誰もが病院や診療所を受診できるようになった．その2年後の1963（昭和38）年には老人福祉法が成立し，はじめて特別養護老人ホームが登場した．老人福祉法の成立まで，わが国の社会保障制度には「老人福祉サービス」は存在せず，貧困化した高齢者への施策として，生活保護や養老院があったのみだった．ちなみに，この特別養護老人ホームの"特別"とは，身体の不自由な高齢者には"介護"もする，という意味だった．

　その後，1973（昭和48）年の老人医療の無料化による高齢者の受療の急激な増大と人口の急速な高齢化があいまって，老人医療費の増大が国の大きな問題となってきた．また，1970（昭和45）年には65歳以上の高齢人口が7％を超え，わが国は高齢化社会へと突入する．

　そのようななかで，1982（昭和57）年に老人保健法が制定された．これは，市町村を主体とした保健制度で，40歳以上の者を対象に保健事業（健康教育，健康相談，健康診断等）を行い，国民の老後における健康保持に必要な施設または事業を積極的に推進し，国民保健の向上をはかることを目的とした制度である．同時に老人医療費の伸びを抑えるとともに，費用負担の仕組みを変えるため，利用者の自己負担を導入し，保険者間で財源を分担するようにしたものだった．

III ゴールドプラン策定まで

1. 「寝たきり老人」問題の深刻化と新たな視点

　1982年当時には，在宅で寝たきりの高齢者の問題は一般の国民の間でも深刻な問題として受け止められはじめていた．と同時に，いくつかの北欧型福祉のレポートがわが国でも高齢者福祉の成功例として驚きをもって紹介された．それは，「寝たきり老人」が，実は「寝かせきり老人」であったのではないか，との識者の指摘であり，関係者の間では根本的な反省材料となった．そして，そのことは寝たきりの原因が，脳血管障害のような純然たる器質的な疾患以外に，「閉じこもり症候群」[1]ということばで代表される，本人の社会参加の低下によるものが多いという事実から，寝たきり老人の理解に対して，新たな視点が与えられた時期でもあった．

2. ゴールドプラン（高齢者保健福祉推進10か年戦略）策定

　1989（平成元）年のゴールドプラン策定は，そういったなかで，医療保険，年金中心の政策から，総合的な社会保障政策への転換が必要との認識から生まれてきたといえる．ゴールドプランでは，特別養護老人ホームや老人保健施設といった施設整備とともに，ホームヘルパー，デイサービス，ショートステイというような在宅要介護高齢者への支援体制に力が注がれた．そして，その後，全国3,200あまりの市町村で作成された市町村老人保健福祉計画により，それぞれの地方自治体が高齢者に対する保健福祉計画を作成したと同時に，それを集約した国の老人保健福祉計画である新ゴールドプランは，当初のゴールドプランの値を大きく上乗せした値として修正され，1995（平成7）年に成立した．そのようななか，厚生省（当時）は公的介護保険構想を提案する．ここまでの歴史の概観を，**表3-1**[2]に示した．

IV 成人・高齢者歯科の近年の流れ

　以上のような，わが国全体の高齢者医療・保健・介護の流れのなかで，歯科に関しても近年大きな変化が生じてきた．結論的にいえば，この三者は医療→保健→介護の順で焦点があたってきたといえる．より細かくみると，医療は別として，長らく母子歯科中心できた日本の歯科保健において，成人・高齢者のそれが注目されるようになってきたのが昭和50年代後半であったし，介護の問題が熱心に論じられはじめたのは，一部を除きここ数年のことである．

　まず，わが国の成人・高齢者の歯科保健に関し，具体的な動きがあったのは老人保健法の制定だった．しかし老人保健法の第一次5か年計画にあたっては，歯科界

3章 歯科介護にかかわる法的・制度的背景

表3-1 高齢者関連の医療福祉政策の歴史（岡本，1996[2]．）

年	医療の課題と制度	時代	医療技術
1945年 昭和20	急性伝染病の制圧 結核・赤痢・肺炎 寄生虫・トラホーム 高い乳児死亡率 公費医療制度の導入（結核など） 平均寿命 男51歳・女54歳（1945）	戦後の混乱・貧困 戦後ベビーブーム 産児制限 公衆衛生の時代 （保健所の時代）	ワクチン 集団検診 衛生教室
1961 昭和36	国民皆保険制度 交通事故・労災 慢性疾患（がん・代謝病） 精神障害 救急医療 無医村 健康保険医療費の急増 平均寿命 男65歳・女70歳（1960）	高度経済成長の時代 農村からの流出 都市問題 過疎問題 核家族化	医療技術革新 抗生物質 輸血 全身麻酔 手術室・新薬 病院医療の発展 医療産業急成長 （開業医と病院の時代）
1963 昭和38	老人福祉法 ＝［介護付き］施設［特別］＝［特別養護老人ホーム］がはじめて登場 （これ以前には，日本の社会保障制度には［老人福祉サービス］は存在せず，貧困化した老人への施策＝［生活保護］，［養老院］のみ）	はじめて［特別養護老人ホーム］が登場 介護サービスが老人福祉にはじめて登場	
1973 昭和48	老人医療無料化制度＝地方自治体が高齢者の自己負担を肩代わり →老人の受診が急増		
1980 昭和55	高齢化社会へ（65歳以上が9％） 成人病（慢性疾患）の予防 がんが死因の第1位 ［寝たきり老人］問題 痴呆症 長寿化→高齢障害者多発 ［寝たきり老人］社会問題化 平均寿命 男74歳・女79歳（1980）	超少産化時代 世帯構造の変化 核家族化・女性の就労化進む 都市化環境の進行	
1980	第2次オイルショック来る→予算抑制の時代へ （1981年 第2臨調 医療費削減問題が重要課題［国民負担率］という用語初登場）		
1982 昭和57	老人保健法 老人診療報酬を新設 ［老人病院］制度化―健康保険制度に治療に加えて介護が組み込まれる ［寝たきり老人］問題深刻化―［高齢者障害］の大量発生 ・世帯崩壊要因 介護負担急増―家族問題 ・日本特有の寝かせきり老人70万人―人道問題 ・社会的入院―長期入院―医療費問題 ［医療の福祉化政策］の破綻→［寝たきり老人］＝高齢障害者→本来は福祉の対象であるとの認識が生まれてきた		
1985 昭和60	医療法改正		
1987 昭和62	老人保健施設（契約型リハビリ介護施設） 北欧ショック—寝たきりゼロ社会の現実化		
1989 平成元	［ゴールドプラン］（高齢者保健福祉推進10ヵ年戦略） 在宅福祉サービスの強化［在宅福祉三本柱］ 訪問看護ステーション		
1992 平成4	医療費削減の焦点として［老人の長期入院是正］が主要ターゲット ［介護力強化型病院］等		
1995 平成7	高齢社会へ（65歳以上が14％） ［長期療養型病床群］というかたちで一部の病院を介護施設化（福祉施設化） ［新ゴールドプラン］ 公的介護保険構想 平均寿命 男76.25歳・女82.51歳（1995）		

が期待していた成人歯科健診は導入されず，衆議院の付帯決議で言及され，調査事業が実施されたにすぎなかった．その後，1987（昭和62）年の第二次5か年計画ではじめて，歯の健康教育，健康相談が重点事業としてとりあげられた．各市区町村は，試行錯誤しながら成人における歯の健康教育，健康相談事業を開始した．しかし歯科保健に対する国民意識は高いとはいえず，歯科単独で健康教育教室を企画しても人が集まらないなど，担当者は新たな方法論の開発を余儀なくされた[3]．同時に保健所などで公衆衛生活動を専門的に行う歯科医師，歯科衛生士の絶対数の不足などから，こうした保健事業は歯科医師会に委託せざるをえず，歯科医師にとって経験の少ない集団への健康教育を要請される場がしだいに増えてきたのである．

ちょうど同じ頃，「在宅寝たきり老人」の歯科的な問題を指摘するレポートが，少しずつ散見されるようになった[4〜6]．しかし，それらはまだ，それぞれの自治体の独自の試みであったり，歯科医師会の先駆的な実践であったり，あるいは個人の開業医の篤志的な活動の域を出ていなかったといえる．それが全国的に普及するきっかけとなったのは，1988（昭和63）年に厚生省が「在宅寝たきり老人歯科保健推進事業」として，全国7地区を指定してモデル事業を開始してからであった．それら各市町村の実践事例およびシステムは，その後，全国の地方自治体に広がり，1993（平成5）年度で347市町村[7]と全国3,200市町村のうち約1割強の自治体で訪問歯科診療事業が実施されている．このような訪問歯科診療の全国的な普及は，必然的に診療報酬における評価につながり，特に，1994（平成6）年以降，訪問診療は点数上かなり手厚くなっていった[8]．ただし，訪問診療の診療報酬請求に関しては種々の問題が付随し，2002（平成14）年4月の点数改正以降若干の修正がなされている．

このような訪問診療の充実とともに，当然のことながらその治療前後の歯科介護の必要性から，1989年に歯科衛生士法が改正され，保健指導業務が正式に歯科衛生士の業務として位置づけられた．これは，1992（平成4）年の老人保健法第三次5か年計画において，歯科衛生士による訪問口腔衛生指導として結実していく．その後，各自治体において訪問口腔衛生指導は実施され，1995年度には全国で延べ24,765人に対して実施された[9]．

さて，このような具体的な成人および高齢者歯科保健の動きに対して，最も大きな影響を与えたのが，1989年に厚生省成人歯科保健対策検討会が提案した「8020運動」であった．これは，老人保健調査事業などのいくつかの研究[10,11]から明らかになった，現在歯数と食品の咀嚼度に関する調査結果などをふまえ，高齢者の生活の質（QOL）と歯の残存歯数との関係を根拠にした画期的な目標であった．そして，このキャンペーンは，日本歯科医師会のスローガンとして，あるいは行政の歯科保健目標として，全国的に展開されていくこととなったのは，よく知られるところである．このような目標設定型の健康づくり運動は，後年，「健康日本21」のなかに包含され，2003（平成15）年施行の健康増進法へと発展していく．

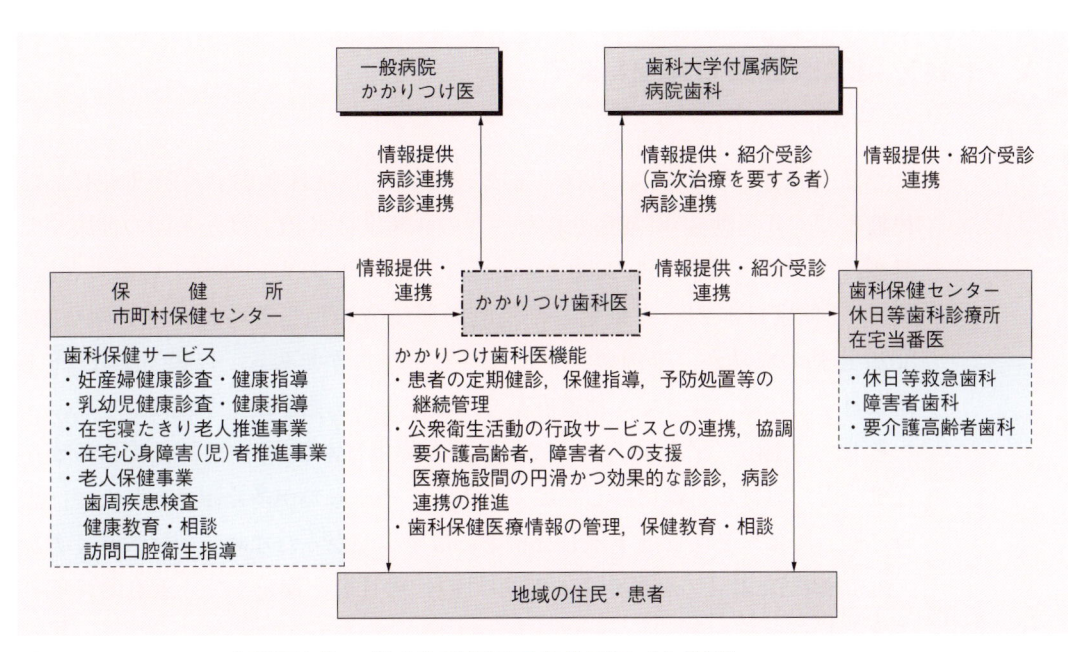

3章 歯科介護にかかわる法的・制度的背景

図3-1 かかりつけ歯科医を取り巻く歯科保健医療体系図（完備型）

　さて，この8020という目標を高齢者の歯科介護との関係で眺めると，次の2点が重要である．第一は，歯の健康と高齢者の食生活とのかかわり，すなわち，QOLとの関係に言及したことにより，歯科専門職以外の職種もしくは国民に，歯科介護の重要性を再認識させたことである．第二には，現在歯数と日常生活動作（ADL）の関係調査から，口と全身の機能との関連について国をあげて研究が開始され，その結果から，歯科領域機能の全身における意味が再認識されつつあるという点である．と同時に，歯が残存していればいるほど，歯科介護の必要性が高いことから，そのための受け皿としてのマンパワーの問題について，現在，歯科衛生士の教育・育成，あるいは他の医療専門職への歯科介護の情報提供などが叫ばれている．
　このような流れのなかで関心を集めたのが，「かかりつけ歯科医」および，「かかりつけ歯科医機能」の問題である．これは，介護保険構想の検討と並行して，1995年7月の社会保障制度審議会の勧告（「社会保障体制の再構築─安心して暮らせる21世紀の社会を目指して─」）のなかで，「かかりつけ医」「かかりつけ歯科医」として併記された．また，1996（平成8）年11月に厚生省が「今後の歯科保健医療の在り方に関する検討会」の報告書のなかで，「かかりつけ歯科医機能の充実」の項を掲げ，「他職種と連携した要介護高齢者・障害者等に対する適切な歯科保健サービス」として，その具体的な機能をあげるとともに，かかりつけ歯科医を中心とした，歯科保健医療の体系図を提案した（図3-1）．この報告書は，1997（平成9）年度の国家予算において「かかりつけ歯科医機能支援事業」として国庫補助化され，全国の自治体において事業化された．

V そして第二次健康日本 21 まで

　さて，前述したように，2000（平成 12）年，「健康日本 21」（「21 世紀における国民健康づくり運動」）が策定された．この「健康日本 21」は，米国の健康づくりの計画，ヘルシーピープル 2000 がベースになっているといわれている．と同時に，実は，「健康日本 21」を策定した当時の厚生省の担当者のイメージのなかには，8020 運動の成功が，事例の一つとしてあったようである．以後，2001（平成 13）年 3 月までには，すべての都道府県で，健康増進計画が策定された．

　そして，2007（平成 19）年度に行われた健康日本 21 の中間評価であるが，歯科保健分野における目標に関しては，改善しているものが多く認められたが，他の分野に関しては，必ずしも予定した結果には至らなかったため，国は大きく方針を変え，9 領域 79 項目の目標から，25 項目の代表目標を選定して，重点的に取り組むこととしたのである．

　さらに，2009（平成 20）年度から，「高齢者の医療の確保に関する法律」に基づき，特定健康診査・特定保健指導が開始された．一般に，メタボ健診といわれているものである．これは，40 歳から 74 歳の公的医療保険加入者全員を対象とした保険制度である．残念ながら，これには，歯科健診等は，直接には導入されていない．

　2012（平成 24）年 7 月，健康日本 21 の改訂により，新たな目標設定がなされた．2013（平成 25）年度から 34 年度までの，健康日本 21（第二次）である．そのなかに，当然のことながら歯科保健も加えられているが，その内容については，昨今の歯科界の環境の変化としての「歯科口腔保健の推進に関する法律（以下，歯科口腔保健推進法）」制定の影響が大きく影響を与えている．

　2011（平成 23）年 8 月，わが国ではじめて，歯科単独法としての歯科口腔保健法が制定された．この法律は理念法としての性格をもち，今まで行われてきた，さまざまな歯科保健事業の根拠となる部分，そして，今後の時代の変化を見据えて，地域の歯科保健の推進に必要と考えられるものが明記されている．

　さらに，2012 年 7 月には，法の定めに従って，基本的事項が定められ，大臣告示として，広く国民に発信された．特に，ライフステージ別の歯科保健の目標設定が示されたのである．この目標達成のためには，Plan-Do-Check-Action の PDCA サイクルを回すことも示された．

　このような内容が，前述の健康日本 21 の新たな改訂のなかには，整合性をもって示されている．

　今，歯科口腔保健法を中心に，わが国の歯科保健は，新たな時代を迎えている．

4章 歯科衛生士の立場と役割

I はじめに

　わが国には，医療や福祉をはじめ，法律，教育等に関するさまざまな国家資格が存在する．これらの資格を取得することで，一般人には禁止されていたり，あるいは仕事（業）として行うことが禁じられている行為が特別に許されるようになる．

　特定の職種に国家資格を与えるこうした制度は，国が社会に対して行う人員配置という点で，野球の監督が選手にポジションを与えるのに似ている．監督は対戦相手を分析して，どの守備位置にどのような技能をもった選手が必要かを考え，選手の適正配置に努める．国家資格も同様で，その時代のニーズに応じて資格の新設や改正などの適正化が行われる．

　高齢者介護を野球のフィールドにたとえると，打者である高齢者がニーズという打球をどんどん飛ばしてくる．その打球の勢いは高齢化の進展によりますます強くなっている．国は，医師，看護師，歯科医師，歯科衛生士，歯科技工士，社会福祉士および介護福祉士，理学療法士および作業療法士，栄養士などの有資格者を各ポジションに適正に配置し，飛んでくる打球を逃がさない強いチームづくりを進めていかなくてはならない．後述のように，国（監督）は，歯科衛生士（選手）のトレーニング期間を2年間から3年以上に延長した．それだけ歯科衛生士の守るポジションに打球が飛んでいるということであり，したがって歯科衛生士の資質の向上は社

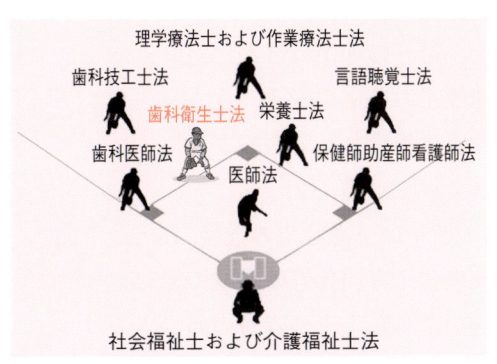

図4-1　制度のなかでの歯科衛生士のポジションのイメージ

会のニーズであるといえる（図4-1）．

　歯科衛生士という国家資格に国がどのような守備位置（立場）を与え，どのような守備内容（役割）を期待しているかは，関係する法律に規定されている[1]．それらをまったく知らないというのは，監督の戦術やサインを知らずに野球のグラウンドに立つ選手のようなものである．本章では，法律や制度のなかで歯科衛生士がどのような立場と役割を与えられているかを，法律の条文をみながら考えてみたい．

II 歯科衛生士に社会が求めていること

1. 歯科衛生士学校養成所指定規則の改正

　歯科衛生士国家試験は，2013（平成25）年以降，現役受験生が3年制以上の教育を受けた者となった．ことの始まりは，2004（平成16）年9月に歯科衛生士学校養成所指定規則が改正され，修業年限を「3年以上」とすると法律（省令）で定められたことにある（図4-2）．

2. 3年制移行の趣旨

　歯科衛生士学校の修業年限を3年以上とすることを決めたのはもちろん国であるが，その理由はどこにあったのだろうか．まず思い浮かぶのは，歯科医療の進歩とともに覚えるものが増えたということである．高度な治療や最新の歯科医療機器に対応できる歯科衛生士を育成することは，もちろん理由の一つに違いない．

　しかし，第一の理由はほかにあり，法律改正の条文をもう一度みると，改正の趣旨として次のように記されている（図4-2）．

　「今回の改正は，高齢化の進展，医療の高度化・専門化等の環境の変化に伴い歯科衛生士の資質の向上を図る必要があることにかんがみ…指定基準を改正するものであ

歯科衛生士学校養成所指定規則の一部を改正する省令の施行について

〔平成十六年九月二十九日　医政発〇九二九〇〇四〕

　歯科衛生士学校養成所指定規則の一部を改正する省令が別紙のとおり公布され、平成十七年四月一日をもって施行されるところである。
（中略）

第一　改正の趣旨
　今回の改正は、高齢化の進展、医療の高度化・専門化等の環境の変化に伴い、引き続き歯科衛生士の資質の向上を図る必要があることにかんがみ、歯科衛生士の養成課程について、修業年限の延長、教育内容の弾力化…（中略）…その他の指定基準を改正するものである。

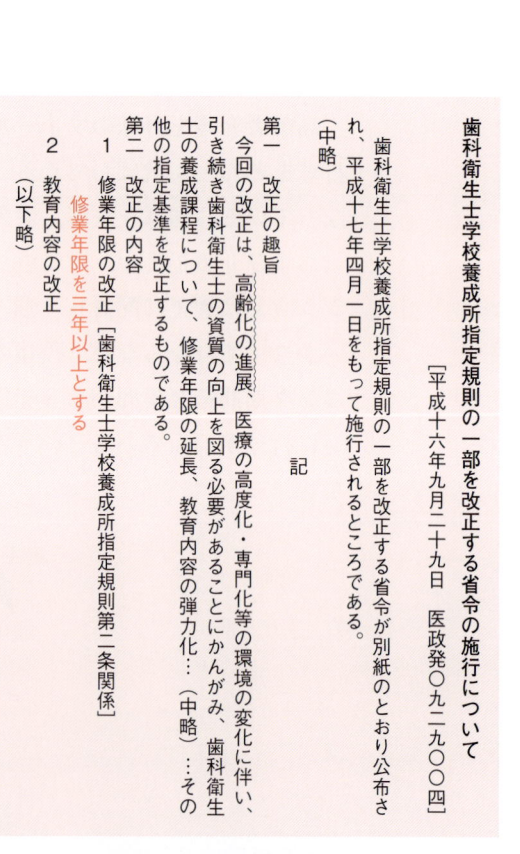

第二　改正の内容
　1　修業年限の改正　〔歯科衛生士学校養成所指定規則第二条関係〕
　　修業年限を三年以上とする
　2　教育内容の改正
（以下略）

図4-2　歯科衛生士学校養成所指定規則の改正〈2004（平成16）年〉

る」

　わが国の現状を考えれば当然ともいえるが，医療の高度化より先に，高齢化の進展が掲げられている．この順序には，医療の高度化への対応はもちろんであるが，まず高齢社会の進展に歯科衛生士の立場から対応してほしいという国の要望が現れている．

3. 歯科衛生士の守備範囲

　歯科衛生士が社会の一職種としてその役割を果たすためには，当然のことながら，自分たちが身体のどこを守っているのかその守備範囲（ポジション）を知らなくてはならない．野球やサッカーにたとえると，各選手が決められたポジションで仕事を確実にこなすことがチームの勝利への必須条件となる．守備範囲がお互いに狭く，選手間に大きな隙間ができるような守備の甘いチームでは試合には勝てない．

　では，歯科衛生士に求められている守備範囲，すなわち歯科医師や歯科衛生士など歯科医学の専門教育を受けた者たちが責任をもって担当する領域はどこであるか．介護を必要とする現状からその守備範囲はみえてくる．

1. よく噛み
2. おいしく味わい
3. 誤嚥のないように飲み込み
4. 会話を楽しみ
5. 明るい表情をつくる

　いずれも，介護を必要とする人たちのQOL（生活の質）の維持・向上に欠かせない働きである．これらが置き去りにされてきた結果，さまざまな問題が明らかになり，ようやくその重要性が認識されてきた．これらを行うのは歯科が担当すべき領域，すなわち歯科領域である．歯科が積極的に担当しないと疎かになる領域ともいえる．上記1〜5は，

1. 摂食嚥下機能
2. 構音機能
3. 表情機能
4. 感覚機能
5. 分泌機能

という我々がよく知る歯科領域の五大機能によって行われる．

4. 専門職種に求められる主体性と自主性

　保健・医療・福祉（介護）の各分野にはさまざま職種が携わっている．各職種は，図4-1に示す法律に裏づけられた国家資格の専門職種として各自の立場につき，保健・医療・福祉（介護）の各分野の法律に定められた役割を遂行する責任を負って

いる．歯科衛生士にも，重要な立場と役割が与えられている．

　国家資格をもつ専門職種は，自分の領域の学問や技術の向上に励み，専門職種としての主体性をもち，自主性を発揮して事に対処することが求められている．資格を有する者が歯科領域を担当しなければ，わが国の歯科医療，歯科保健，歯科介護は元気をなくし，国民の生活の質が低下する．自分の立場を自覚して仕事に自信と誇りをもつ主体性，自分の役割に従事する際，自分で判断し，計画し，実施し，かつ自分の行為に責任をもつ自主性が求められることになる．

5. 歯科衛生士特有の学問

　さて，国は高齢社会に歯科の立場から対応することを歯科衛生士に求めており，主体性をもち自主性を発揮することを望んでいる．目標は法律に定めてあり，そのための制度も整備されている．歯科関係者がやるべきことは，そうした制度を理解したうえで，目標を達成するための手段を考えることといえる．

　一般に，3年制や4年制の大学や専門学校を卒業し，国家試験に合格して資格を取得した人は，その専門職の仕事に主体性をもち，自主性を発揮して臨む．他職種の指導や指示がなければ動けないというのは自然なこととはいえない．

　ただし，歯科衛生士がこれから主体性をもち自主性を発揮するためには，一つ重要な課題がある．他の3年制や4年制の職種がもつように，特有の学問といえるものをもつことである．

　特有の学問をつくりあげるためには，仮説を立て，実験や調査でそれを証明し，再現性のある理論を導き出す作業，すなわち研究を積み重ねていくことが重要である．わずかな期間でとはいかないが，その積み重ねが特有の学問を生み，さらに歯科衛生士の主体性を確かなものにする．歯科介護は，歯科衛生士の特有の学問として生まれてきたものといえる．

III 法律にみられる歯科衛生士の立場と役割

1. 立場と役割の区別

　歯科衛生士の立場と役割を法律的な視点から理解することは，国家資格の専門職として社会に貢献しようとするときの力強い支えとなる．

　一般に，立場は医師法や歯科医師法，保健師助産師看護師法，歯科衛生士法などの通称「身分・資格法」に定められており，役割は健康保険法，老人保健法，介護保険法といった通称「事業・業務法」に規定されている．歯科衛生士の立場は，人員や設備など施設基準を定めた医療法や，事業・業務法としてあげた介護保険法にもみることができる．

2. 法律にみられる歯科衛生士の立場

1) 歯科衛生士法にみられる歯科衛生士の立場

歯科衛生士の立場は，歯科衛生士法に規定されており，国は歯および口内の疾患の予防処置，歯科診療の補助，歯科保健指導をなすことを「業」とすることができる国家資格（すなわち立場）を与えている（図4-3）．

歯科衛生士法は歯科衛生士独自の資格を定めている．比較のために，看護師の資格を定めた法律，「保健師助産師看護師法（略して保助看法）」を示す（図4-4）．保健師，助産師，看護師の資格を定めた3職種複合の法律となっており，全身においては保健指導と診療の補助が区別されていることがわかる．歯科領域に限定されているとはいえ，歯科衛生士の立場が歯科予防処置，歯科診療の補助，歯科保健指導と多岐にわたる業を許された国家資格であることが理解できる．

2) 歯科衛生士法の改正の推移

歯科衛生士法は，1948（昭和23）年に制定され，当初は歯科予防処置を業とすることを定めたものであった．その後，時代の変遷に合わせて改正が行われ，1955（昭和30）年には歯科診療の補助が追加された．これは健康保険制度の普及と歯科疾患の増加が背景にあった．そして，1989（平成元）年には，老人保健制度を背景

歯科衛生士法
（昭和二十三年七月三〇日　法律第二〇四号）
改正：平成二二年四月二二日

第一条　この法律は、歯科衛生士の資格を定め、もって歯科疾患の予防及び口腔衛生の向上を図ることを目的とする。

第二条　この法律において「歯科衛生士」とは、厚生労働大臣の免許を受けて、歯科医師（歯科医業をなすことのできる医師を含む。以下同じ。）の直接の指導の下に、歯牙及び口腔の疾患の予防処置として次に掲げる行為を行うことを業とする女子をいう。
　一　歯牙露出面及び正常な歯茎の遊離縁下の付着物及び沈着物を機械的操作によって除去すること
　二　歯牙及び口腔に対して薬物を塗布すること
2　歯科衛生士は、保健師助産師看護師法（昭和二十三年法律第二〇三号）第三十一条第一項及び第三十二条の規定にかかわらず、歯科診療の補助をなすことを業とすることができる。
3　歯科衛生士は、前二項に規定する業務のほか、歯科衛生士の名称を用いて、歯科保健指導をなすことを業とすることができる。
（以下　略）

保健師助産師看護師法（保助看法）
（昭和二十三年七月三〇日　法律第二〇三号）
改正：平成二二年七月十五日

第一条　この法律は、保健師、助産師及び看護師の資質を向上し、もって医療及び公衆衛生の向上を図ることを目的とする。

第二条　この法律において「保健師」とは、厚生労働大臣の免許を受けて、保健指導に従事することを業とする者をいう。

第三条　この法律において「助産師」とは、厚生労働大臣の免許を受けて、助産又は妊婦、じょく婦若しくは新生児の保健指導を行うことを業とする女子をいう。

第五条　この法律において「看護師」とは、厚生労働大臣の免許を受けて、傷病者若しくはじょく婦に対する療養上の世話又は診療の補助を行うことを業とする者をいう。

図4-3　歯科衛生士法
平成26年の同法改正により，「直接の指導の下に」→「指導の下に」，「女子」→「者」に改められた（施行は平成27年4月となる）．

図4-4　保健師助産師看護師法
第四条削除．

に，歯科保健指導が追加されるに至った．

平成に入り，国は歯科領域の保健・医療・福祉（介護）の重要性をより強く認識するようになった．歯科衛生士も，保健・医療に加えて福祉（介護）の分野において国や地域社会に貢献することが求められるようになった．このような変化のなかで，歯科衛生士には歯科衛生士法以外の法律のなかでもいくつかの立場を与えられている．

3）医療法にみられる歯科衛生士の立場

医療法は，保健・医療・福祉（介護）を行うに当っての設備・人員・運営の基準を示すものである．1993（平成5）年に医療法施行規則の改正が行われ，第22条の2として「特定機能病院に置くべき看護師の員数は，歯科，口腔外科においてはそのうちの適当数を歯科衛生士とすることができる」という条文が加えられた（図4-5）．

このような立場が新たに与えられたことにより，歯科衛生士にも看護の勉強が必要となった．

特定機能病院等の歯科における入院患者の療養上の世話および診療の補助については，当然のことながら歯科医師あるいは医師の連携・指示のもとに行うこととなる．歯科衛生士が看護職員の人数に含まれるからには，その参加により看護の質や

医療法施行規則第二十二条の二

第二十二条の二　法第二十二条の二第一号の規定による特定機能病院に置くべき医師，歯科医師，薬剤師，看護師その他の従業員の員数は，次に定めるところによる．

一　医師　入院患者（歯科，矯正歯科，小児歯科及び歯科口腔外科の入院患者を除く）の数と外来患者（歯科，矯正歯科，小児歯科及び歯科口腔外科の入院患者を除く）の数を二・五をもって除した数との和を八で除した数

二　歯科医師　歯科，矯正歯科，小児歯科及び歯科口腔外科の入院患者の数が八又はその端数を増すごとに一以上とし，さらに歯科，矯正歯科，小児歯科及び歯科口腔外科の外来患者についての病院の実状に応じて必要と認められる数を加えた数．

三　薬剤師　入院患者の数が三十又はその端数を増すごとに一を標準とする．

四　看護師及び准看護師　入院患者（入院している新生児を含む）の数が二又はその端数を増すごとに一と外来患者の数が三十又はその端数を増すごとに一を加えた数以上．ただし，産婦人科又は産科においてはそのうち適当数を助産師とするものとし，また，歯科，矯正歯科，小児歯科及び歯科口腔外科においてはそのうちの適当数を歯科衛生士とすることができる．

（以下　略）

図4-5　医療法施行規則の一部を改正する法律〈1993（平成5）年〉－特定機能病院にかかわる基準について－

医療安全の質の低下があってはならないことはいうまでもない．

4) 介護保険法にみられる歯科衛生士の立場

　介護保険法の省令（施行規則第113条の2）で，医師，歯科医師，保健師，助産師，看護師等と同等に，歯科衛生士に介護支援専門員（ケアマネジャー）の受験資格が与えられている[2]．

　受験資格は，実務経験5年以上，900日以上の業務従事日数を有する歯科衛生士が都道府県の介護支援専門員実務研修受講試験（厚生労働大臣委託）に合格し，研修課程を修了して知事に登録することで，資格を取得することができる．実際にケアマネジャーとして活躍している歯科衛生士もおり，歯科衛生士の介護の場での重要性が認められた証といえる．

3. 法律にみられる歯科衛生士の役割

1) 健康保険法および老人保健法にみられる歯科衛生士の役割

　歯科衛生士の役割は，健康保険法，老人保健法のなかに具体的に記載されている．これにより，歯科衛生士が，歯科疾患の予防処置，歯科診療の補助，歯科衛生実地指導，訪問歯科衛生指導，周術期専門的口腔衛生処置，歯科健診・保健指導の役割を国から任されていることが理解できる．

2) 介護保険法にみられる歯科衛生士の役割

　介護保険法における歯科衛生士の役割は，関連法令である「指定居宅サービス等の事業の人員，設備及び運営に関する基準」の第六章「居宅療養管理指導」にみることができる．まず，基本方針を示した第一節の第84条に，医師，歯科医師，薬剤師，看護職員，管理栄養士と並んで歯科衛生士の名があり，続いて「その居宅を訪問して，…」のように役割が示されている（図4-6）．さらに，居宅療養管理指導の具体的取り扱い方針を示した第89条に，その業務が文字どおり具体的に示されている（Ⅳ編3章，p.179，180参照）．

　さて，第89条の「二の一」をみると，「居宅療養管理指導の提供に当たっては医師又は歯科医師の指示に基づき…」とある．しかし，このたびの歯科衛生士教育3年制移行の真意をくみとれば，歯科衛生士の主体性を尊重し，自主性と責任をもたせた指示であると解釈す

指定居宅サービス等の事業の人員、設備及び運営に関する基準　（省令）

第六章　居宅療養管理指導
第一節　基本方針
（基本方針）
第八四条　指定居宅サービスに該当する居宅療養管理指導の事業は、要介護状態となった場合においても、その有する能力に応じ自立した日常生活を営むことができるよう居宅において、医師、歯科医師、薬剤師、看護職員、歯科衛生士又は管理栄養士が通院困難な利用者に対して、その居宅を訪問して、その心身の状況、置かれている環境等を把握し、それらを踏まえて療養上の管理及び指導を行うことにより、その者の療養生活の質の向上を図るものでなければならない。

図4-6　指定居宅サービス等の基準
居宅療養管理指導の基本方針

る必要がある．介護保険法や後述する健康増進法は急速に進む高齢化に対応したわが国の施策であり，こうした分野においては，歯科医師の指導や指示には限界があると思われる．「指示に基づき」の文言をみたとき，歯科衛生士はそれを「連携・協力のもと」という言葉に置きかえて，主体性をもって業務を遂行していけるようにすることが，社会の期待に応えることにつながるのではないだろうか．厚生労働省においても，このことに関する歯科衛生士法の一部改正が検討されている．2012（平成24）年8月の「第10回チーム医療推進方策検討ワーキンググループ」では，第2条第1項にある「歯科医師の直接の指導のもと」の表現を「歯科医師と緊密な連携を確保した上で」のように変更して，「直接の指導」という文言をはずす事務局案も提示されている．

3）介護保険法改正による役割の広がり

2000（平成12）年に発足した介護保険制度にも種々の問題が出てきた．それは，要介護者の急増による介護費用の増大である．このような背景から，2005（平成17）年の介護保険法改正により，介護保険制度は予防重視型システムへと大きく転換することになり，介護予防の強化，推進がはかられ，そのなかで，歯科衛生士の行う「介護予防居宅療養管理指導」が歯科衛生士の役割に加えられた．

要介護者増加の原因を分析してみると，特に，軽度者（要支援状態，あるいは軽度な要介護状態）が大幅に増加し，介護認定者の半数に及ぶことがわかった．軽度者は，関節疾患や転倒による骨折などをきっかけに徐々に生活機能が低下していく生活不活発病（廃用症候群）の状態にある人や，その可能性の高い人が多いことが特徴で，適切な介護サービスの提供により進行の予防が期待できる．

介護予防の目的は，「自立高齢者が要介護状態になることを防ぐこと」および「要介護高齢者の状態を悪化させないこと」である．健全な歯科領域の機能を維持し良好な歯科衛生状態を保つことが，進行の予防に効果があることが確認されている．たとえば，リウマチ性関節炎などで運動機能が低下すると，口の衛生状態を自分で管理するのが困難になる．食事がおいしくない，口臭が気になり人に会いたくないなど引きこもりがちになり，運動機能のさらなる低下や誤嚥性肺炎のリスクの上昇を招く[3,4]．

そのようななか，介護保険法改正に伴い導入されたのが，おもに通所サービスにおける，

1. 運動器の機能向上
2. 栄養改善
3. 口腔機能の向上

の三つの介護予防サービスである．これらは，施設などに通って受ける通所サービスを中心に，要支援者が希望に応じて受けられる選択的サービスとして導入された．運動や栄養と並び，歯科領域の機能の向上が社会交流を活発にし，閉じこもりの予

4章　歯科衛生士の立場と役割

1. 栄養・食生活
2. 身体活動・運動
3. 休養・こころの健康づくり
4. たばこ
5. アルコール
6. 歯の健康
7. 糖尿病
8. 循環器病
9. がん

図4-7　健康増進法の課題である9領域

国民の健康の増進の総合的な推進を図るための基本的な方針
(改正案)

この方針は，21世紀の我が国において少子高齢化や疾病構造の変化が進む中で，生活習慣及び社会環境の改善を通じて，子どもから高齢者まで全ての国民が共に支え合いながら希望や生きがいを持ち，ライフステージ(乳幼児期，青壮年期，高齢期等の人の生涯における各段階をいう)に応じて，健やかで心豊かに生活できる活力ある社会を実現し，その結果，社会保障制度が持続可能なものとなるよう，国民の健康の増進の総合的な推進を図るための基本的な事項を示し，「二十一世紀における第二次国民健康づくり運動(健康日本21(第二次))」を推進するものである．

平成24年6月14日　厚生労働大臣諮問書(一部抜粋)

図4-8　健康日本21 (第二次計画) の趣旨

防につながり，心身ともに自立した生活を送るために欠かせない要素であることが認められた結果であるといえる．

　上記三つのサービスを支える主体は，理学療法士，作業療法士，管理栄養士，歯科衛生士等であり，歯科衛生士の役割はこのように通所サービスのなかにもみることができる．

4) 健康増進法で期待される歯科衛生士の役割

　2000年，「21世紀における国民健康づくり運動(健康日本21)」が始まり，その運動に法的根拠を与えるものとして，2002(平成14)年に健康増進法が制定された．健康増進法は，関連法律に合わせて改正を重ねながら，2008(平成20)年度には40歳以上の国民に対して「特定健診・特定保健指導」の義務づけを行った．

　健康日本21では科学的根拠に基づき具体的な目標を設定している．生活習慣病およびその原因となる生活習慣等の課題について9領域が設定されており，その一つが歯の健康である(図4-7)．歯の健康が国民の健康寿命の延伸さらには介護予防につながることが認識されており，こうした国のニーズに応えていくことが健康増進法における歯科衛生士の役割である．

5) 健康日本21の第二次計画 (2013～2022年度)

　2012年6月，厚生労働省は，政府が進める健康づくり運動「健康日本21」の第二次計画(2013～2022年度)を公表した(図4-8)(p.10，図2-4参照)．そのなかには，健康格差の縮小，重症化予防の徹底，ライフステージに合わせた取り組み，社会環境の整備などが基本的な方向として新たに盛り込まれている．介護を必要としない自立して過ごすことのできる「健康寿命」の延伸も目標として示された．また，歯や口の健康を含め生活習慣の見直しを効果的に推進するため，乳幼児期から高齢期までのライフステージや社会経済的状況等の違いに着目し，対象集団ごとの特性やニーズ，健康課題等の十分な把握を行うことを第2次計画の柱としている．ここにも歯科衛生士の役割が潜在している．

4. おわりに

　21世紀の歯科衛生士にとって，種々の制度の施行や改正によりやりがいとともに責任が増してきた．歯科医師会の8020運動の推進により，要介護高齢者の残存歯数は今後どんどん増えていくことが予想され，ますます歯科衛生士によるきめ細やかな歯科介護が必要になる時代がやってくることだろう．歯科衛生士がその役割を存分に果たすためには，歯科保健，歯科医療に加え，歯科介護の知識と技術を身につけていかなければならない．歯科衛生士がその業務に専門職種としての主体性をもち，自主性を発揮して，国や地域社会に大きく貢献することが求められている（p.19，表2-5参照）．

Ⅱ編

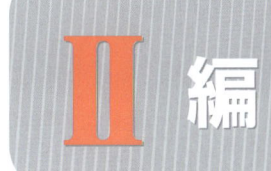

歯科介護に必要な歯科基礎医学

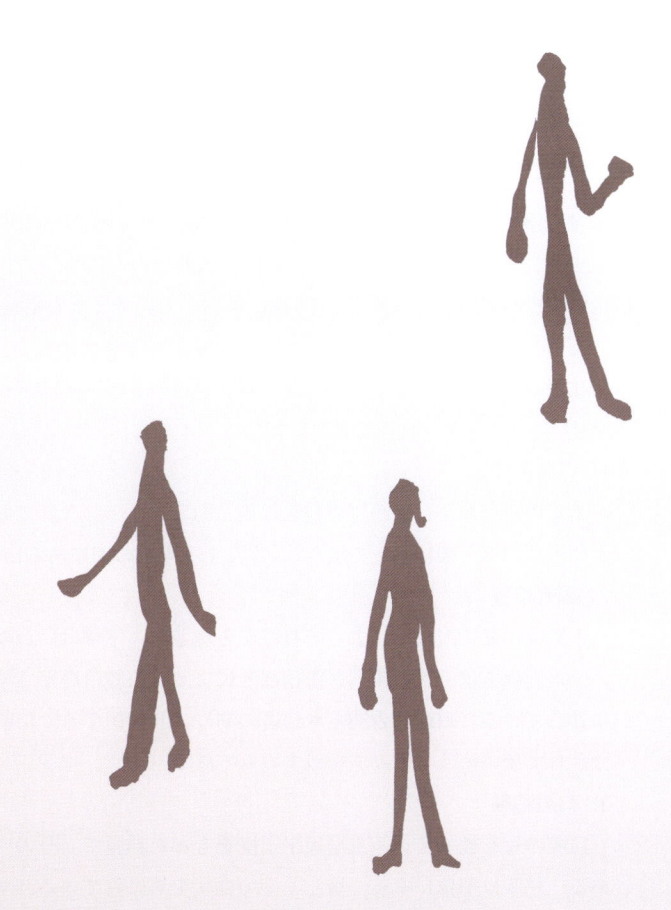

1章 歯科介護のための解剖学

I はじめに

　歯科領域とは，歯，口，顎・頸，顔面の総称であり，その解剖の知識は歯科介護を行う者にとって不可欠である．本章ではいわゆる神経や筋を個別に学ぶ系統解剖学の様式をとらず，歯科介護に役立つ解剖という観点に立ち，解剖と発生の両面から歯科領域の「つくり」を考えることとする．

　歯科領域は，消化器系の入り口であり，ものを味わう場である．また話す場であり，表情をつくる場でもある．これだけの機能を担う歯科領域は，解剖学の本をみると，神経，筋，骨，血管，唾液腺などが緻密に絡み合っていてその構造が非常に複雑にみえる．しかし，実は法則性をもって構築されており，それは進化と個体発生に根ざした，体の基本設計ともいうべき原理に従っている．

> **注**
> 　本書では，I編2章で述べたように，「口腔」という用語の専門用語としての使用には注意を要するという立場に立っている．藤田恒太郎著の人体解剖学[2)]では口腔を次のように定義し，解剖学の専門用語として使用している．本章においてはその定義に則して口腔の語を使用する．
>
> **口腔（cavum oris（l），oral cavity or cavity of the mouth（e），Mundhöhle（d））**
> 　消化管の最上部であり，口腔前庭と固有口腔の2部に区別される．
> ＊(l)はラテン語，(e)は英語　(d)はドイツ語
>
> **1）口腔前庭**
> 　上下の歯列および歯槽部の前と外側にある馬蹄形の空間である．後は固有口腔に接し，前と側方は口唇と頬によって境され，また上下両唇の間にある口裂によって外界に開いている．
>
> **2）固有口腔**
> 　上壁は口蓋で，これによって鼻腔から境され，下壁はいわゆる口底で舌がその大部分を占め，前と側方は上下の歯列と歯槽部とによって口腔前庭から境され，後は口峡によって咽頭に通じている．口峡は舌筋と軟口蓋の筋により開閉する．口腔は口を閉じた状態では舌で充たされて狭い円蓋状の間隙を残すのみである．
>
> **3）口腔粘膜**
> 　口腔の壁を被っている重層扁平上皮をもった粘膜で，その内部と下層には多数の口腔腺がある．粘膜は部位によって著しくその性状を異にしている．すなわち口唇・頬・軟口蓋など

では軟らかであるが，歯肉や硬口蓋では硬くて下層の骨部と密に結合しており，また舌では粘膜に乳頭が密生している．

II　歯科領域の特殊性

1.　植物器官と動物器官
ヒトの体は，植物器官と動物器官からできている．

1）植物器官とは
消化器，泌尿器，呼吸器，循環器，生殖器などの生命維持に欠かせない内臓器官である．その機能は，自律神経（交感・副交感神経）支配の植物筋（平滑筋）による不随意運動であるという特性を有している．

2）動物器官とは
脳・脊髄，筋肉，骨等などの日常生活の思考や運動に欠かせない運動器官である．その機能は，脳神経，脊髄神経支配の動物筋（横紋筋）による随意運動であるという特性を有している．

植物性器官は自律的に動き，意思では動かないが，動物器官は随意に動き，意思で動かすことができる．

2.　歯科領域の器官の特殊性
歯科領域の器官は，消化器官の一部であると同時に，咀嚼や構音など運動器官の一部でもあり，動物器官と植物器官の両者の特性を兼ね備えた器官である．そこで歯科領域の摂食嚥下，構音，表情，感覚，分泌の各機能にかかわる諸器官は，無意識（不随意）に動くと同時に，意思で随意に動くという特殊な性格を有する．このような機能を発揮する歯科領域器官は，解剖学的に内臓器官と運動器官の中間に位置し，機能的に両者をつなぐ場所にある（p.15，図 2-6 参照）．

歯科領域は，四つ足動物からヒトへの進化の過程で，進化した脳に場所を譲って後退し小型化した．しかし，その機能は脳の進化に連動して多様化かつ高性能化し，構音機能や表情機能をも獲得した．あたかも高性能化に伴い小型化した現代のコンピュータに似ている．

III　発生の視点からの歯科領域の解剖

1.　歯科領域の起源
歯科領域は個体発生の過程で，侵入たり，癒合したり，盛り上がったりと，組織

がダイナミックに移動し，その結果，解剖が複雑なものになっている．したがって，ダイナミックに動く前の発生初期をひもとき，その法則性を知ることで，複雑な解剖をいくぶん単純化することができる．

歯科領域の母体となる組織や器官は，発生初期に植物性細胞と動物性細胞が接合する部位にその起源を求めることができる．両生類の発生初期の観察によると[1]，受精卵は分裂をはじめて胚胞となり，まもなく植物極と動物極とよばれる部域ができる．その部域の細胞は分化していく過程で，植物極の細胞が胚胞の内部に落ち込み，原口をつくる．この原口の植物極細胞は，さらに分裂しながら原腸を形成していく（図1-1）．この原腸の先端と動物極で分裂を続ける細胞群が接合したところに穴が開き，そこに後述の鰓弓が形成される．植物極の細胞からは内臓器官が，動物極の細胞からは運動器官が形成されるので，その両極の細胞が接合して生じた鰓弓は，二つの器官の特性を兼ね備えた機能をもつ器官となった．

2. 鰓弓（さいきゅう）

受精後4週頃になると，胎児は生き物らしくなるが，この時期にクビのところに魚の鰓（エラ）のような構造が現れる．鰓弓（さいきゅう）と呼ばれる器官であり，この鰓弓が複雑に変化して歯科領域ができ上がる（図1-2）．

魚のような水棲動物では，エラは呼吸器官であると同時に，水のなかで微生物をこしとる摂食器官として働いている．われわれの祖先が海に住んでいた頃も，消化管の前半部はエラ呼吸と摂食のために使われており，そこから顎の骨が生まれたのである．さらに，陸にのぼり肺呼吸がはじまったとき，不要になったエラの成分が顔やのどに広がり，歯科領域を構成する諸器官へと変貌していった（次節参照）．

3. 歯科領域の成り立ち

頭蓋骨は，上部の神経頭蓋，下部の内臓（顔面）頭蓋に分けられる（図1-3）．

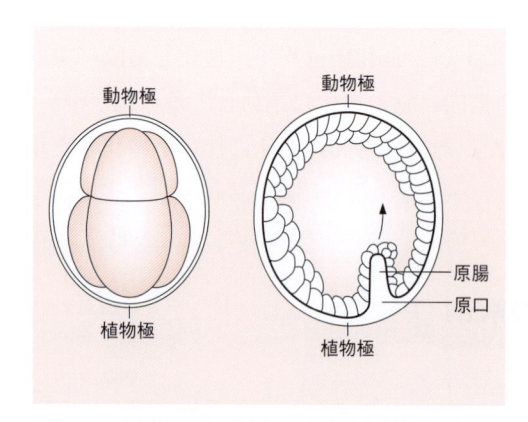

図1-1 初期胚胞（左）と原口と原腸の形成（右）（柳沢，1993[1]を改変）

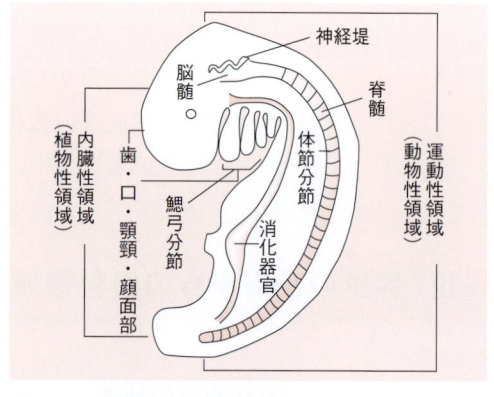

図1-2 身体の二つの領域
（瀬川，1994[3]を改変）

内臓頭蓋のほとんどを占めている歯科領域は，鰓（エラ）から進化した（図1-4）．

エラは規則正しく並んだスリットのような構造で，それぞれに血管，神経，筋肉が存在する．前端を第一鰓弓とよび，以下第六鰓弓まで番号がつけられている．第一鰓弓（顎弓）からは上下の顎骨および咀嚼筋がつくられた．第二鰓弓（舌骨弓）は舌骨の一部をつくるとともにそこの筋は咀嚼筋を越えて顔に飛び出し表情筋となった．第三鰓弓と第四鰓弓は咽頭や喉頭，第五鰓弓以下は食道となる．第一鰓弓には三叉神経，第二鰓弓には顔面神経，第三鰓弓には舌咽神経，第四鰓弓以下には迷走神経および副神経が分布している．これらの神経を鰓弓神経という．各鰓弓に由来する構造は，どこに移動しようとも原則としてこの鰓弓神経に支配される．鰓弓神経はⅤ，Ⅶ，Ⅸ，Ⅹ，Ⅺの脳神経であり，Ⅻの舌下神経とともに，歯科領域を支配している（p.15，p.16 ミニメモ参照）．

以上のような法則性をもって成り立つ歯科領域は，三叉神経が咀嚼筋を支配し，顔面神経が表情筋を支配する．もともと頸部にあった表情筋が顔面に前に飛び出してきたのは哺乳類以上の種で，カエルやワニなど両生類や爬虫類では顔面皮膚の下に表情筋はなく，頸部の皮下に頸括約筋という薄い筋が存在するのみである．表情筋が，口の周囲や顔面領域に侵入した「よそ者」，といわれる所以である．第二鰓弓の一般知覚成分（痛みや温熱などの感覚）は消失している．したがって顔面神経痛といういい方は誤りで，顔面の痛みは三叉神経痛である．三叉神経は，もとは下顎の運動と上・下顎の一般知覚を支配する「ふたまた」神経（図1-4でV_2：上顎神経とV_3：下顎神経）に，額（ひたい）の一般知覚を支配する別の神経（図1-4でV_1：眼神経）が合体して「みつまた」になったものである．

咽頭は咽頭神経叢（おもに舌咽神経が知覚，迷走神経が運動を担当）が支配し，食道が迷走神経支配となる．

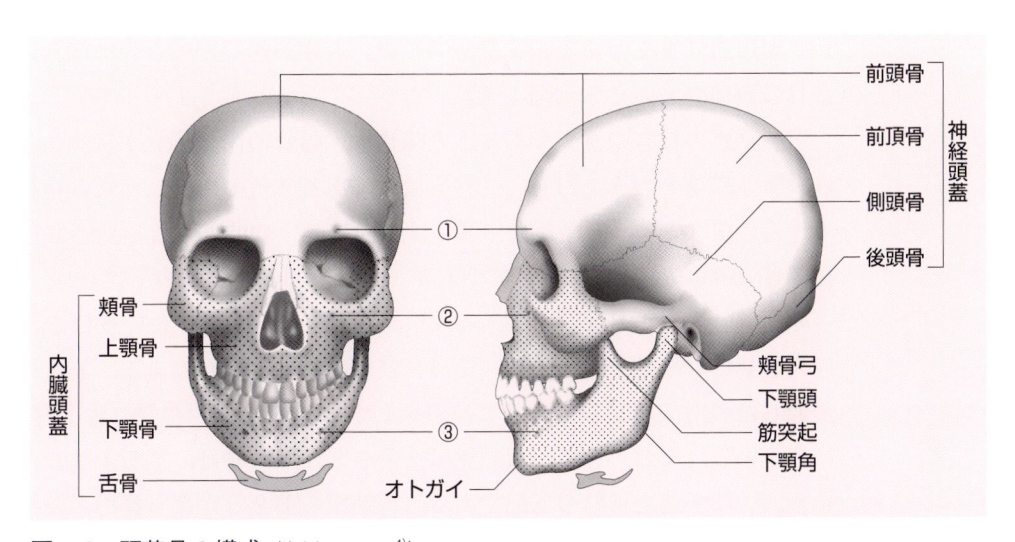

図1-3 頭蓋骨の構成（瀬川, 2000 [4])

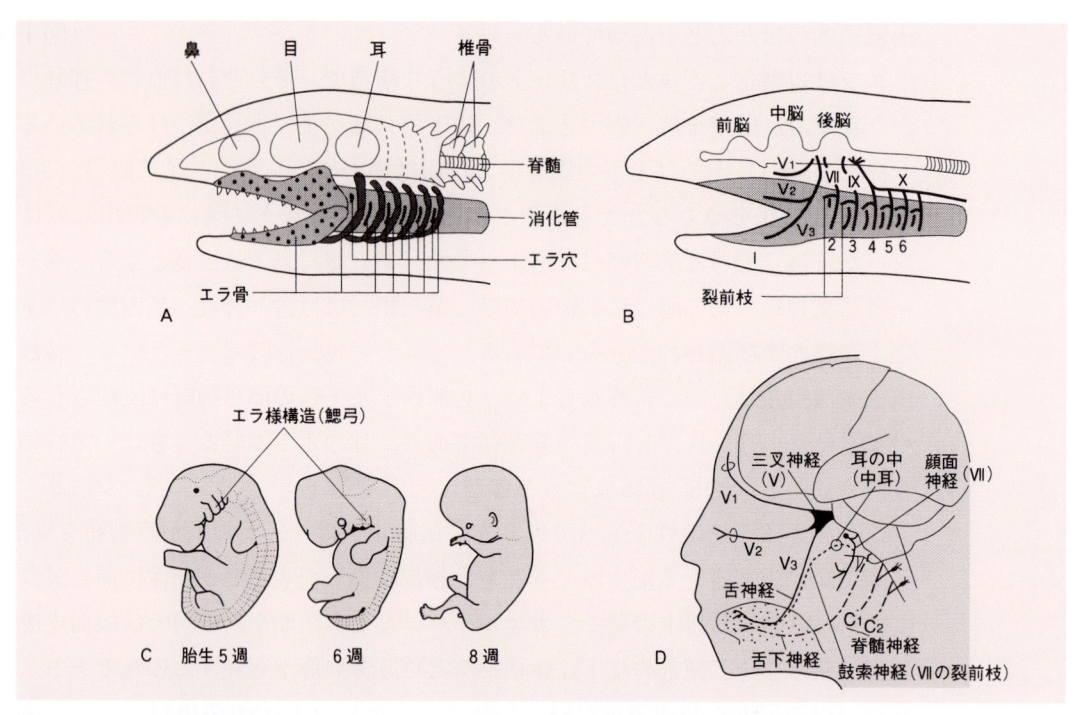

図1-4 進化と個体発生からみた歯・口・顎頚・顔面領域の構造（瀬川, 2000[4]）
Aはポルトマン，Bはローマーをもとに描いた原始動物の頭部構造の模式図．Cはヒトの胎児（ラングマン人体発生学を一部改変），発生初期にはくびにエラが現れる．Dはヒト成体の神経分布．V_1, V_2, V_3：三叉神経第1, 2, 3枝（眼神経・上顎神経・下顎神経）．Ⅶ：顔面神経．Ⅸ：舌咽神経．Ⅹ：迷走神経．数字は鰓弓番号．C_1, C_2：第1, 2頚神経

　ヒトの身体は，先述のように植物器官と動物器官でできている．同じ横紋筋であっても咀嚼筋，表情筋，咽頭筋は鰓弓由来の植物筋であるのに対し，舌筋は手足の筋肉と同系統の動物筋で，頚の前面にある筋肉（開口筋群）の最上部が口腔底へ盛り上がったものである．つまり，"顔ははみ出した腸管"，"舌はのどから出た手"ということができる[1]．舌筋を支配するのは12番目の脳神経である舌下神経であるが，開口筋群を支配する頚神経と同じで，進化の過程で頭蓋骨に取り込まれたゼロ番目の頚神経といえる（図1-4D）．

　口腔粘膜の特有の感覚である舌の味覚は，腸管の内臓感覚が特殊化したもので特殊内臓性感覚という．おもな受容器は舌にある味蕾である．味覚の神経支配は独特で，舌の前2/3（舌尖部と舌体部）は顔面神経，咽頭期・食道期の領域にある後ろ1/3（舌根部）は舌咽神経支配である（p.172, 図2-11参照）．

　顔面神経に一般知覚成分はないが，裂前枝（図1-4B）という枝を舌の前2/3に侵入させて，味覚を担当する．この神経成分を鼓索神経とよぶ．鼓索神経は内耳を通過したのち，三叉神経の第3枝（V_3）から分岐する舌神経（舌下神経ではない）に合流する．なお，舌の一般知覚は，前2/3が三叉神経，後ろ1/3が主として舌咽神経，一部が迷走神経の支配である．舌粘膜の前2/3が第一鰓弓，後ろ1/3がおもに第三鰓弓に由来するため，舌は内臓の皮を被った動物器官といえる．

歯は，顔の皮膚一面に存在していた歯皮が，進化の過程で上・下顎骨だけに限局したものである．元来歯の形は単純で，何度も生え換わることができる多生歯であったが，ヒトでは1回しか生え換わらず，大臼歯に至っては一度しか生えない．形は切歯，犬歯，臼歯からなる複雑なものとなり，この変化は歯の役割が，食物を捕える捕食から，噛み，砕き，磨りつぶす咀嚼に進化したためと考えられている．

　唾液腺の起源は，汗腺のような皮膚腺であると考えられている．口のなかには最初粘液を分泌する腺があるだけだったが，ヒトへ至る進化の過程で，水分とアミラーゼを分泌する漿液腺が登場した．腺の大きさも粘膜内に存在するだけの小唾液腺だったものが，哺乳類になって一部が大きくなり，耳下腺，顎下腺，舌下腺という三大唾液腺へと発達した．唾液腺の分泌を制御する副交感神経は，内臓運動神経とよぶべきもので，ほとんどが顔面神経の枝（上顎の腺が大錐体神経，下顎の腺が鼓索神経）として供与される（耳下腺と一部の小唾液腺には舌咽神経が分布する）．一方，交感神経は，血管運動神経というのが本来の姿であり，進化の過程で二次的に唾液腺に分布して分泌調整を行うようになったと思われる．それを裏づけるように，交感神経は頭部動脈の神経叢を経過したあと動脈に随伴して唾液腺に分布している．

　顔面神経は口や顔面領域に侵入した「よそ者」だが，唾液腺以外にも鼻腺や涙腺にも分布しており，顔面の内臓機能（腺分泌と味覚）のほとんどを支配している．

　以上を総括すると，摂食嚥下運動は，口腔期は第一・二鰓弓，咽頭期は第三・四鰓弓，食道期は第五鰓弓以下に由来する構造が連動して働くことで進む運動といえよう（p.55，図1-9参照）．

　表情は第二鰓弓，分泌と味覚は主として第二・三鰓弓の機能である．これらを支配する鰓弓神経は，延髄や橋など，いわゆる脳幹にその起始がある．脳幹は，植物機能の中枢であり，口で食べることが生きる意欲や喜びに結びついているのは，脳幹に由来する内臓感覚によるものであろうといわれている．

Ⅳ 歯科領域を構成する諸器官

1. 口腔周囲組織

口腔は，上下の顎と口唇・頬に囲まれた空間で，口腔前庭と固有口腔に分かれる．
　口腔を囲む口唇と頬は外表面を皮膚で内面を粘膜で覆われていて，その間には表情筋と咀嚼筋が存在する．おおまかにいって，表情筋は顔（口）の正面にあり，咀嚼筋は側面にある（図1-5，1-6）．

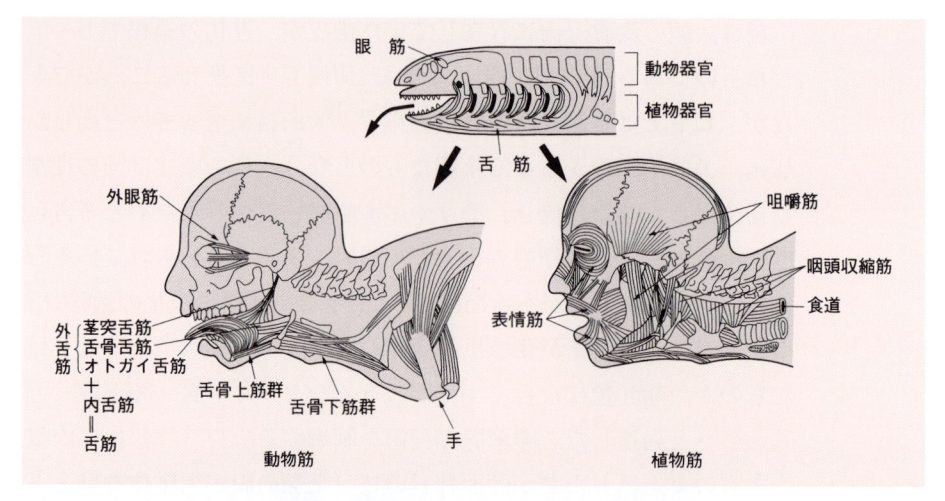

図1-5　鰓弓の歯・口・顎頸・顔面への変貌（動物筋と植物筋）（三木成夫，1992[5]）

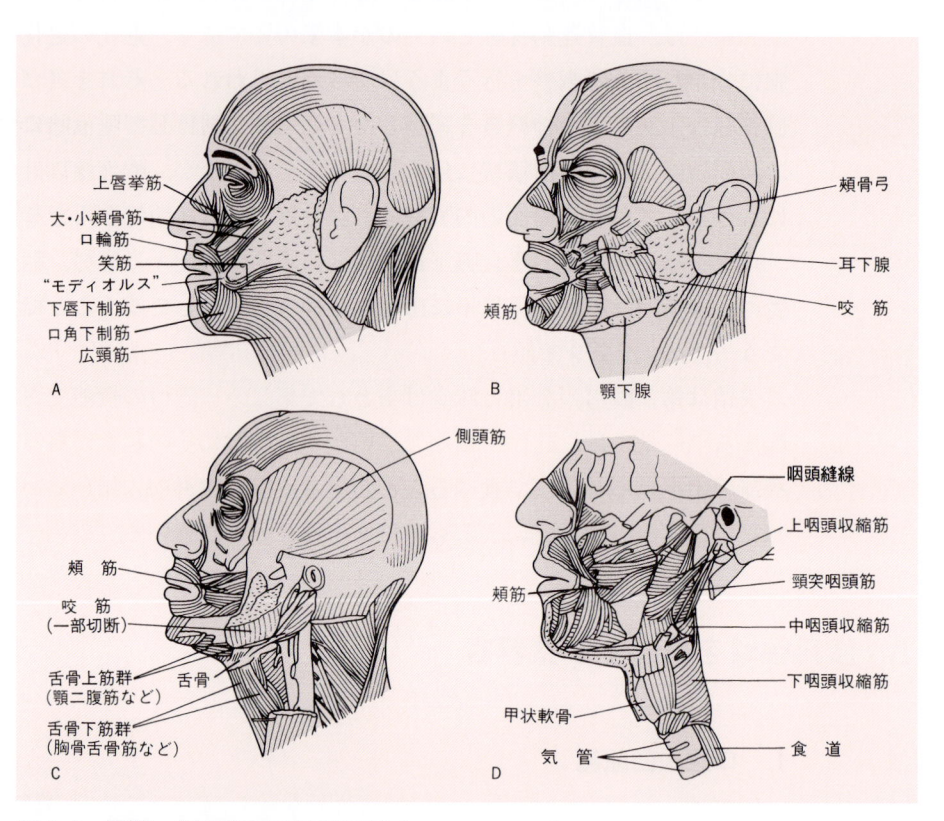

図1-6　顎頸・顔面領域の局所解剖（Clemente, 1987）
AからDに向かって深部の構造が描かれている．

■■■■■ **2．表情筋**

　表情筋（顔面筋）は横紋筋であるが，顔の皮膚と口腔粘膜を動かす植物筋で，本来の役目は顔面の穴（目と耳と口）の開閉運動であったが，人間では上下の顎や咀嚼筋，前頸筋と協調して摂食嚥下や構音，さらに表情の機能に重要な役割を果たし

ている．

　通常，運動筋（横紋筋）が一つの骨から起こって他の骨に付着して関節を介して骨体を動かすのに対し，内臓筋（平滑筋）は軟組織から起こって軟組織に付着して粘膜や皮膚を動かす．表情筋のうちの口輪筋や頰筋および笑筋は内臓筋（平滑筋）と同様に軟組織から起こって軟組織に付着して粘膜や皮膚や筋肉を動かし，他の表情筋はおもに上下顎の骨から起こって顔面の皮膚や口腔粘膜に付着していて粘膜や皮膚を動かす．これらは完全に独立したものではなく，相互の間に筋線維束が移行しているものが多い．このように横紋筋でありながら平滑筋のような構造と機能を有する表情筋の運動を特殊内臓性運動という．これは表情筋が第二鰓弓に由来し，第二鰓弓の脳神経である顔面神経に支配されていることに起因する（図1-7）．

　咀嚼には多くの表情筋が関与する．なかでも口唇を開閉する筋肉（口輪筋およびその周囲の筋）と頰筋が重要である．口輪筋は口裂を取り囲む筋で，上下の口唇を閉じる筋である．筋線維は，上下唇とも中央部ではほぼ真横に走り，口裂に沿ったカーブを描いている．口輪筋の周囲には，上下の口唇を開く筋（上唇挙筋，大・小頰骨筋，笑筋，口角下制筋，下唇下制筋など）が放射状に配列している．口角から1cmほど離れた点で口輪筋と唇を開く筋肉の一部および頰筋が収束をする場所をモディオルスという．ここが口唇運動の中心になるのではないかと注目されている（図1-6A 参照）．

　頰筋はモディオルスから起こり，咀嚼筋の内側にもぐって口腔粘膜直下を水平に後方に走り，最後部の臼歯（第三大臼歯）のやや後方にある頰咽頭逢線とよばれる部位で咽頭の筋肉（上咽頭収縮筋）に移行する（図1-6D 参照）．表情筋とよぶには特異な位置にある筋であり，咀嚼時に舌と協調して食塊を臼歯の咬合面に載せ戻す働きをしている．

3. 咀嚼筋

　咀嚼筋は，頭蓋骨から起こり下顎骨に付着している筋肉で，顎を閉じたり左右前後に動かす．頭蓋骨から起こり，下顎骨の外側に咬筋と側頭筋，内側に内・外側翼突筋が付着している．咬筋と側頭筋は皮膚の上から触知することができ，下顎角部付近に手を当てて噛みしめたときに固くなるのが咬筋，こめかみに手を当てたときに触れるのが側頭筋である．表情筋は頭蓋骨の正面に存在し，咀嚼筋は頭蓋骨の側面に存在し，お互いにすみ分けをしている．咀嚼筋は頰骨，側頭骨，蝶形

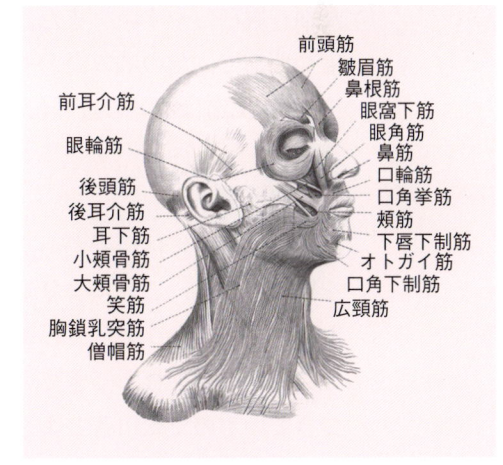

図1-7　表情筋の図（藤田，1985[2]）

骨翼状突起にはじまり，下顎骨の筋突起や下顎角周囲，関節突起に付着している（図1-6B, C 参照）．

4. 開口筋

　口を開ける（顎を引き下げる）筋肉は，頸(くび)の前面にある前頸筋群（開口筋群）で，おもに下顎骨と胸骨を結ぶが，一部は耳の近くの頭蓋骨や肩の近くにある肩甲骨にも付着している．下顎と喉(のど)の間には舌骨というU字型をした小さな骨があり，ここを境に舌骨上筋群（顎舌骨筋，顎二腹筋，茎突舌骨筋，頤(おとがい)舌骨筋）と舌骨下筋群（胸骨舌骨筋，甲状舌骨筋，胸骨甲状筋，肩甲舌骨筋）に分けられる．舌骨上筋群と舌骨下筋群は協力して開口運動を行う．このとき，舌骨下筋が舌骨を固定し，舌骨上筋が下顎骨を引き下げる（図1-6C 参照）．

　嚥下するときは，咀嚼筋が下顎を固定し，舌骨上，下筋群が収縮し，喉頭を挙上させる．喉に手を当てて唾液を飲み込むと，その動きがわかる．舌骨上筋群は一部を除き三叉・顔面神経（頤舌骨筋は舌下神経），舌骨下筋群は頸神経に支配される．

5. 顎関節

　顎関節は，下顎骨の関節突起（下顎頭）が側頭骨の下顎窩（関節窩）にはまった関節（側頭下顎関節）である．耳の穴の前に指を当てて大きく口を開けると窪(くぼ)むので，その位置を知ることができる．関節内には関節円盤が介在し，関節腔を上下に分けている．この関節円盤は，中央部は薄く周辺部は厚く，上面は浅い関節窩に合わせた鞍状のゆるやかな曲面をしているが，下面は深い凹面をしていてそこに半円柱状の関節頭が収まる．体の他の関節にくらべ前後左右回転運動の自由度が大きい反面，脱臼しやすい．また，顎関節は，身体のなかで唯一，左右2か所に屈曲部をもつ関節で，歯の噛み合わせのバランスが悪いと障害を受けることがある（顎関節症）．顎関節は中耳の近くにあるので，雑音が聞こえることがある．

6. 口　蓋

　口腔の天井には口蓋がある．口蓋は鼻腔と口腔，つまり呼吸器と消化器の入り口を隔てている．これによりヒトは呼吸しながら物を噛むことができる．口蓋の前方2/3は内部に骨の支えがあり，これを硬口蓋とよぶ．口蓋骨は，上顎骨の口蓋突起と口蓋骨の水平板でできている．口蓋の後方1/3は骨をもたず，筋肉と粘膜のみでできているので軟口蓋とよぶ．軟らかく可動性をもち，嚥下のときに挙上し，咽頭後壁に接して後鼻孔を閉じ，鼻腔への食物の逆流を防止している．軟口蓋を構成する筋肉（口蓋帆張筋，口蓋帆挙筋，口蓋舌筋，口蓋咽頭筋，口蓋垂筋）は，口蓋帆張筋（三叉神経支配）を除き，咽頭神経叢（咽頭神経と迷走神経）支配である．後述の咽頭筋と同類の筋である．

7. 下顎骨と口腔底

　下顎骨は，顔面頭蓋の下部を構成する"底ぬけ"の骨で左右の顎関節で頭蓋骨と結合している．口腔底は，下顎骨の下面が筋肉によりふさがれた部位をいう．その筋肉のおもなものは，顎舌骨筋で，舌骨から起こって扇状に広がる平らな筋肉であり，下顎骨内面の顎舌骨筋線に付着する．この部位に義歯の床縁が当たると，痛みを訴えたり義歯の安定が悪くなるといわれている．

8. 舌

　口腔底の後部からは，舌が盛り上り突き出している．摂食嚥下や構音に重要な役割を果たす．舌の表面には舌乳頭という多数の小突起があり，ざらざらしている．しばしば舌苔が付着し，口臭の原因となる．一方，舌下面には乳頭がなく滑らかである．舌下面の正中では舌小帯というヒダがみえる．

　味覚を感じるセンサーは味蕾とよばれ，舌表面や軟口蓋，咽頭の上皮内に散在している．味蕾感覚の情報が脳に入る経路には興味深いものがあり，唾液腺支配の神経とも関連がある（Ⅱ編2章参照）．

　舌筋は，下顎骨・頭蓋骨・舌骨など骨に起始をもつ外舌筋（頤舌筋，茎突舌筋，口蓋舌筋，舌骨舌筋）を主体に，舌のなかだけを走行する内舌筋（浅・深縦舌筋，横舌筋，垂直舌筋）が混合したもので，繊細で複雑な動きが自由にできる．舌の動きは筋収縮によるもので，その運動を司る舌下神経の片側に麻痺が起こると，麻痺した側に舌が曲がる．また，舌体部と舌根部の運動は，それぞれ嚥下の準備期，咽頭期とかかわりが深い．

9. 唾液腺

　唾液腺は，一日に約1～1.5Lの漿液と粘液を分泌して，口の粘膜を保護し，食物の咀嚼と嚥下を助けている．またアミラーゼを分泌して化学消化を行っている．

　唾液腺には，耳下腺，顎下腺，舌下腺の三つの大唾液腺と，口唇や舌，口蓋の粘膜に存在する小唾液腺とがある．耳下腺は耳の穴の前方で咬筋の表面に広がった腺で，その開口部は上顎大臼歯の付近の頬粘膜にある．組織学的には純漿液性の胞状腺である．顎下腺は卵円形に近い形態で，下顎角の内側の顎舌骨筋の下に存在し，表層は広頸筋と皮膚に被われているのみで，皮膚のすぐ下にある．その導管は顎舌骨筋の後ろを乗り越えて下顎骨内面を前方に走行し，舌小帯の両脇にある舌下小丘に開口する．漿液性と混合性の管状胞状腺である．舌下腺は下顎骨の前方内面に口腔底粘膜と顎舌骨筋の間に存在し，口のなかから粘膜を隔てたすぐ下にある．顎下腺と同じく舌下小丘に開口する．混合性の管状胞状腺である．唾液の大部分は三大唾液腺から分泌される．

　唾液腺は腺房と導管に区別される（図1-8）．基本的には腺房で唾液がつくられ，

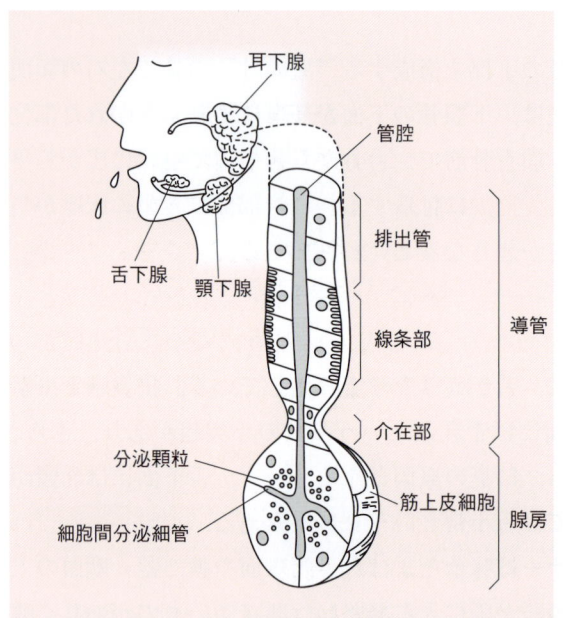

図1-8 唾液腺の構造（瀬川，1998[11]を一部改変）

導管を通って口のなかに分泌されるが，近年では導管からもさまざまな分子が分泌されることが明らかにされつつある．腺房には，さらさらした水のような漿液を分泌する漿液腺と，ねばねばした粘液を分泌する粘液腺とがある．

　唾液分泌の調整は自律神経（交感神経と副交感神経）によって行われる．漿液腺では，副交感神経が水分泌，交感神経がアミラーゼなどの酵素分泌に，それぞれ関与することが知られている．副交感神経は，顔面神経がほとんどの枝を出しており（上顎を大錐体神経，下顎を鼓索神経），唾液腺の大部分，さらには鼻腺や涙腺までもがその支配下にある．耳下腺と舌根部の小唾液腺は例外で，舌咽神経が分布する．
　副交感神経の中枢は脳（上唾液核と下唾液核）にあるが，交感神経の中枢は脊髄（胸部）にある．交感神経は脊髄を出たあと上頸神経節でニューロンを変え，動脈にまとわりついて唾液腺に分泌する．唾液分泌の量や分泌分子は，味，におい，咀嚼時の筋運動，大脳からの指令などにより変化する．

10．咽　頭

　咀嚼された食物は，口から咽頭を経て食道に送られる．咽頭は，鼻腔と口腔の後方にあり，上方は頭蓋底に達し，下方は輪状軟骨，甲状軟骨の下端付近にある．咽頭収縮筋が咽頭を輪状に囲み，これに頭蓋骨から縦に走る筋の小束（茎突咽頭筋，口蓋咽頭筋）が入る（図1-6D参照）．
　嚥下の咽頭期は，軟口蓋・舌根・咽頭筋・前頸筋などの協調作用によって行われる．食道の入り口前方には，肺の入り口である喉頭が開口しており，誤飲，誤嚥の危険がある．ただし，喉頭の入り口には喉頭蓋というふたがあり，嚥下時に喉頭が

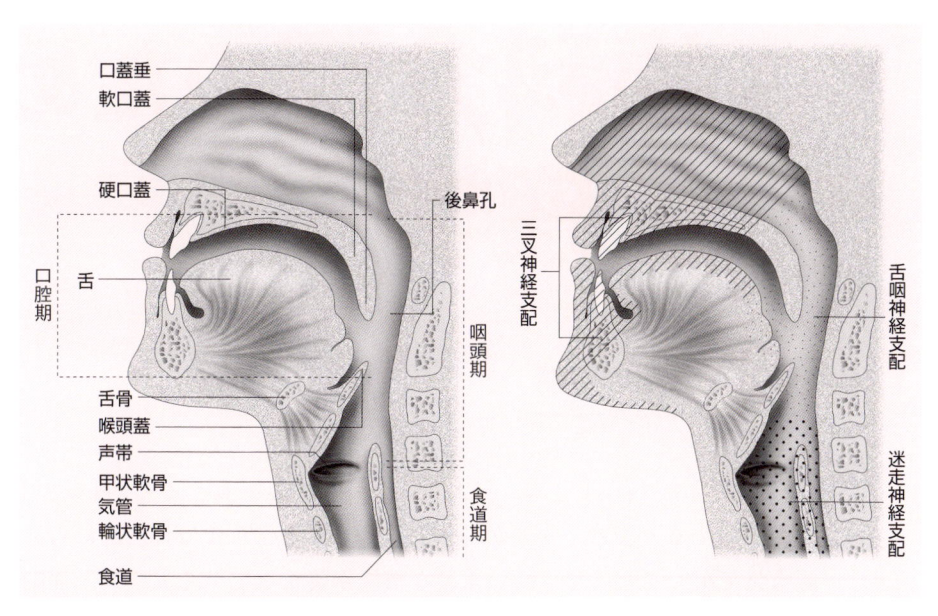

図 1-9 嚥下の各期と神経支配（瀬川，2000[4]）

引き上げられるのと同時に喉頭蓋が倒れて喉頭を塞ぎ，食物が肺に入らないようになっている．嚥下の口腔期は意識下の運動であるが，咽頭期は反射，つまり咽頭筋の感覚を介した無意識の運動である．味覚や食感など，歯科領域からの感覚入力は嚥下運動に大変重要である（図 1-9）．

11. 食　道

　食道に入った食物は，蠕動運動により胃に送られる．食道は消化管の本質的筋肉である平滑筋への移行部であり，最初の1/4が横紋筋で次第に平滑筋がまじり，中央部付近から完全に平滑筋になる．食道の入り口と出口付近には括約筋（上・下食道括約筋）があり，食物の通過を制御している．これらは不随意運動で，迷走神経に支配される．また内在性の神経（筋間神経叢）による調節もあり，この神経を欠くと食道を食物が通過できず，嚥下障害が起こる．その際，下食道括約筋の障害であっても，喉がつかえる，という感覚を訴えるという．

V　おわりに

　本章は第1版で故瀬川彰久先生が担当されていた章である．今回の執筆をするにあたり，先生の内容が本書の趣旨に沿ったすぐれたものと考え，亡き先生に対する敬意をこめて，先生のご意向を踏襲して執筆した．また，2版で担当された佐藤哲二先生の内容も参考にさせていただいた．両先生に心から感謝を申し上げる．

2章 歯科介護のための生理学

I 食べることと脳の機能

歯科領域（歯，口，顎・頸，顔面領域）には，「食べる」，「呼吸する」，「話す」，「表情をつくる」など，人間が身体的，精神的，さらには社会的にも健康な生活を送るうえで欠くことのできない重要な機能が集まっている．また，加齢による衰えや脳卒中の後遺症で寝たきりになった高齢者でも，これらの機能はある程度残ることが多く，人間が人間らしく生きるうえでの最後の砦となることも多い．ここでは介護上重要な食べる機能（摂食嚥下機能）について解説する．

1. 食べる際の歯科（歯，口，顎・頸，顔面）領域の役割

摂食嚥下は，①食物を認知してから口に取り込むまでの先行期（認知期），②取り込んだ食物を咀嚼し唾液と混和することで食塊を形成する咀嚼期（準備期），③できあがった食塊を咽頭に向けて移送する口腔期，④咽頭から食道まで食塊を移送する咽頭期，⑤食道に入った食塊を胃に移送する食道期からなる．これを5期モデルといい，口腔期以降の3期を嚥下3期という．摂食嚥下機能を営むうえで歯科領域は大きく三つの役割を果たす．一つ目は，咀嚼や嚥下運動を行うための運動器としての役割であり，二つ目は，取り込んだ食物が出会う最初の消化液としての唾液を分泌する分泌器としての役割，そして三つ目は，食物や食塊，歯，口，顎・頸，顔面の動きから生じる感覚を受容するための感覚器としての役割である．歯科領域がもつこれら三つの機能が正常に営まれることで，はじめて正常な摂食嚥下が成立する．それらすべての機能を制御するのが脳である．加えて脳は食物を認知したり，「おいしさ」という楽しい感情を生み出し，要介護者の生きる気力を維持するうえで重要な役割を果たす．おいしさを生み出すためには味や歯触り，舌触りといった口の感覚をフル活用する必要があり，この点で歯科領域の感覚器としての機能の重要性には着目すべきである．摂食嚥下を営むためには脳のさまざまな部位の活動が必要不可欠である．

また，食べることにより脳の各部が活発に働くので，寝たきりになって経管栄養中の患者でも，口から食物を食べた結果起きあがれるようになったという話もある[1]．

2. 食欲の形成と先行期（認知期）と脳の働き

　食物を摂取する前の時期を先行期という．この過程は，食物を視覚や嗅覚により認知し，過去の記憶と照らし合わせてその食物が食べるのにふさわしいと判断された場合には，これを口にする（摂食行動）までの過程をいう．また，脳内で食欲が形成され，食物を求める行動が，摂食行動に先立って行われている．すなわち，摂食行動は食物を口に取りこむ前からすでに始まっている．

　摂食行動の引き金（動機づけ）は食欲であり，食欲の基本的な要素である空腹感は視床下部で形成される．視床下部にある摂食中枢は血糖（血中のブドウ糖），遊離脂肪酸などの栄養物濃度や，これら栄養物の血中濃度を調節するホルモンなどの情報を受け取り，栄養不足であれば空腹感を生じさせる．この空腹感に情動的な味つけをすることで食欲を形成するのが扁桃体である．視床下部や扁桃体は本能や情動を司る大脳辺縁系（図 2-1）とよばれる発生学的に古い脳の一部であり，食欲は動物が生まれつきもっている本能的欲求の一つである．たとえば高齢者や脳卒中で倒れた人が体の自由を失っても，食べることに対する欲求は強く残る．

　食物を前にした際には，それをまず視覚情報や嗅覚情報として捉え，手にとったり，箸などの食器でつかむことで，温度や硬さなどの食物の物理的な性質を体性感覚情報として捉える．これらの感覚情報は脳内で統合・処理されたうえで，過去の記憶と照合され，その食物が何であるか，食べるのにふさわしいかが決定される．この過程が"食物の認知"であり，先行期が認知期とも呼ばれる理由である．食物の認知過程において感覚情報を統合・処理するのは発生学的に新しい脳である大脳新皮質であるが，記憶との照合や食べるにふさわしいか否かという価値判断には大

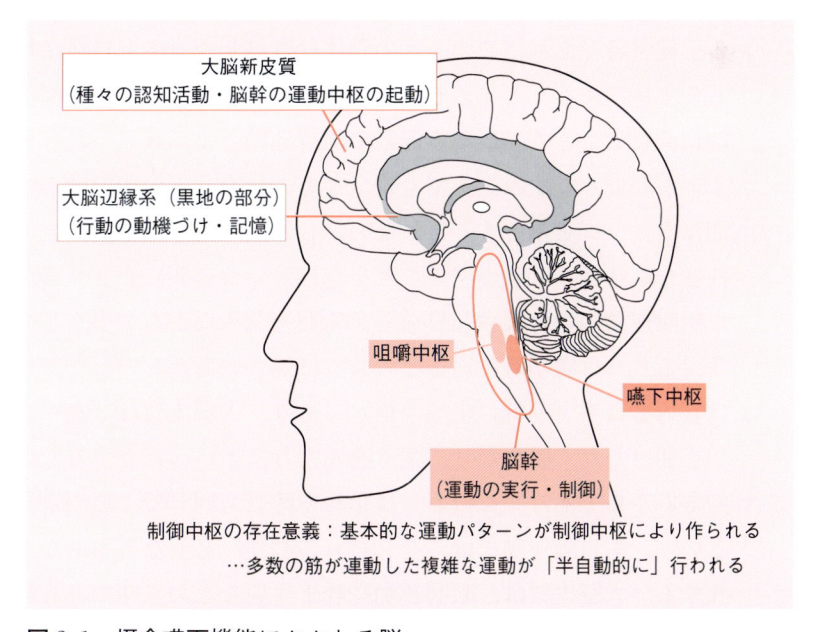

図 2-1　摂食嚥下機能にかかわる脳

脳辺縁系の一部である海馬や扁桃体などの古い脳がかかわっている．

　このようにさまざまな脳領域の活動を必要とする食物の認知は，一瞬の出来事であるにもかかわらず，そのあとに行われる「おいしい」，「まずい」などの価値判断のもととなるとともに，咀嚼運動や唾液分泌を行うための準備を行う重要な期間である．梅干しを認知した際に唾液が分泌されるのは，梅干しは食べるのにふさわしいが，非常に酸っぱいという記憶があるからである．また，食卓の上の食物が見慣れたもので，その食物がおいしかったという楽しい記憶と一致すれば，人はこれを安心して口に運び食べ始めるが，みたことのない食物の場合は躊躇し，においを嗅ぐなど十分に安全を確認したうえで口に運ぶ．これは個人個人の生まれ育った環境や記憶が食生活に強く結びつき（食文化），食物の認知やその際の摂食の可否の決定（価値判断）に大きな影響を及ぼしていることを物語っている．脳の機能が低下した患者でも，食物に関する記憶は残っているので，健康だった頃の食事の好みを知ることは摂食嚥下リハビリテーションに重要な糸口を与えてくれる．

　食物の認知がないままに口に入ってきた食物は，通常は拒絶される．このことは，目かくしをされ，何であるかわからないものを口に押し込まれる状況を想像すれば，理解可能であろう．食事介助を行う際には，患者の意識レベルに注意を払うとともに，いきなり食物を口に入れるのではなく，患者が食物認知を行えるよう工夫することが重要である．また，意識レベルが低下していたり，認知障害を伴う疾患をもっている患者ではこの過程が障害されるために注意が必要である．

3．随意運動と半自動運動

　食事のときには，食物を口に運び，これを口のなかで細かく砕き，やがて嚥下する．健常者であればこの一連の動作は意識しなくても自然に行える．むしろ，意識して上手にやろうとするとぎこちなくなる．意識して行う動作は大脳皮質が運動神経に直接命令して発現する運動で随意運動とよばれる．たとえばクリップ（何でもよいが間違って飲み込んでも安全なもの）を上下の歯で噛んでみる．意識している間はクリップを落とすことはない．しかし，何か用事ができて大脳皮質がそちらに注意を払うと，クリップのことを忘れ，いつの間にかクリップはこぼれてしまう．

　咀嚼運動の場合は少し異なる．新聞を読みながら食事をしても不思議と食べられる．これらは咀嚼時に筋をどのように働かせるかといったプログラムが大脳皮質とは別のところ（脳幹の咀嚼中枢）にあり，大脳皮質は「食べよ」と命令しただけで口を開けたり，閉めたり，強く噛んだり，といった食べるために必要な運動が実行できるからである．この点では歩行や呼吸も同じで，このような運動を半自動運動という．半自動運動では，それぞれの動作に必要な基本的なプログラムが脳幹に存在する．大脳皮質は，咀嚼運動や嚥下反射などの意味のある運動を統合する働きをもっている．このため意識レベルが低下し，大脳皮質からの指令が不十分になると

咀嚼ができなかったり，咀嚼から嚥下への切り替えができなかったりする．また一連の咀嚼運動のなかで，取り込んだ食物の物性を認知し，軟らかければ舌と口蓋の間で粉砕したり，硬ければ咀嚼するために臼歯部に移送する過程は大脳皮質による随意制御の要素を多分に含んでおり，大脳皮質の特定の領域が障害をもつとうまくできなくなる可能性がある．食事介助を行う際には，食物を口のなかのどの部位にもっていくのが適当なのかを患者ごとに確認する必要がある．

II 嚙み砕くこと（咀嚼）

1. 咀嚼時の顎の動き（図 2-2）[2]

咀嚼に際して，下顎は開閉運動と小さな左右への側方運動が組み合わされた複雑な動きをする．1回の咀嚼では下顎は閉じた状態（歯の間に食物が挟まっていなければ咬頭嵌合位という上下の歯が最も緊密に嚙み合う状態）からスタートし，比較的小さな開口量で実行される．このとき下顎はまっすぐ開口しないで少し咀嚼側（ヒトは食物を粉砕するとき左右のどちらかの歯で嚙んでいる．このとき食物を咀嚼する側を咀嚼側と呼ぶ）に偏って開口する．続いて下顎は咀嚼側に向かって閉口しはじめ，図 2-2 に示すように咀嚼側に膨らんだ楕円形の軌跡を描きながら閉口する．上下の歯が近づくと食物は粉砕されるが，下顎は食物を粉砕しながら咬頭嵌合位に向け閉口する．しかし，通常食物は少し歯の間に残り，咀嚼中に上下の歯が接触することはほとんどない．この際，十分粉砕された部分は舌側に振り分けられ，まだ咀嚼されてない食塊は頰側に残る．

2. 咀嚼運動の調節

咀嚼はこのような複雑な下顎の開閉運動が一定のリズム（約2回/秒）で実行される運動であり，このリズムや顎筋の収縮パターンは脳幹にある咀嚼中枢という神経回路でつくられる．また，咀嚼運動は顎や舌，頰，口唇などのさまざまな器官が

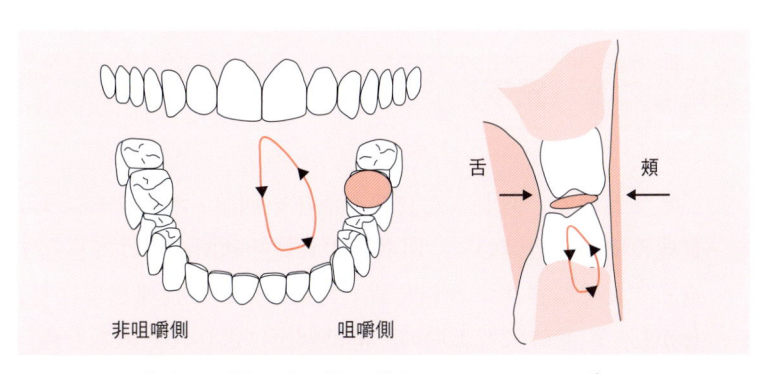

図 2-2 咀嚼時の下顎・舌・頰の動き（大橋ほか，1996 [2] を一部変更）

協調して働くことではじめてその目的が達成される．たとえば，食物を粉砕するために下顎は閉口し上下の歯は食物を圧縮するが，このとき食物が歯列からこぼれないように舌と頰が適度に活動し，食物を歯列上に保持している（図2-2右）．このとき，舌または頰のいずれかが強く働きすぎて歯列上に入り込めば，咀嚼に伴いこれを歯で嚙んでしまう．このようなことが起こらないように，咀嚼中枢は基本的な下顎の運動と協調するように舌や頰，口唇の筋に収縮指令を送っている．さらに，口のなかにはたくさんの感覚受容器が存在し，食物の量や物性，口のなかでの位置などを検知し，これらの情報を脳に送り，脳はこの情報をもとに顎や舌，頰，口唇などの筋の動きを反射的に調節している．これらの感覚情報は口の諸器官の運動を調節するだけでなく，食物の物性などの情報として味覚とともに大脳皮質に伝えられ，おいしさを生み出すもととなり，脳の活性化に寄与している．

舌や頰の機能が低下したり，歯肉部分の形状が不適切な義歯を装着していると食物が歯列から落ちて，食べにくいという訴えが増える．このような患者では口のなかに食物が残留し，不潔になる．また，脳卒中の後遺症をもつ患者では口唇閉鎖が上手に行えず，咀嚼が障害されることが多い．このような場合には介助者が手で軽く口唇を押さえて口唇閉鎖を補助することで咀嚼が容易になる．

3. 咀嚼期（準備期）における食塊の形成

咀嚼により粉砕された食物は舌により唾液と混ぜられ，食塊となる．食塊は再び咀嚼されることで，さらにその物性が変化する．嚥下に適切な物性となった食塊は，咀嚼中であっても口から中咽頭へと口峡を越えて移送される．食塊の形成と移送にかかわる舌の運動の制御の仕組みについてはまだ明らかではないが，咀嚼中枢，あるいはそれと密接な関係にある神経回路によって，半自動的に制御されていると考えられる．咀嚼に伴う種々の刺激により分泌される唾液は刺激唾液と呼ばれ，安静時よりもはるかに多い．刺激唾液に含まれる水分とムチンなどの糖タンパク質は食塊を形成するうえで重要であり，加齢や薬の副作用で唾液の分泌が低下した場合には，特に乾いた食物を食べる際に食塊の形成が困難となる．

III 飲み込むこと（嚥下）

嚥下とはできあがった食塊や液体を咽頭・食道を経て胃に送り込む運動をいい，食塊の位置に基づいて，咀嚼後の食塊を咽頭に向けて移送する口腔期，咽頭から食道まで食塊を移送する咽頭期，食道に入った食塊を胃に移送する食道期からなる．しかし，咀嚼時にも食塊の一部は咽頭に送られているため，固形物の摂食嚥下では口腔期と咽頭期を区別することは困難であり，二つを合わせて口腔咽頭期と表現さ

れることも多い．嚥下を理解するうえで重要なのは，咽頭部が口から食道へ至る食物の通路であると同時に，鼻腔から気管に至る呼吸気の通路（気道）でもあるということである．要介護高齢者の食物の経口摂取で問題となる誤嚥とは，嚥下の失敗により食塊の一部や液体（あるいは嘔吐物や異物）が気管内に入ってしまうことをいう．すなわち，嚥下時には食塊や液体を口から食道に移動させると同時に，これらが気道に侵入しないように気道を防御する機構が働いている．

1. 嚥下時に起こる現象（図2-3）[3]

　嚥下に要する時間は口腔期と咽頭期を合わせ1〜1.5秒である．このわずかな時間に，①口唇の閉鎖，②舌による食塊の咽頭への移送，③軟口蓋と咽頭後壁による鼻腔と咽頭の遮断（鼻咽腔閉鎖），④下顎の閉口位での固定，⑤喉頭の挙上（喉頭蓋の反転による喉頭口閉鎖）および⑥喉頭の前方移動による咽頭下部の開大，⑦声門閉鎖と呼気圧の上昇，⑧食道入口部の括約筋の弛緩などが決められた順序で連続的に起こる．一見複雑にみえるこれらの現象も，その役割は食塊の移送と気道の防御に大別される．気道の防御は食物や液体の鼻腔への侵入を防ぐ上気道の防御（鼻咽腔閉鎖）と気管への侵入を防ぐ下気道の防御（喉頭の挙上および声門閉鎖と呼気圧の上昇）に分けられる．誤嚥を防ぐために，下気道の防御は喉頭口と声門の2か所で行われている．喉頭口を閉鎖するための喉頭の動きは嚥下時に「のど仏」に軽く手を当てておくと触診することができる．この動きは直接的には舌骨と喉頭をつなぐ甲状舌骨筋が収縮することで，喉頭が舌骨に向かって前上方に引かれるために起こる．その際に舌骨がしっかりと固定されている必要があり，そのために下顎の閉口位での固定と下顎と舌骨をつなぐ舌骨上筋群の収縮が行われる．

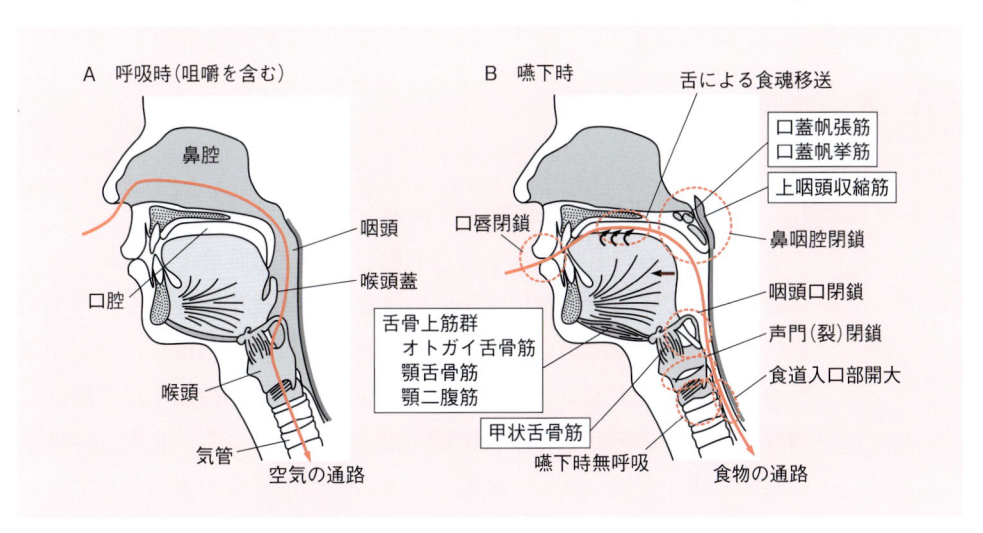

図2-3　嚥下諸器官の呼吸から嚥下への動態変化（森本，山田編集，2008[3]）
赤い矢印は吸気の流れ（A）および食塊の流れ（B）を示す．

2. 嚥下時の食塊移送

　食塊を移送するために，食塊には口腔から咽頭，さらには食道に向かって食塊を送り込む力と，陰圧によって口腔から咽頭，さらには食道に向かって食塊を引き込む力が働く．食塊を送り込むための力は舌（舌による食塊の咽頭への移送）や咽頭の筋が順次収縮することによってもたらされる．陰圧によって食塊を引き込むための力は，喉頭の前方移動による咽頭下部の開大（口腔から咽頭への移送）や食道入口部の括約筋の弛緩（咽頭から食道への移送）によってもたらされるが，陰圧を作るための前提条件として，口腔あるいは咽頭への入り口を閉鎖することでこれらを閉鎖空間とする必要がある．そのために行われるのが，口唇閉鎖と鼻咽腔閉鎖（および舌根部の挙上）である．開口して唾液を嚥下することを試みるとそれが非常に困難であることがわかる．これは，口腔の前方が開いているために陰圧形成が困難になったためである．何とか嚥下できた場合には舌が口蓋を押しつけることで口を閉鎖空間としていたのである．口唇閉鎖が上手に行えない患者には，介助者が手で軽く口唇を押さえて口唇閉鎖を補助することで咀嚼だけでなく嚥下も容易になる．

3. 嚥下の制御機構

　嚥下時に起こるさまざまな現象は，歯科領域および咽喉頭領域の筋が一定の時間関係で連続的に収縮・弛緩することでもたらされる．この順序だった筋の収縮は脳幹の嚥下中枢が起動することで自動的に行われる．したがって嚥下中枢が障害されると重篤な嚥下障害が引き起こされる（球麻痺という）．嚥下中枢を起動するための入力には食塊や液体による中咽頭への刺激が重要だが，同時に大脳皮質からの入力も不可欠である（図 2-4）．大脳皮質に障害があったり意識の低下した患者では嚥下の誘発が困難となる（症状が球麻痺と類似するため仮性球麻痺とよばれる）．

IV　表　情

1. 表情は重要なコミュニケーション手段

　霊長類のように社会生活を営む動物にとっては他者とコミュニケーションをとることが重要である．ヒトは言語という優れた手段を駆使するだけでなく，身振り・表情などの動作や，声の調子による非言語手段をも利用してコミュニケーションをはかる．言語によるコミュニケーションでは，大脳の左半球が優位に働き，非言語的コミュニケーションでは右半球が働くとされている．また，外界から受けた刺激に対する快・不快（受容・忌避）などの情動的評価が表情として現れるので言葉でのコミュニケーションがむずかしい場合に気持ちを把握する重要な手がかりとなる．
　顔の表情筋は顔面神経（第VII脳神経）により支配されているので，顔面神経麻痺

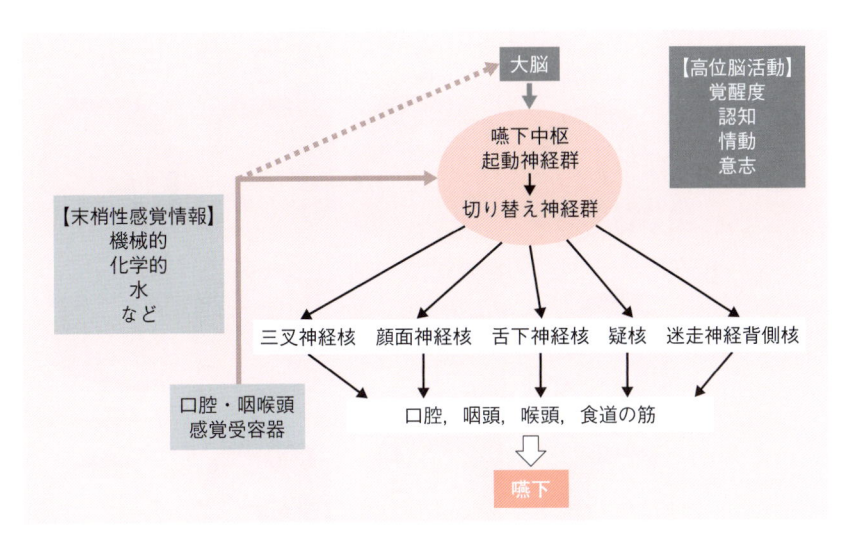

図2-4 嚥下中枢とその活動を制御する因子

があると麻痺側の支配筋が弛緩するため，まぶたを閉じることができなくなったり，口角が垂れ下がる（口角下垂）症状が起きて，表情をつくることが難しくなる．

　新生児の口のなかに味の溶液を垂らして，表情を観察した著名な実験[5]がある．ほとんどの新生児が，甘い溶液の場合にはにこやかな満足げな表情を，酸っぱい味の場合には口をすぼめ，鼻に皺をよせるといった表情を，また苦い味の場合には口を大きく開けて吐き出すような表情を示したと報告されている（図2-5）．このような味に特有の表情は，水頭症などの大脳皮質が働いていない新生児においても観察されたことから，本能的な受容・忌避の判断とその結果の表情発現は下位の脳で営まれ，大脳皮質は関与しないと考えられている．ここで示された表情は，生得的で定型的な不随意の情動表出行動の例であるが，情動は体験学習によって変わる．

　外界からの刺激情報は，大脳皮質だけでなく大脳辺縁系にも到達し，快・不快の情動を生じる．この情動情報も大脳皮質に送られるため，皮質では刺激の種類，質や強さが認知されるとともに，刺激に伴う情動情報および周囲や前後の状況を含めた体験の連合学習がなされ，食の好みが経験をとおして変わるなどの情動の変容が起こる．

2. 表情の認知と情動発現にかかわる脳の領域

　表情は，喜び（楽しさ），驚き，恐れ，怒り，悲しみ，嫌悪の6種類に基本的に分類され，各表情を認知する脳領域がある．なかでも，笑顔（喜び）は人だけにみられ，文化を越えて最も認識されやすい表情といわれている．脳活動のイメージング研究などから，表情の認知とその情動的評価に最も重要な脳の領域は大脳辺縁系，特に扁桃核と考えられている（図2-6）．扁桃核には，笑顔，嫌悪や恐怖などの表情をみたときに応答するニューロンが存在する．帯状回，下前頭葉などの関与も示

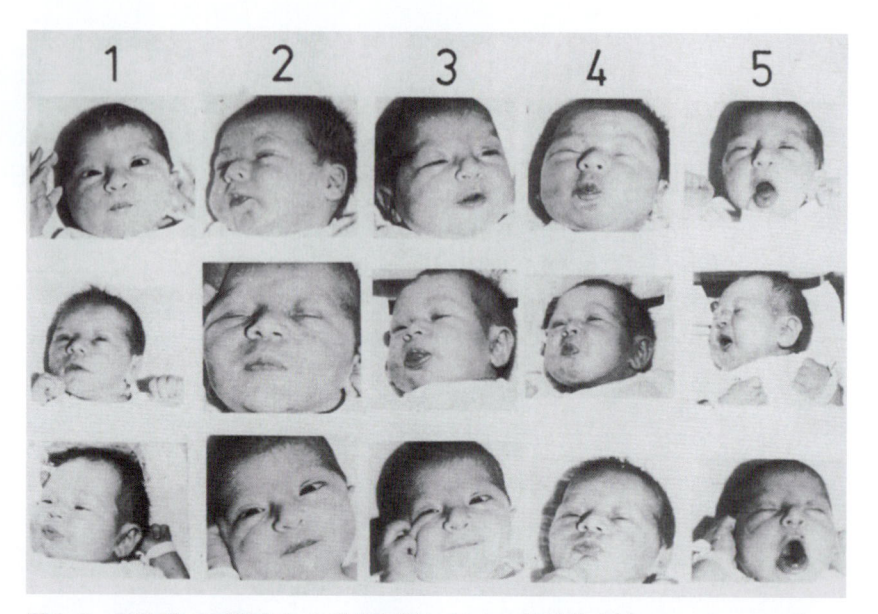

図 2-5 新生児で記録された味覚刺激に対する特徴的表情（Steiner, 1977[5]）
1：安静時の表情, 2：蒸留水に対する表情（コントロール）, 3：甘味刺激に対する表情, 4：酸味刺激に対する表情, 5：苦味刺激に対する表情

唆されており，扁桃核は情動反応を直接引き起こす強い表情の認識や評価に関与するのに対し下前頭葉は情動反応を引き起こさない微妙な表情分析に関与するとされている．

　怒りを生じる部位は視床下部外側部から中脳中心灰白質に広がる領域といわれる．また，扁桃核も破壊すると怒りを生じなくなるので，扁桃核は怒りの発現と表情の認知・評価の両方に重要な領域である．怒りや恐怖による攻撃行動はセロトニン系の活性化により抑えられる．一方，快情動の発現には中脳から側坐核に分布するドパミン作動性ニューロンおよび脳幹の青斑核から視床下部や扁桃体に分布するノルアドレナリン作動性ニューロンが重要な役割を担っている．

〔ミニメモ〕
グリン：サルが相手に対して恐れを感じたり，服従の意を示すときにみせる表情で，口角を引き歯と歯肉をみせる．笑顔の起源と考えられている．
非侵襲的脳機能解析法：活動している脳の情報を外から侵襲なくとらえる方法として，ポジトロン・エミッション・トモグラフィー（PET），機能的磁気共鳴画像法（fMRI），脳磁図（MEG），脳波トポグラフィー（topographic EEG）や近赤外線スペクトロスコピー（NIRS）などが利用されており脳機能解析に威力を発揮している．
ミラーニューロン：脳神経学者のリゾラッティが，サルがピーナッツをつまむ動作をするときに活動する運動連合野の領域が，ほかのヒトやサルが同じ動作をするのをみただけでも活動するという実験結果から発見した．同じ動きでもピーナッツをつままない場合には活性化しないことから，この反応は他者の行動の意図を理解した結果と考えられており，ミラーニューロンが他者理解の基礎であるとの説がある．

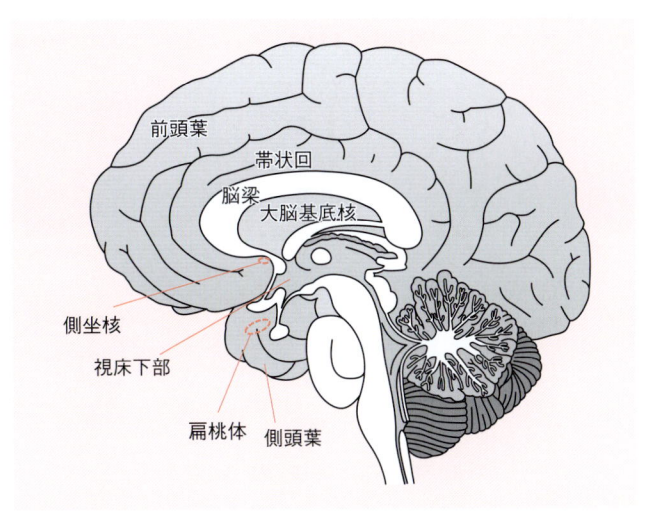

図2-6 情動にかかわる脳の部位（坂井ほか監修, 2011[6]を改変）

V 感覚機能

　顎・口腔領域には表面感覚（皮膚および粘膜の触覚・圧覚・温度感覚・痛覚）と深部感覚（歯・筋・腱・関節の感覚）からなる体性感覚の受容器，ならびに，受容器から大脳皮質まで形態的実体をもち専用の経路を通って情報が伝えられる特殊感覚の一つである味覚の受容器が豊富に存在する．これらの受容器から発する感覚は，快や不快の情動を起こすだけでなく，摂食嚥下や発声といった運動機能の調節にも重要な役割をになっている．

1. 歯と歯周組織の感覚
1）歯の痛み

　上下顎歯の歯髄は，それぞれ三叉神経の枝である上顎神経と下顎神経によって支配されている．歯髄神経中には有髄で細いAδ線維と無髄のC線維が多く，それぞれ鋭く速い痛みと鈍く遅い痛みの情報を中枢神経系へと運ぶ．歯髄内の炎症などで歯髄神経が直接刺激される場合はずきずきとした強い拍動性の痛みを生じ，露出した象牙質への温度変化，浸透圧の異なる溶液，圧力および乾燥などの刺激も歯がしみると表現される痛みの感覚を生じる．象牙質への刺激が痛みを起こすメカニズムは，象牙細管内液の移動によって歯髄神経終末が変形するためであると説明されている（動水力学説；hydrodynamic theory）．

　歯髄神経の感覚情報は，脳幹の三叉神経脊髄路核で第二次ニューロンに引き継がれ，おもに反対側の視床後内側腹側核へと送られる．ここで第三次ニューロンに伝えられた情報が大脳皮質体性感覚野へ到達して痛みを感じる．

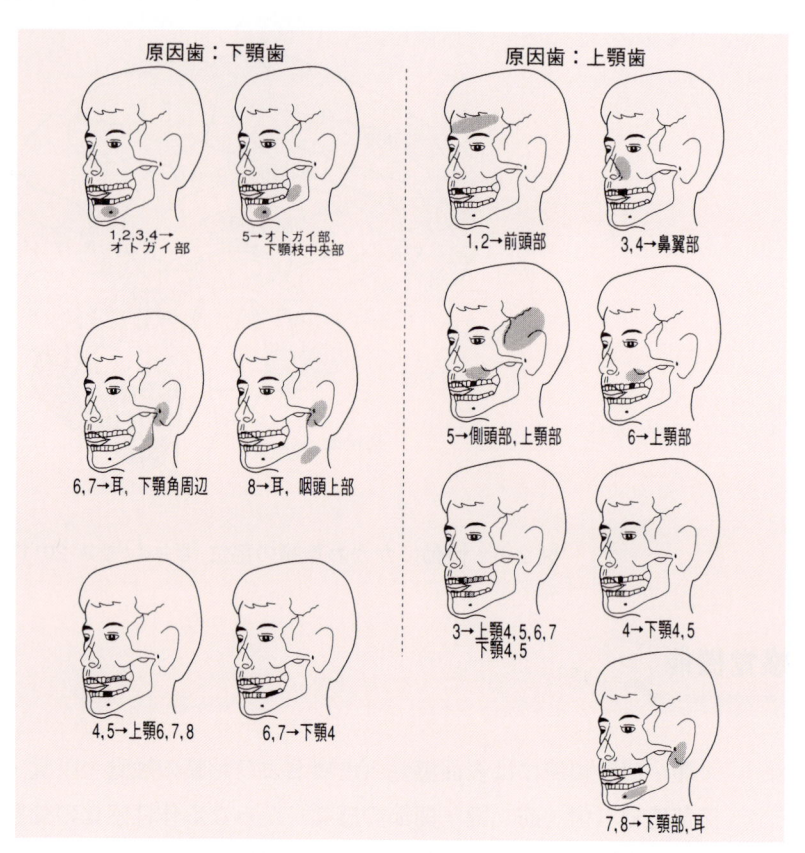

図2-7 上下顎の歯の痛みで起こる連関痛（坂田ほか，1987[7]）を改変）
矢印の左側の数字は痛みの原因歯，矢印の右側は連関痛が発生する歯，頭，顔の部位．

歯髄を支配する神経は，枝分かれして複数の歯を支配する．また，痛みには連関痛という特徴があり，歯に痛みがあると顔面皮膚や筋にも痛みを感じる現象が起こる．歯からの痛み情報と関連する部位からの痛み情報が大脳皮質感覚野に伝わる途中で，同一の中継ニューロンに合流するためと考えられている．図2-7に上下顎の歯に痛みがある場合の連関痛の部位を示す[7]．このように歯の痛みは放散性があり，痛みの原因歯をしばしば取り違える（歯痛錯誤）ため，原因歯の正確な把握が大切である．

〔ミニメモ〕
pre-pain：歯を電気的に刺激したとき，痛みを生じる前に触・圧覚に似た形容しがたい感覚を生じる．これをpre-painという．歯髄神経中に少数含まれるAβ線維の興奮によるとされ，歯髄の生活診断に有用な感覚である．
灼熱感（burning pain）：唐辛子の辛味成分であるカプサイシンなどの刺激によって生じる感覚．カプサイシンの受容体（Transient receptor potential cation channel subfamily V member 1；TRPV1）は1997年に遺伝子が単離され，痛覚に関与することが知られている．この受容体をもつ神経終末は，舌前方の乳頭内に多く見出されるが，舌後方には少なく，舌根部は灼熱感を生じにくい．

表 2-1　歯の位置感覚検査成績（西山ほか，1965[8]）　　　　　　　　　　（％）

	1	2	3	4	5	6	7	8
1	86.7	8.3						
2	12.5	81.8	10.3					
3	0.8	9.9	78.6	19.8	4.4	3.7		
4			9.4	62.3	29.8	13.9		2.4
5				16.0	54.4	29.6	15.8	2.4
6			1.7	1.7	10.5	49.1	50.5	28.6
7					0.9	3.7	33.7	28.6
8								38.1

横（1～8）：検歯の番号
縦（1～8）：被験者が刺激を受けたと答えた歯の番号
表中の値は検歯別に被験者が刺激を受けたと答えた歯の番号の度数百分率である．
赤線枠内は正答率．

2) 歯根膜の感覚

　歯を叩いたり押したりしたときに感じる歯の感覚は，歯根膜内の機械受容器から発している．機械受容器には速順応性と遅順応性のものがあり，前者は変位の速さを検出し，後者は変位の大きさそのものを検出する．歯根膜には，遅順応性のルフィニ終末や速順応性のクラウゼ小体，および自由神経終末が多数分布している．これらの受容器の密度は前歯で最も高く，小臼歯，大臼歯の順で低くなる．歯に圧刺激を与え，どの歯が刺激されたか被験者に尋ねると，表 2-1 に示すように前歯部で正答率が高く，大臼歯部にいくにつれて低くなる[8]．このことは，前歯部で食物の切断や食物の硬さなど物理的性状の識別を行い，臼歯部は食物の臼磨に関与するという役割に適した性質といえよう．また，歯に過大な力が加わると歯根膜痛が起こり，歯根膜や骨を保護するよう自由神経終末は侵害情報を発する．

2. 口腔粘膜の感覚

　皮膚上に刺激を加えて体性感覚を生じる点を感覚点というが，口腔粘膜上にも，痛点，触・圧点，冷点，温点があり，その密度はこの順に低くなる．どの感覚点も口のなかの前方部で密であり，後方になるにつれて疎となる．口腔粘膜の受容器のほとんどは，三叉神経によって支配されている．
　痛覚，温度感覚の受容器は自由神経終末で，皮膚では 45℃ 以上になると痛みとして感じられるが，口腔粘膜はより高い温度（60～65℃）まで耐えられる．これは唾液によって冷却されることと表面が粘液に覆われていることによると考えられる．
　機械受容器（触・圧覚変容器）には，速順応性のマイスナー小体，クラウゼ小体，ゴルジ・マッツォニ小体，遅順応性のメルケル触盤，ルフィニ終末および自由神経

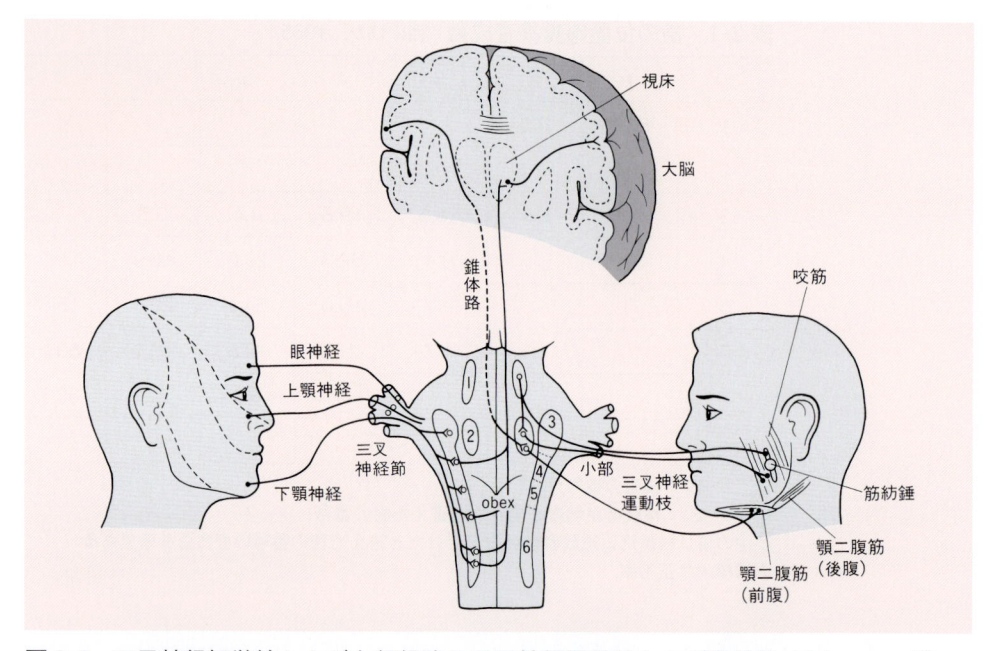

図 2-8 三叉神経知覚枝および上行経路と三叉神経運動枝および錐体路（森本，1987[10]）
1．三叉神経中脳路核，2．三叉神経運動核，3．主知覚核，4．吻側亜核，5．中間亜核，6．尾側亜核．3〜6 までは三叉神経知覚複合核に含まれる．

終末がある．触・圧覚受容器の密度は，二点識別閾（刺激された二点を異なる点として感じ取れる最小の距離）に反映され，受容器の密度が高いほど二点識別閾は小さくなる．一番鋭敏な部位は舌尖で，1 mm 以下の間隔をも識別でき，皮膚で最も敏感な手の指先（2〜3 mm）よりもさらに鋭敏である[9]．口に入れた食物が最初に接触する舌の先端に受容器が多く分布することは，食物の形状を認識しそれに適した咀嚼運動，舌運動の調節を行うとともに，異物を見出して取り除くうえで好都合といえる．老化に伴って，皮膚では，触覚，温度感覚および痛覚の閾値が上昇し，危険回避が遅れて外傷を起こしやすいという問題が生じる．しかし，口腔粘膜では老化によるこのような変化はあまり認められていない．

3．運動調節に関与する舌筋，咀嚼筋，顎関節の深部感覚

舌筋には多数の筋紡錘が存在し，舌筋の伸展状態をモニターして運動感覚を司り，咀嚼中や発音時の巧妙な舌の動きに必要とされる情報を送り出す．咀嚼筋のうち閉口筋には筋紡錘が存在し，筋が引き伸ばされると興奮してⅠa 群およびⅡ群神経線維にインパルスが発生する．これらの感覚神経線維の細胞体は三叉神経中脳路核にあり，その中枢側の軸索側枝は脳幹部の他のニューロンに情報を送り，下顎反射を引き起こす（図 2-8）[10]．さらに顎関節にも，ルフィニ終末，パチニ小体，ゴルジ腱器官，自由神経終末の受容器が存在し，下顎の回転方向，回転速度，位置を検出する．顎関節からの感覚線維は三叉神経知覚複合核に入る．閉口筋および顎関節の

受容器からの情報は上下顎歯間に挟まれた食塊の大きさや硬さの検出に役立つ．

4. 咀嚼の調節と体性感覚

　咀嚼運動とそれに伴う舌の運動は，食物の大きさ，硬さ，弾性などの物理的性状に応じて変化する．この調節には，口腔からの感覚入力に基づく中枢性運動プログラムの修飾が必要で，脳幹を中枢とする反射機構が重要な役割を果たしている．その反射には前述の下顎張反射と脱負荷反射，歯根膜咀嚼筋反射および開口反射が含まれ，それぞれ閉口筋の筋感覚，歯根膜の感覚，歯科領域の痛覚が引き金となる．

5. 味　覚

　味覚は，水に溶けた化学物質が味蕾内の受容細胞（味細胞）を刺激することにより始まる．味蕾の大部分は，舌の味覚乳頭に存在し，舌の前方2/3部に存在する茸状乳頭の頂上部および舌後方の側縁部に存在する葉状乳頭と舌根部に存在する有郭乳頭の溝の側壁にあり，舌全体で約5,000個の味蕾があるといわれる．軟口蓋および咽頭・喉頭にも相当数の味蕾が存在し，舌からの味覚に障害が生じた場合軟口蓋からの味覚情報でかなり補えることが知られているので，軟口蓋を覆うような補綴物を入れた場合には味覚を損う可能性がある．舌の前方2/3部，後方1/3部，軟口蓋および咽頭・喉頭の味蕾からの感覚情報はそれぞれ鼓索神経（顔面神経），舌咽神経，大浅錐体神経（顔面神経）および上喉頭神経（迷走神経）によって運ばれ，延髄孤束核で第二次ニューロンに引き継がれる．さらに，視床後内側腹側核で第三次ニューロンに伝えられ，大脳皮質第一次味覚野（前頭弁蓋部および島皮質）に到達する（図2-9）[11]．第一次味覚野から，さらに前頭眼窩皮質の第二次味覚野ならびに情動反応に関与する扁桃体，視床下部へと情報が送られる．第一次味覚野のニューロンは，味の質や強さを認知するとともに，味刺激が初めて経験するものか慣れたものであるかの情報を皮質下に送る機能をもつ．第二次味覚野のニューロンは，全身のコンディションに応じて食物が好ましいかどうか判断するなど総合的判断にかかわる．また，扁桃体を破壊すると条件づけ味覚嫌悪学習が獲得できないので，扁桃体は味の情報をその前後の経験と結びつける働きをもつと考えられている．

　味には塩味，酸味，苦味，甘味の4種類の基本味があり，最近では旨味を加えて5基本味があるとされている．高齢になると，一般に味覚の検知閾値，認知閾値ともに高くなる．特に塩味，苦味および甘味の閾値上昇が大きい[12]．また，水に溶けた食物成分のみが味覚刺激として有効であるが，高齢者ではさまざまな要因により唾液分泌量が減少することが多く，溶媒となる水分が減少するため，いっそうの味覚低下が生じることになる．したがって，咀嚼運動や唾液腺マッサージなどで唾液分泌を促し，味覚機能を助けて食事を楽しめるようにする必要がある．

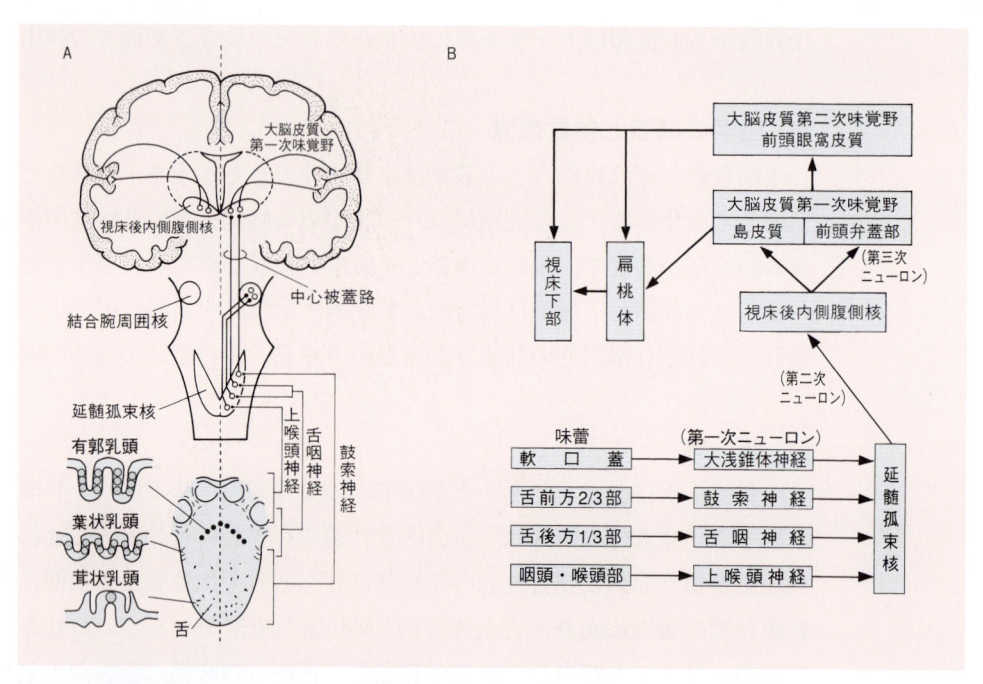

図 2-9 霊長類における味覚の中枢経路
A：大脳皮質の第一次味覚野までの上行経路（石河ほか，1996 [11]）
B：大脳皮質第二次味覚野，辺縁系まで含めた経路．

〔ミニメモ〕

条件づけ味覚嫌悪学習：動物がある味（たとえば甘いサッカリン）を味わったあと，すぐに塩化リチウムなどを腹腔内に投与して胃腸障害を起こさせると，味の情報と胃腸障害の経験が結びついてその味を嫌うようになる学習．似かよった味も同様に嫌悪するようになることを汎化という．食中毒を起こした食物に懲りて，当分の間食べる気が起きないという経験がこの学習にあたる．

味覚変革物質：①ミラクルフルーツは西アフリカ原産の植物の実で，この果汁を舌に十分なじませたあと，酸っぱいものを味わうと非常に甘く感じる．酸味が甘味に変えられ，レモンもオレンジのようにおいしく感じられる．この活性物質はミラクリンという糖タンパクである．②インド産の植物の葉に含まれるギムネマ酸は甘味だけを選択的に抑制する物質で，口に含んで砂糖を味わうと砂をなめているように味気ない．③利尿薬のアミロライドを口に含んで食塩水を味わうと塩味が減弱する．

PTC 味盲：Fox（1931）がフェニルチオカルバミド（PTC）を合成中に偶然発見した先天性味覚異常．－N－C＝S 基をもつ物質に対し健常者に比べて 100 倍以上高濃度にならないと苦く感じないヒトがおり PTC 味盲と称される．劣性遺伝で引き継がれ，出現率には人種差があり欧米の白人で約 30％，日本人で 5～15％といわれる．

Ⅵ 分泌機能（p.13 参照）

3章 歯科介護のための微生物学

I 老化がもたらす免疫機能の変化

1. 免疫機能の老化

　免疫とは非自己（異物）を認識し，排除することにより，生体の恒常性を保とうとする機能をさし，この機能を担う細胞には**表3-1**のようなものがある．免疫機能が排除の対象とする非自己は，外から生体内へ侵入する病原微生物だけでなく，癌細胞やウイルス感染細胞などのように生体内で非自己化するものも含まれる．

　ヒトに備わる多くの機能が老化によって低下するのと同様に，免疫系の機能も低下する．免疫機能は，生体の恒常性を保つ監視機構であるため，その低下は二次的にさまざまな疾病を引き起こす誘因となる．

　免疫機能は生後徐々に発達し，20歳代でピークに達し，40歳代でピーク時の半分，70歳代では約1/10以下になる．**図3-1**に示したように他の臓器に比べて脾臓や胸腺のような免疫関連臓器は早い時期に萎縮しはじめるが，胸腺の萎縮が特に著しく，この臓器ほど加齢の影響を受けるものはほかにない．胸腺は生まれる前にすでに完成し，出生直後が最も細胞密度が高い．10歳代までは重量が増すが，その後年齢とともに萎縮していく．この胸腺の加齢による著しい変化が，免疫機能に決定的な影響を与える[1]．

2. 老化による免疫担当細胞の変化

　免疫担当細胞であるマクロファージ系細胞とリンパ球系細胞は，どちらも骨髄幹細胞に由来する．骨髄で成熟するB細胞は，生後早い時期から成熟するが，抗体

表3-1　免疫担当細胞の種類と役割

マクロファージ・単球，樹状細胞	役割；貪食・食菌作用によって非特異的な生体防御の中心となるとともに抗原情報を提示することで免疫反応の出発点となる細胞群．
リンパ球	役割；マクロファージ系細胞が提示した抗原情報を認識して免疫反応を起こす細胞群． 　T細胞：免疫機能全体を制御するもの，細胞性免疫の主となるものなど機能が異なるいくつかの亜群に分けられる．胸腺（thymus）で成熟するのでT細胞と名づけられた． 　B細胞：（体）液性免疫の主体となるもの．骨髄（bone marrow）で成熟する．

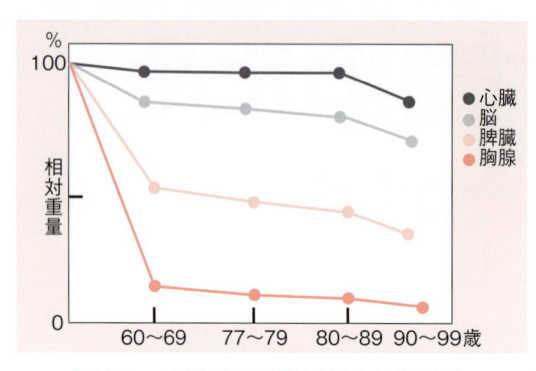

図 3-1　高齢者の臓器重量の加齢変化
（広川 編集，1990[1]）より改変）

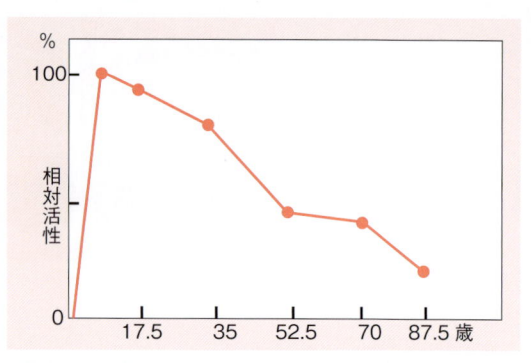

図 3-2　加齢に伴う（体）液性免疫機能の変化
（石川 監修，2002[2]）より改変）

産生細胞（形質細胞）に分化するためには，生後一定の期間が必要である．B細胞が形質細胞へ分化するのをコントロールするのが，マクロファージ系細胞とT細胞である．老化の影響を最も強く受けるのは胸腺の影響下にあるT細胞であるが，マクロファージ系細胞は影響を受けにくく，数，貪食能，抗原提示能ともにほとんど変化しない．また，B細胞も老化の影響を受けにくいが，B細胞が抗体を産生するためにはT細胞の手助けが必要なため，老化によりT細胞が主体となる細胞性免疫能が低下するだけでなく，（体）液性免疫の主体である抗体産生能も低下する（図3-2）．

3. 加齢による免疫機能の低下が引き起こす不都合

　免疫機能の基本は，自己と非自己を識別し，非自己を排除して，自己の恒常性を維持することである．したがって，老化による免疫機能の低下は，この識別ができなくなるという形で現れる．具体的には外来性の抗原に対する免疫反応が低下し，逆に内在性の自己抗原に対する免疫反応が上昇するという現象が起こってくる．

　医療の進歩，栄養状態および衛生環境の改善で死亡率が低下し，わが国を含む先進国では平均寿命が著しく延びた結果，高齢者人口が増加し，高齢者に特有の問題が多くみられるようになった．その一つが高齢者の免疫機能の低下による易感染性の上昇であり，このために高齢者は感染症にかかりやすく，しかも治癒しにくくなる．また，免疫機能は基本的には非自己に反応し，自己抗原には反応しないようにコントロールされている．自己免疫疾患（表3-2）は，本来ならば反応しないはずの自己抗原に対して免疫反応が起こることにより生じる疾病であるが，これらのなかには，高齢者で多く発症するものがある．すなわち，老化により免疫機能が低下した結果，自己免疫疾患の発症頻度も増加すると思われる．

表 3-2　自己免疫疾患の種類

臓器特異的自己免疫疾患	内分泌腺：自己免疫甲状腺疾患（橋本病，バセドウ病），アジソン病，1型糖尿病，インスリン抵抗性糖尿病，自己免疫性卵巣炎 血　　液：自己免疫性溶血性貧血，寒冷凝集症，発作性寒冷血色素尿症，特発性血小板減少性紫斑病 消　化　管：自己免疫性萎縮性胃炎，潰瘍性大腸炎 肝　　臓：ルポイド肝炎，原発性胆汁性肝硬変症 腎　　臓：グッドパスチャー症候群，尿細管間質腎炎，膜性腎炎 神　経　筋：重症筋無力症，多発性硬化症 心　　臓：リウマチ熱，心筋梗塞後症候群 皮膚/眼球：尋常性天疱瘡，交感神経眼炎，原田病，水晶体誘発性ぶどう膜炎
全身性自己免疫疾患（臓器非特異的自己免疫疾患）	全身エリテマトーデス，関節リウマチ，シェーグレン症候群，多発性筋炎，強皮症，混合性結合組織病

II　老化がもたらす口内常在微生物叢の変化

　宿主の常在微生物叢が宿主に病原性を発揮しないのは，正常な免疫機能が維持されているという前提条件がある．したがって，何らかの原因で免疫機能に異常が生じると，常在微生物叢内における微生物間のバランスが崩れる可能性がある．口腔常在微生物叢には，潜在的病原性のある微生物が存在することが知られていて，老化がもたらす変化として病原性のある微生物が増加した結果，感染症（日和見感染）が発症しやすくなることが指摘されている．免疫機能を中心とした生体防御力が低下し，日和見感染症を起こしやすくなった宿主を易感染宿主とよび，**表 3-3** に示すように高齢者だけではなく，さまざまな状態の人々がこれに該当する．また，**表 3-4** に示すように日和見感染症の原因となる微生物は複数存在するが，特に *Candi-*

表 3-3　易感染宿主

先天性免疫不全；無ガンマグロブリン血症，重症複合免疫不全症，原発性補体異常症
後天性免疫不全；HIV 感染／AIDS 発症者
基礎疾患；悪性腫瘍，白血病，膠原病，腎不全，肝硬変，糖尿病，広範囲な火傷
医療行為；留置カテーテル，中心静脈栄養，広範囲な手術，放射線治療
化学療法；免疫抑制剤，ステロイド剤，抗癌剤
高齢者/乳幼児

表 3-4　日和見感染症の原因微生物

（細菌）ブドウ球菌，肺炎球菌，緑膿菌，大腸菌，セラチア，レジオネラ
（真菌）カンジダ，クリプトコッカス
（ウイルス）水痘－帯状疱疹ウイルス，単純ヘルペスウイルス，サイトメガロウイルス
（原虫）トキソプラズマ

da（カンジダ）属の真菌が重要である．

Ⅲ 高齢者の健康を守るうえで重要な感染症

1. 高齢者の感染症の特徴

　前述したように，高齢者は免疫機能の低下により感染に対する抵抗力が減弱しているだけでなく，基礎疾患を有していることが多いため，感染症に対する抵抗力がきわめて弱い．直接死因につながる感染症としては，次に述べる肺炎の比重がきわめて高い．日常的にみられる感染症は，青壮年の感染症と差はないが，ほとんどの高齢者がなんらかの基礎疾患を有するため，難治化，慢性化の経過をたどることが多い．また，再発をくり返すことが多く，重い感染症であるにもかかわらず，症状が現れにくいのも，高齢者の感染症の特徴である[2,3]．

2. 高齢者の肺炎

　抗菌薬の使用により，青壮年の肺炎による死亡率は著しく低下したが，高齢者，特に80歳以上ではいまだに主要な死因の一つである．高齢者の肺炎には，院内発症型肺炎，市中発症型肺炎および誤嚥性肺炎があるが（表3-5），誤嚥性肺炎がかなりの高率を占めていることが問題となっている[4]．

　誤嚥性肺炎は，口内および咽頭部の常在微生物が原因で起こる内因感染であるが，顕性誤嚥が原因で起こる場合と，不顕性誤嚥などが原因で起こる場合の二つがある．

　青壮年の場合は，たとえ就寝中に無意識に不顕性誤嚥が起こっても，気管の繊毛による排除や粘膜の免疫機能により感染が成立することはないが，免疫機能が低下している高齢者では，誤嚥性肺炎が引き起こされる．特に，脳血管障害が原因で寝たきり状態になった高齢者では，意識障害や嚥下障害が後遺症として残るため，誤嚥が起こる場合が多い．また，脳血管障害以外の原因で寝たきり状態になった場合

表3-5　肺炎の種類とおもな原因微生物

市中肺炎	院内肺炎	誤嚥性肺炎
肺炎球菌 インフルエンザ菌 モラクセラ レジオネラ 肺炎桿菌 インフルエンザウイルス アデノウイルス RSウイルス コロナウイルス	肺炎球菌 大腸菌など腸内細菌群 インフルエンザ菌 黄色ブドウ球菌 （MRSAを含む） 緑膿菌	口腔常在菌 （*Streptpcoccus anginosus* グループ *Porphyromonas, Prevotella,* *Fusobacterium, Acinomyces* *Peptostreptococcus* など）

でも，口の内容物等が気管へ流れ込む現象が日常的に起こることが誤嚥性肺炎を引き起こす原因となる．口内常在微生物の多くが誤嚥性肺炎の原因となるが，院内感染の原因となった微生物が咽頭で定着した結果，あとでこれが誤嚥されて肺炎の原因となることもある．歯科介護でできるかぎり口内の微生物数をコントロールすることが，誤嚥性肺炎の予防に有効である．また，歯周病の原因菌が誤嚥性肺炎の原因になることが多いことも指摘されているので，特に歯周病を治療し，歯周ポケット内の細菌数を減少させることも必要である．

3. インフルエンザ／SARS（severe acute respiratory syndrome；重症急性呼吸器症候群）

　A型インフルエンザは，高齢者では疾病，死亡のおもな原因であり，後期高齢者では死因の第四位になっている．インフルエンザに罹患した患者の治療法は対症療法しかないので，おもに予防接種に主眼が置かれている．65歳以上の高齢者にはワクチン接種が推奨されている．

　SARSは，2002（平成14）年11月に中国南部・広東省で原因不明の肺炎が多発したことに端を発し，香港，ベトナム，台湾，カナダなど複数の国に広がり，全世界的な注目を集めた．2003（平成15）年3月12日にはWHOによるはじめての緊急警報（Global Alert）が出されたが，2003年7月15日に流行に対する終息宣言がなされた．SARSの原因であるSARSコロナウイルスは，WHOによって2003年4月16日に正式に命名された．形態や性状は今まで知られていたコロナウイルスと類似しているが，抵抗力が強いのが特徴で，物品の上で1日程度，下痢便中では4日程度生存可能である．SARSの致死率は年代によって異なり，高齢者の致死率が50％ときわめて高いことが報告されている（**表3-6**）．この高齢者の致死率が高い原因は，まだ明らかにされていない．

表3-6　SARSの臨床症状／臨床経過／致死率

臨床症状	38℃以上の発熱 痰を伴わない咳 咽喉の痛み　＋　流行地との何らかの関連
臨床経過	潜伏期　　2～10日 前駆症状　1～2日 肺炎症状　90％が治癒，10％が重症化
致死率	24歳以下　　1％未満 25～44歳　　6％ 45～64歳　　5％ 65歳以上　　50％

4. 結　核

　結核は，結核菌（*Mycobacterium tuberculosis*）によって起こる慢性感染症である．感染経路は，排菌している結核患者の喀痰や唾液による飛沫感染であるが，通常は発症せず無症状で経過し，感染は潜伏化する．かつて，わが国では結核が猛威を振るっていたが，有効な抗結核薬の出現により昭和30年代には激減した．しかし，高齢者やAIDS患者など免疫機能の低下した状態のいわゆる易感染宿主では，潜伏化していた結核が発症する頻度が増加している．特に80歳以上の高齢者での結核再燃が多い．また，米国CDCは1984（昭和59）〜1985（昭和60）年の調査で，長期療養施設居住高齢者のほうが自宅に居住する高齢者よりも結核の発症が2倍高かったことを報告している[5]．

5. メチシリン耐性黄色ブドウ球菌（MRSA：methicillin-resistant *Staphylococcus aureus*）による感染症

　メチシリンに耐性があることから，MRSAと名づけられたが，メチシリン以外の抗菌薬に広く耐性を示す多剤耐性菌である．有効な薬剤は限られていて，バンコマイシン（VCM；500 mg点滴静注×4回/日），アルベカシン（ABK；100 mg点滴静注×2回/日）が第一次選択薬である[6]．1980年代に第二世代，第三世代のセフェム系抗菌薬が多量に使用されたのをきっかけに全国にまん延し，院内感染起因菌として常に上位を占めている．MRSAは起炎菌としてではなく，身体のさまざまな場所に定着の結果として検出されることがあり，特に長期療養施設居住者からMRSAが分離されることが多い．定着しやすい場所は鼻腔粘膜，傷口，口腔粘膜などである．長期療養施設などでは，入居者のMRSA保有（キャリア）の状況を把握し，状況によってはムピロシンの局所投与などで感染の可能性を断つ必要がある．

6. 口内常在真菌（*Candida*）の重要性

　常在真菌である *Candida* は易感染宿主に日和見感染を起こす代表的な真菌として重要である（図3-3）．*Candida* 属で医学的に重要なものは *C. albicans*, *C. glabrata*, *C. tropicalis*, *C. parapsilosis*, *C. krusei*, *C. guilliermondii* などであるが，これらのなかで最も分離頻度が高く，病原性も強いのが *C. albicans* である．*Candida* が原因で起こるカンジダ症は，口，消化管，腟などの局所に限局するものから全身に広がる深在性のものまで多様な病態を示す．口腔カンジダ症は，舌，口蓋，頬粘膜，口角部に生じ，紅斑性のもの，白色で偽膜を生じるものがあり，ほとんどが無症状だが，ときに疼痛がある（図3-4）．AIDS患者の口内症状の一つにカンジダ症があることはよく知られているが，HIV感染からAIDSに移行するときにもまず口内にカンジダ症が出現することが多い．また，抗菌薬，ステロイド剤，抗癌剤などの化学療法で常在微生物叢内の微生物同士の均衡関係が破綻し，*Candida* が

3章　歯科介護のための微生物学

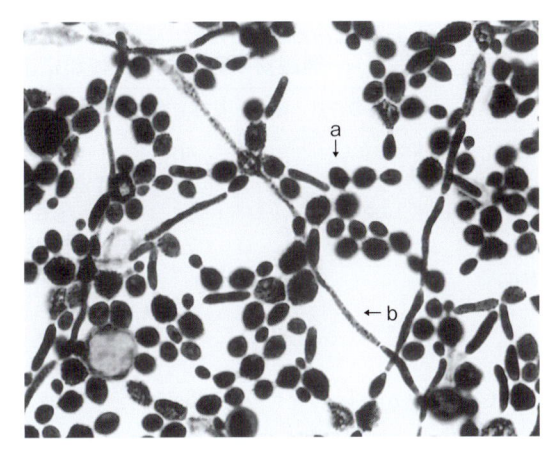

図 3-3　*Candida albicans* のグラム染色像
a：酵母様形態，b：菌糸様形態

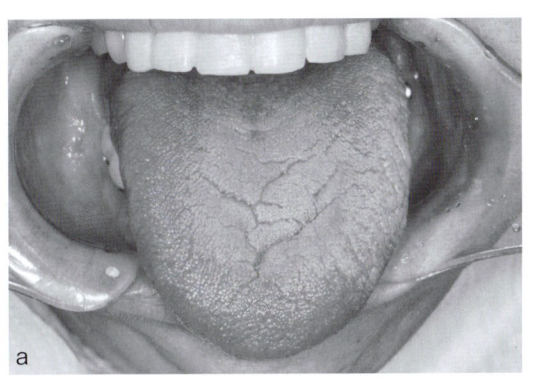

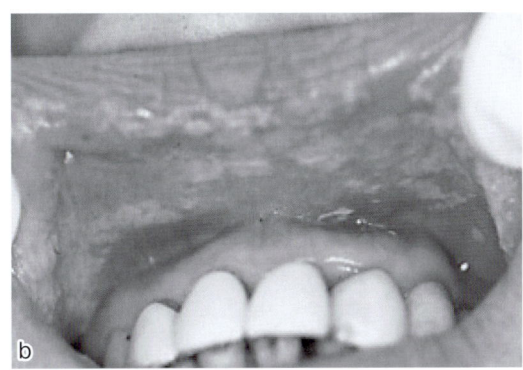

図 3-4
a：肥厚性カンジダ症，b：偽膜性カンジダ症
ともに鶴見大学歯学部・中川洋一先生提供

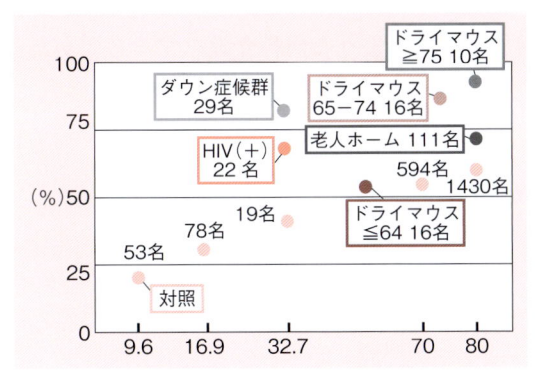

図 3-5　さまざまな健康状態・年齢の日本人の口内 *Candida* の分離率

	健常対照者	HIV 陽性者	ダウン症候群患者
平均年齢 9.6 歳；53 名	—	—	
平均年齢 16.9 歳；78 名	—	—	
平均年齢 32.7 歳；19 名	22 名	29 名	
満年齢 70.0 歳；594 名	—	—	
満年齢 80.0 歳；1430 名	—	—	

平均年齢 79.8 歳；老人ホーム入居者（111 名）
年齢 64 歳以下；ドライマウス患者（16 名）
年齢 65 歳 -74 歳；ドライマウス患者（16 名）
年齢 75 歳以上；ドライマウス患者 10 名

　増加するいわゆる菌交代現象の結果，カンジダ症が発症することがある．
　高齢者の口内で，*Candida* の分離率と菌数が高いことを指摘する多くの研究がある．われわれがさまざまな年齢層の被検者を対象に行った疫学調査の結果からも，年齢が上がるにつれ *Candida* の分離率が上昇し，高齢者では自宅居住者よりも特別養護老人ホーム入居者のほうが分離率，菌数ともに高値を示すことが明らかに

77

表3-7 施設入居および自宅居住高齢者におけるCandida菌数の比較

被検者（人数）	年齢	Candida菌数
A施設入居者（51）	80.5±7.4	131.5±407.3*
B施設入居者（29）	81.5±5.1	53.9±92.3
自宅居住者（29）	74.4±7.4	30.5±47.1

*自宅居住者との間に有意差あり p＜0.001；Mann-Whitney U test

表3-8 Candida陽性者の割合，平均菌数
—補綴物の有無および種類による比較—

補綴物の有無／種類	被験者数	陽性者（％）	CFU（SD）
補綴物なし	40	11（27.5）	4.7（20.9）
ブリッジのみ	89	54（60.7）	19.2（85.6）
部分床義歯とブリッジ	163	128（78.5）	42.9（90.1）
全部床義歯	74	58（78.4）	70.0（114.6）

なった[7]（図3-5，表3-7）。Candidaはレジンへの付着性が強いため，義歯装着者では菌数が多くなる．近年，高齢者の残存歯数が増加傾向にあるものの，義歯を必要とする高齢者数は依然として多い．もともとCandidaの分離率が高い高齢者における義歯の使用はさらなるCandida菌数の増加につながる可能性がある．筆者らが行った研究[8]でも，口内に補綴物がない者に比べて，補綴物のある者のほうが，Candidaの分離率，菌数ともに高いことが明らかになっている（表3-8）．また，駒井は口腔衛生のレベルが高いほどCandida分離率が低いことから，Candidaの菌数が口腔衛生レベルの指標になり，この抑制を口腔衛生管理の第一義的目的にすることを勧めている[9]．

Ⅳ 高齢者の口内の微生物学的検査法

高齢者，特に要介護高齢者の口と全身の健康を守るためには微生物学的検査を適宜行い，特にCandidaの菌数を増加させないような歯科介護をする必要がある[10]．現在，初心者でも簡便に行えるさまざまな微生物検査用のキットが市販されている（表3-9）．

表3-9 微生物検査のためのキット

キット名	対象微生物	発売元
サリバキット		オーラルケア
デントカルトSM	Streptpcoccus mutans S. sobrinus	
デントカルトLB	Lactobacillus	
デントカルトCA	Candida	
CRTバクテリアキット	S. mutans S. sobrinus Lactobacillus	白水貿易
バトラーカリオチェックセット	S. mutans S. sobrinus Lactobacillus	サンスター
ジーシーサリバチェックMS	S. mutans	ジーシー

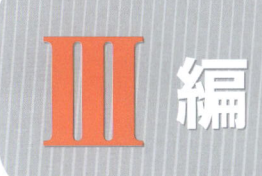

Ⅲ編 歯科介護に必要な老化と障害の知識

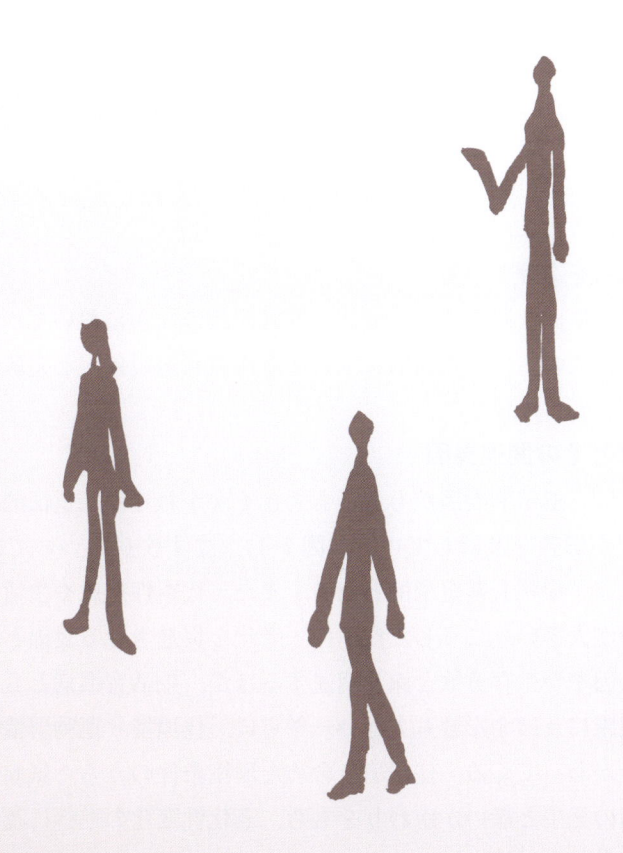

1章 老化と高齢者の障害

I 老化とは

1. 老化の定義

老化（エイジング；aiging）の定義は一定ではなく，医学的にも研究や臨床の対象によって使い分けられている．一般に漠然とした概念としては認識されている言葉であるが，高齢者の障害を学ぶうえでは医学的，生物学的な捉え方を理解しておくことは大切である．

老化に関してStrehler[1]は，その基本原則として，

① 普遍性：すべてのヒトに例外なく出現すること
② 進行性：個人ごとに常に進行して，あと戻りはしないこと
③ 内因性：誕生のときから各個人の老化の仕方が，遺伝子機構のなかに組み込まれていること
④ 有害性：老化の進行とともに諸機能が衰え，その個人にとって次第に不利になっていくこと

の4項目をあげている．

この基本原則を踏まえて，浦澤は本書前版のなかにおいて，老化を"年月の経過とともに万人の生体に連続的に進行する機能衰退現象"と定義している[2]．

2. 老化とその関連要因

老化には，遺伝的要因がもっとも大きくかかわるが，遺伝的素因以外にもいくつかの要因が影響を及ぼしている（図1-1）．まず疾病については，個人の体質で病勢は異なり，症状も非定型的となる．また，代謝性疾患や生活習慣病でも同様に体質の影響が大きい．こうした疾病は，老化を促進させる要因となる．ストレスなど精神的な因子が生存意欲と深く関連するほか，生活習慣病とも関係のある食生活が個体の健康に及ぼす影響も大きい．さらに，住環境，運動習慣の有無なども老化の進行にかかわってくる．住環境を含めた環境条件のうち，気候や風土，職業環境などは疾病の発生と深いかかわりをもち，老化性変化の進行に及ぼす影響は予想以上に大きい[2]．

表 1-1　老化の特徴（浦澤，2004[2]）

A	形態面	臓器の萎縮 細胞数の減少 体細胞量の減少
B	機能面	機能衰退 予備力の減退 適応機能の低下 複雑機能の劣化
C	代謝面	基礎代謝の低下 糖質・タンパク質・脂質代謝の変化 水・電解質バランスの変化
D	精神面	記銘・記憶力の減退 老性自覚の出現

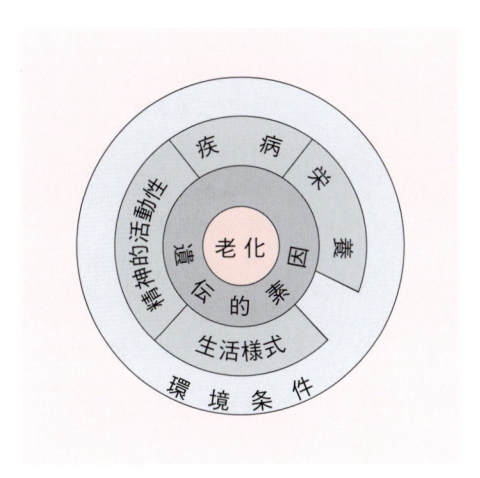

図 1-1　老化に関する要因（浦澤，2004[2]）

3. 老化の臨床病理学的所見

　各臓器に，老化がどのような変化を引き起こすか表 1-1 に示す[2]．

　まず形態面では，細胞数や体細胞量の減少および臓器の萎縮が次第に進行する．機能面では，細胞量の減少に伴う各臓器・組織としての機能衰退が特徴的であり，複雑な機能ほど低下が著しい．代謝面では，基礎代謝が低下し，糖質・タンパク質・脂質の代謝や水・電解質のバランスがくずれ，次第に正常範囲を逸脱するようになる．また精神面では，自分の老いに気がつく老性自覚が出現し，また記銘力（つい今しがたの記憶；短期記憶）や記憶力（昔の記憶；長期記憶）が減退し，次第に進行する．

　以上の老化性変化を臨床的に評価するには，各個人で身体機能や形態的変化を測定する必要があり，以下に述べる各観点から捉えた老化現象がその評価の対象になる．

　まず，機能衰退，すなわち機能的老化現象について，Shock[3] の調査成績を図 1-2 にあげる．30 歳代の生理機能を 100％として，各機能が経年的にどのように衰退するかを比較した成績である．たとえば，神経伝達速度は，80 歳代では約 15％，腎機能の標準腎血漿流量や肺機能の分時最大換気量はほぼ 60％以上の機能減退が認められる．生体機能の老化は種々の臓器・組織において同じ速度ではないが，いずれも加齢とともに進行することを意味している．

　また，形態上の変化，すなわち形態的老化現象のうち，細胞の減数をあげてみると，小脳 Purkinje 細胞の 1 mm^3 中の数を測定した Ellis[4] の成績から，年齢が高くなるにつれて細胞数が減少することが明白である（表 1-2）．

　そのほか，体型変化（構造的老化現象）や外形上の変化（外見的老化現象），精神・心理面の変化（精神的老化現象）といった老化の捉え方ができる．本章ではこれら

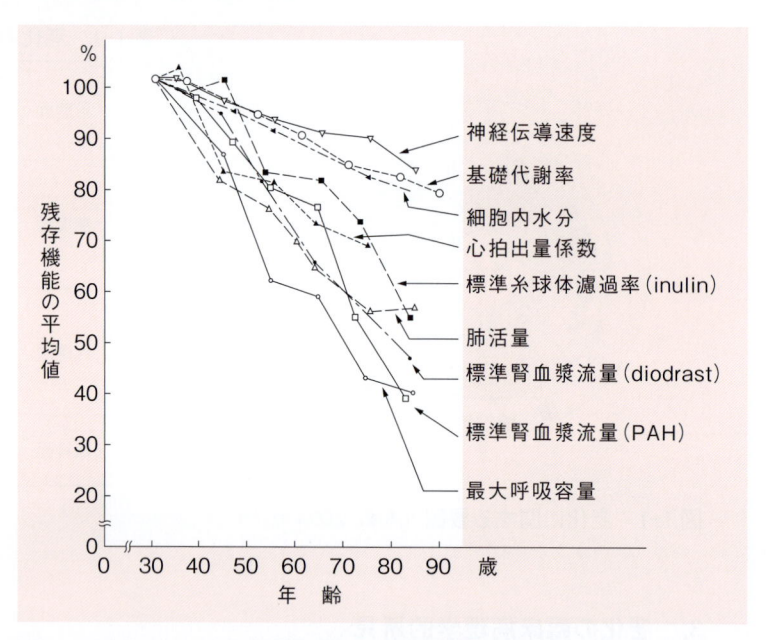

図1-2 Shockによる加齢に伴う生体の機能の変化（Shock, 1977 [3]）

表1-2 Purkinje細胞の数
（Ellis, 1956 [4]）

年齢	数
42	823
65	591
79	500
94	462
100	445

図1-3 仙崖和尚の戯作と伝えられる老人狂歌

くどうなる 気短かになる 愚痴になる
思ひつくことみなふるくなる
聞きたがる 死にとむながる さびしがる
でしゃばりたがる 世話やきたがる
またしても同じ咄に孫をほめる
達者自慢に人をあなどる
皺がよる 黒子ができる 背がかがむ
頭ははげる 足はひょろつく 歯はぬける
手はふる 耳はきこえず 眼はうとくなる
身にあふは 頭巾 襟まき 杖 眼鏡
湯婆 温石 溲瓶 孫の手

仙崖和尚 臨済宗
（1750～1837年）

　の老化現象の計測結果の説明は省略するが，最後に浦澤が本書前版[2]で引用している仙崖和尚の作といわれる老人狂歌を図1-3に紹介しておく[5]．形態的老化は別として，心理的・外見的・構造的および機能的老化について，当時から鋭く見事に解説している．

4. 老化にみられる共通の特徴

　ヒトの老化には，いくつかの共通した特徴が観察される．その代表的なものを表1-3に掲げた．これらは，特に成人期からの健康増進や健康管理の意義に強力な理論的根拠となっている．

表 1-3　ヒトの老化にみられるおもな特徴

開始時期	一部の機能の老化性変化は，成長期からはじまっている
大きな個人差	65歳でおおむね20歳程度の差異がでる
性　差	男性よりも女性のほうが進行が遅い
臓器間での差	すべての臓器が並行して老化するのではなく，臓器間に進行の差がある
訓練による機能衰退抑制	臓器組織の機能は，適当な訓練や活動により，衰退を遅らせることができる

II 高齢者の障害と医療のかかわり方

1. 老年病，生活習慣病の概念

　狭義には，老年病は心身の老化性変化に基づく退行変性性病態であり，生活習慣病とは，遺伝体質や老化の進行の基盤のうえに，好ましくない生活習慣が重なり発生する疾患である．両者の違いを明確に述べるのは難しい．これら老年期の疾患が，老化と密接に関係して発症するからである．

　表1-4[6]は老年期身体疾患を発生年代別に示したものであるが，両者の関係はこうした年代別の観点から眺めるとわかりやすい．狭義の老年病は，老年期特有の疾患群であり，前述のように老化性変化自体が原因となって発生するもの，たとえば，肺気腫，骨粗鬆症，変形性関節症，変形性脊椎症などがある．これに対し生活習慣病は，遺伝体質，生活習慣，老化性退行変性が複合して成人期に発症する疾患群である．

　表1-5は後期高齢者（75歳以上）に最近みられる老人性症候群を示したものである．いずれも一度発症すると治療困難で，介護者の負担も大きいため，その予防が強調されている病態である．

2. 高齢者疾病の医療とその限界

　近年，医学の進歩は著しい．かつて治療困難とされた疾患の診断や治療が可能となってきている．しかし，生体の老化は，先に述べたように不可逆的であり，その老化現象の進行を基盤にもつ高齢者の疾病は，今日なお根治はもとより進行を制御することは難しいことが多い．

3. 高齢者疾患の治療理念と治療手段

　高齢者の疾病に共通する特徴を表1-6に掲げる．高齢者の疾病はさらに，表1-4に掲げたように老化現象が病的に進行して疾病の主因になる老年病性疾患，体質や生活習慣が複合して起こる生活習慣病，年齢に関係なく先天性や特殊な変性性疾患とともに発症する一般疾患に分けられる．このような老年期の疾患に対する治療手

表1-4　老年期の身体疾患（浦澤，1971[6]）

	発生年代	老化との関連形式	疾　患　例	治療方針
1.	老年期特有の疾患	主として老化性変化に基づく退行変性疾患．環境要因，遺伝体質も関係する	肺気腫，萎縮腎，前立腺肥大症，骨粗鬆症，変形性脊椎症，変形性関節症，白内障など	調節療法（老化の調節）
2.	成人期以降に増加する疾患	生活習慣，遺伝体質，老化に伴う退行変性などに基づいて発生する疾患	動脈硬化性疾患，高血圧症，脳循環障害，冠状血管障害（心筋梗塞など），その他の心不全，癌，糖尿病，痛風，胆石症など	調節療法（基礎疾患の調節）
3.	若年期に発病し老年期にもち込んだ疾患	疾病罹患により，そのヒト本来の老化を促進させる	慢性感染症（結核性疾患，梅毒性疾患など），リウマチ性疾患，いわゆる難病および公害病など	調節療法
4.	各年代を通じて発生する疾患	老化現象が病勢を修飾するため高齢者特有の経過をとる	一般的疾患（急性感染症など）	根治療法

表1-5　老人症候群

1. 健忘症候群
2. 尿路障害（排せつ障害）
3. 視聴覚障害
4. 低栄養
5. 骨　折
6. 転　倒
7. 寝たきり
8. 褥　瘡

表1-6　高齢者の疾病の特徴

① 一人で多くの疾患をもっている．
② 個人差が大きい．
③ 症状が非定型的である．
④ 水，電解質異常を起こしやすい．
⑤ 薬剤に対する反応が成人と異なる．
⑥ 生体防御力が低下している．
⑦ 老年病および老年症候群の発症頻度が高くなる．
⑧ 予後が社会的環境に大きく影響される．

段も多彩で，しかも技術の向上と成功例の積み重ねにより，年々その治療対象は拡大してきている．また，薬物療法についても，知見の蓄積から治療効果が向上している．

しかし，大部分の老年病や生活習慣病に由来する疾患での根治療法は今日なお確立されておらず，自覚的愁訴を取り除く対症療法や症状の軽減をはかる緩和療法，進行をおさえ合併症を予防する調節療法が依然として大きな役割を占めている．

4. 調節療法とは

Cowdry[7]は，生体を構成する多くの細胞を，分裂・再生の面から3群に分類している（表1-7）．第1群は，腸管上皮細胞や皮膚細胞のように常に分裂・再生を続けている分裂細胞群，第2群は，肝細胞や腎細胞のように障害的作用が加わると分裂・再生をする可逆性非分裂細胞群，第3群は神経細胞・心筋細胞・歯根膜細胞など成長後はどのような侵襲を受けても再生・補修しない不可逆性非分裂細胞群（分裂終了細胞）である．

この生体の3群の細胞とその疾病との関係をみたものが表1-8であるが，脳出血や脳梗塞，心筋梗塞など不可逆性非分裂細胞が障害されたものでは，細胞死をきた

表 1-7 細胞の種類（Cowdry, 1952[7]）

分裂細胞	腸管上皮細胞，皮膚細胞など	（老化現象−）
可逆性非分裂細胞	肝細胞，腎細胞など	（老化現象±）
不可逆性非分裂細胞（分裂終了細胞）	神経細胞，心筋細胞，歯根膜細胞など	（老化現象＋）

表 1-8 細胞の種類と疾患，その治療・予防（浦澤, 2004[2]）

細胞の種類*	臓器組織	疾患**	治療・予防効果
不可逆性非分裂細胞（分裂終了細胞）	脳細胞，心筋細胞，歯根膜細胞	脳出血，脳梗塞，心筋梗塞，痴呆	治療困難，予防
可逆性非分裂細胞	肝細胞，腎細胞，気管・気管支細胞，肺胞細胞，血管	肝炎，腎炎，肝不全，腎不全，肺炎，気管・気管支炎，胆嚢炎，膀胱炎	治療可能（要長期間）
分裂細胞	皮膚細胞，骨髄細胞，胃・腸粘膜，精上皮	胃炎，胃潰瘍，腸炎	治療可能

*Cowdry, 1952[7] より　　**先天性疾患，変性性疾患，腫瘍，特殊ウイルス疾患を除く

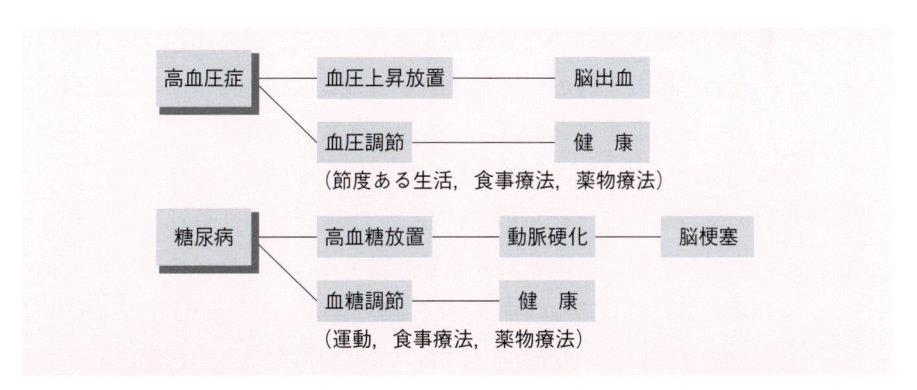

図 1-4 調節療法の考え方（老年病・生活習慣病治療の考え方）（浦澤, 2004[2]）

した部分の再生は起こらず，したがってその根治は期待できない．以上の分裂終了細胞のみならず，その他の分裂可能な細胞についても，種々の要因により加齢とともに数が減少し，老化の直接の要因となっている．

　このように老年病・生活習慣病の治療は，基礎病態の進行をできる限り制御・調節し，合併症を予防することを目標にした調節療法が主役となる[2]．図 1-4 にその一例を示すが，たとえば本態性高血圧症は，体質に基づく疾患であり根治はしないが，血圧を基準値近くに調節できれば脳出血の危険性が減少し通常の社会生活を送ることができる．つまり，調節療法とは，疾病の進行を種々の手段により阻止し，合併症を防ぎ，QOL の維持を目標とする医療である．何らかの処置や薬物療法のみならず，リハビリテーションや看護・介護の役割も大きく，さらに食事療法や生活様式の工夫なども考慮した総合的な保健医療といえる[2]．

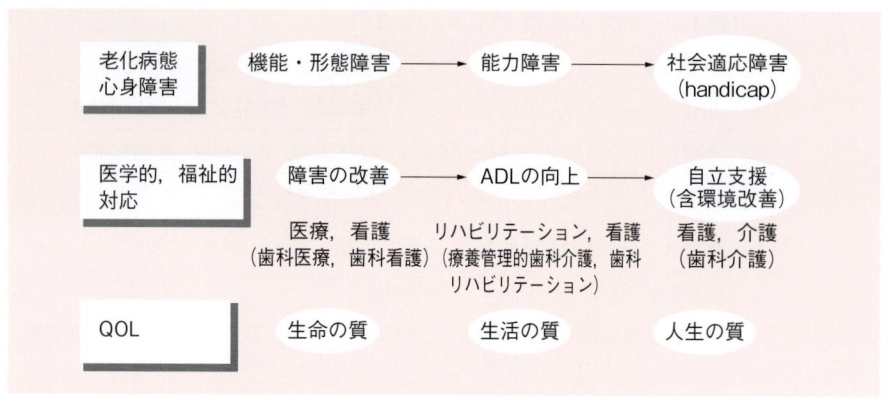

図1-5 老化病態・障害者のQOL（浦澤，2004[2]）

Ⅲ 高齢者の保健・医療そして福祉（介護）がめざすもの

　世界的にみて例のない超高齢社会となったわが国では，QOLの向上がいわれて久しい．国も，国民が居宅において精神的にも肉体的にも健康で長生きすることを目指す健康増進法を制定し，そのなかで特定健診・特定保健指導などを推進している．また，高齢者の生活を地域社会でサポートすることで，老年病の予防や生活の質の維持を目指そうとしている．

　老年病を個々に単独で捉えて対応することはもはや効率的ではない．医療，保健，介護がそれぞれ単独で高齢者を支えることも，高齢者の急増により次第に困難になってきている．今後は，以下のような研究をさらに推進しそれらを有機的につなげることで，社会のシステムやネットワークをより充実させ，高齢者のみならずその家族のQOLを包括的に向上させる必要があるだろう．

1. 老化制御研究や高齢者長期縦断研究を行う基礎的研究
2. モデルコミュニティを用いてニーズに適した住居や個々の状況に応じた交通や生活手段，プライマリー体制や訪問診療などを検討する課題解決研究
3. それらを支える技術を開発するジェロ・テクノロジー研究（ロボット工学など）

　これらの研究の発展や横の連携を考えることが，老年病の保健医療対策に今後求められる一つの視点となると考える．

Ⅳ おわりに

　本章は第2版までは故浦澤喜一先生が担当されていた章である．亡き先生に敬意を表し，その意向を踏まえながらまとめるように意識した．

2章 高齢有病者の歯科的特徴と問題点

　わが国においては，平均寿命の延長とともに急速な高齢社会が形成されている．こうした寿命の恒常的ともいえる延長は，抗菌薬により結核をはじめとする感染症が急速に制圧されたことが大きな一因だが，これとともに，癌，脳血管疾患や心疾患に対する医療技術の向上により治療率が増大したことも要因となっている．このことは，その裏で身体の障害をもつ者を増加させる要因となっており，「高齢障害者社会」を迎えているとの指摘もある．高齢者の多くが生活の質（QOL）を保ちつつ健康に老いれば理想的であるが，残念ながら，わが国では有病率が高く，寝たきり老人ないし老人性認知症が増加しているのが現状である．その数は2025（平成37）年には520万人に達するといわれている．

　さて，8020運動はいまや国民に浸透しつつあり，漸次実現の方向にあるが，高齢者の実状をみると，歯が残れば残るほど老後における歯科疾患の素地をつくっているのではないかとさえ考えられる状況となっている．老化に伴う歯肉の退縮による歯間空隙の著明な拡大は，食物の停滞とこれに対する口内清掃不良により一気にう蝕発生の温床を形成し，根面う蝕の多発と歯周病の急速な増悪を引き起こす（図2-1, 2）．しかも，高齢有病者に対する歯科医療の不採算性により，惨憺たる状況に至っている．したがって，歯を残すということと歯を健康に維持することはセットでなければならない．

　このように高齢者では有病率が高く，直接的あるいは間接的に歯科疾患を多発さ

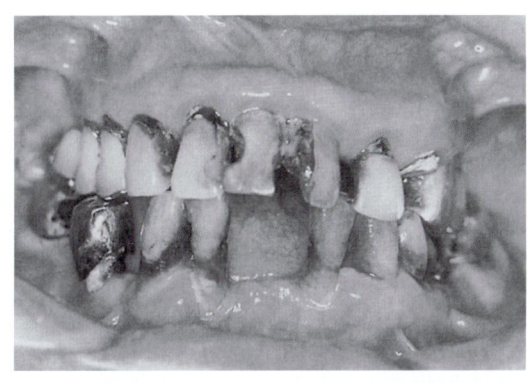

図2-1　高齢者にみられる高度の歯周病と歯頸部う蝕

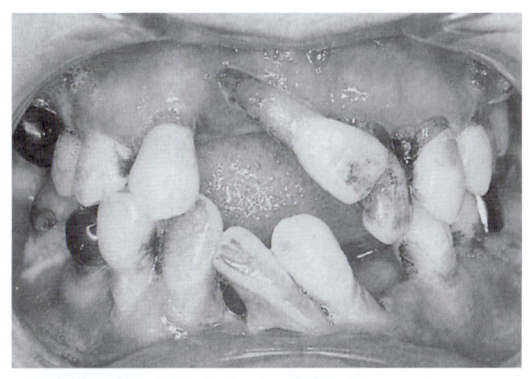

図2-2　高齢者にみられる高度の歯周病

せる素地をつくっている．根面う蝕の多発と歯周病の増悪は，継発症として歯性感染症の発症する機会を増加させ，一方高齢者における歯の喪失は，義歯に関連した疾患をも増加させる．う蝕と歯周病以外のいわゆる歯科口腔外科疾患では，高齢者では明らかに若年者とは異なる傾向が認められる．若年期にその処置がほぼ完了する先天性疾患はほとんどみられず，老化による免疫能の低下ないしは異常に関連する口腔粘膜疾患，口腔癌，神経疾患，さらに基礎疾患の影響により発生ないしは増悪する病変，などが増加傾向を示す．

I 高齢者の口の症状

　歯科介護を行う目的は，口の環境をよりよく保つことにより，その機能を改善し，ひいては，QOLを向上させることである．このためには異常を早期に発見し対応することが重要である．高齢者では症状を強く訴えない，自覚症状に乏しい，また言語障害のある者も少なくなく，若年者に比べて問診に困難を伴う場合もある．しかし，歯科領域では病変自体を直接観察できる場合が多く，加えて触診できるという，ほかの領域に比べて明らかに診断上有利な面もある．したがって，普段と違う訴えのある場合は，口のなかをよく観察することが大切である．以下におもな症状とその原因について述べる．

1. 歯痛

　歯痛は症状として，また主訴として最も頻度が高いものであり，また，代表的なものである．しかし，その実態は一様ではなく，原因もさまざまである．知覚過敏症では冷水痛が，急性化膿性歯髄炎では拍動性の強い痛みが，そして，急性歯周炎では咬合痛に加えて強い持続的な鈍痛がみられる．また，稀ではあるが歯には異常がなく，他科疾患に関連して生ずる歯痛もある．代表的なものとして急性上顎洞炎に際して複数の歯にみられる痛み，心筋梗塞に関連した顎や歯の痛み，三叉神経痛発作やカウザルジア時の激痛などがある．

2. 歯の弛緩・動揺

　歯の弛緩・動揺は，高齢者ではしばしば観察される症状であり，その最大の原因は辺縁性歯周炎（歯周病）の進行によるものである．歯周病では歯槽骨が吸収され，歯の支持が失われるため，歯は弛緩し動揺するようになる．さらに進行すると歯の自然脱落に至る．このほか歯の動揺は外傷や咬合による歯根破折によっても起こる．また稀ではあるが，歯根周囲に発生した腫瘍やときとして囊胞により歯根吸収が起こったときにも認められるが，特に歯根周囲に癌腫が発症する場合においては，一

見原因不明の急速な動揺が起こるのが特徴であり，歯周病による動揺と誤診される場合もあるので注意する．

3. 歯肉の腫脹と排膿

　高度の辺縁性歯周炎では，多かれ少なかれ歯肉，特に歯間乳頭部の発赤腫脹が共通して観察される．高齢者では，高血圧症に際して使用されるCa拮抗剤であるニフェジピンの長期連用によって歯肉の増殖をきたすこともある（図2-3）．このような場合，同時に盲嚢が深くなり持続的な排膿がみられるようになる．また，う蝕に継発する慢性根尖性歯周炎（根尖膿瘍）では，歯肉膿瘍の自潰によって生ずる瘻孔から持続的な排膿が認められることがある．これらは口臭の最大の原因となる．

4. 口内出血

　口内出血は，歯肉出血を筆頭に舌，頰部，口蓋などいわゆる口腔粘膜から出血することが多い．頻度のきわめて多い歯肉出血では，その原因のほとんどが辺縁性歯周炎によるものである．しかし，稀に血友病や血小板減少性紫斑病，急性白血病などの血液疾患，さらに肝硬変の進行によって血小板が著しく減少（$5×10^4/mm^3$以下）している場合などでは，歯肉出血に加えて，口腔粘膜からも出血を起こすことがある．また，弁膜症に対する弁置換術を行った患者において血栓を防止するために抗凝固薬，抗血小板薬を服用しているような場合，持続的な出血が歯肉や口腔粘膜に起こることもある（図2-4）．このほか，血液自体に特に異常のない場合であっても，易出血性の口内炎や癌，咬傷，さらに血腫などでもみられる．頻度は少ないものの消化管や上気道を含む呼吸器からの原因によって口のなかに出血がみられる場合もあるので十分観察することが必要である．

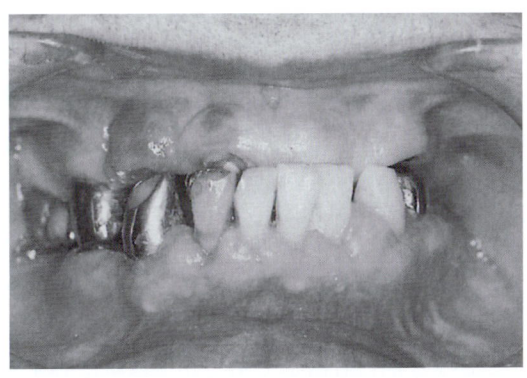

図2-3　ニフェジピン（Ca拮抗剤）による歯肉増殖症

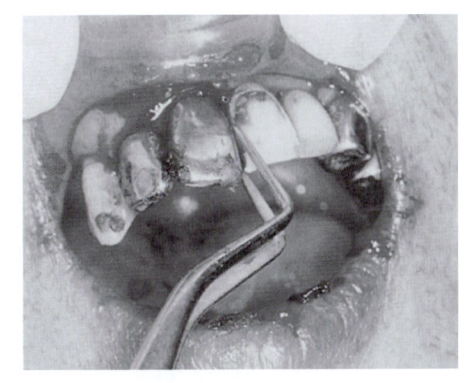

図2-4　弁置換術後の抗凝固剤（ワルファリン）服用患者にみられた持続性の歯肉出血

5. 舌の痛み

　舌の痛みのほとんどは，いわゆる口腔粘膜疾患によって起こるものである．この場合，舌全体が痛む場合と舌の一部に痛みがある場合とがある．前者の代表的疾患をあげると，悪性貧血時にみられる粘膜の萎縮による平滑舌で，これはメーラー・ハンター舌炎としてよく知られているが舌全体が発赤し痛みを生じる．また，口内乾燥症では自浄作用の低下によって同様の炎症が発症しやすくなる．近年，40～50歳代の女性を中心に増えている舌痛症では，一見なんの異常もみられない舌尖や舌縁を中心とした広い範囲にヒリヒリした痛みを生じる．この疾患では神経症やうつ病傾向がみられることも多い．一方，局所的な舌の痛みを訴える場合は，一般的にはアフタ性口内炎による場合が多いが，高齢者では義歯やう歯の鋭縁が当たってできる褥瘡性潰瘍の場合が多い．この潰瘍は舌の辺縁を中心にできるが，この部位は同時に口腔癌では最も頻度の高い舌癌の好発部位でもあり，慎重な鑑別を要する．潰瘍性の病変では，きわめて稀ではあるが結核性潰瘍もあげられる．このほか，扁平苔癬，特にびらんの強いものやカンジダ症などでも舌の痛みがみられる．

6. 舌　苔

　舌苔は，舌背に密集する糸状乳頭の角化が亢進し，剝離した上皮や粘液，食物の残渣や細菌が薄く付着して形成される．通常，唾液や食物によって除去されるため目立たないが，消化器疾患がある場合には著明になるといわれている．原因のはっきりしたものとして，薬剤，特に抗菌剤やステロイド剤の連用による菌交代症では，菌やカビによる発色のため舌苔が褐色，緑色さらに黒く変色する（黒舌症）．舌苔からは口臭の原因となるVSC（voratile surphar compounds，揮発性硫黄化合物）が産生されるため，舌ブラシや含嗽剤などをつけた歯ブラシで清掃し除去する．最近では，口腔粘膜の保護を目的としたものが市販されており，舌苔に有効であることが注目されている．

7. 口　臭

　健常者でも口臭のまったくない人はなく（生理的口臭），また一般に空腹時には強くなるといわれる（空腹時口臭）．しかし，口臭の最大の原因は舌苔より産生されるVSC，辺縁性歯周炎（歯周病）に際して歯周ポケットから排出する膿によるものである．また，多数のう歯がある場合や一見異常がないようにみえて，冠の内部でう蝕が進行している場合もある．高齢者では，これらの原因に加えて口内清掃不良による多量の食物残渣とその腐敗，口内乾燥症に際して強い口臭がしばしば認められる．以上は口内の原因によって生じる口臭であるが，口臭は必ずしも口のなかの原因だけでなく，消化器や呼吸器疾患，さらに鼻疾患，またときには代謝性疾患などで起こることがある．したがって，原因のわからない口臭については，これ

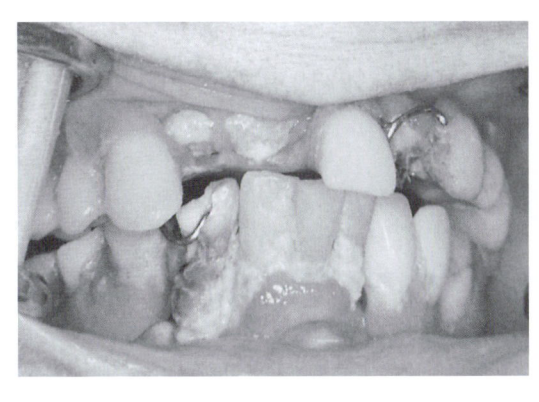

図 2-5　高齢者によくみられる食渣の停滞と多量の歯石沈着

らの疾患の有無について検査する必要がある．

8. 食渣の停滞

　高齢者では口内清掃状態が悪いのがむしろ通常であるといってよく，義歯を使用している場合は入れっぱなしのことも少なくない．加えて，歯間乳頭の退縮によって歯間空隙が著明となり，食渣の停滞は日常的に起こっている（図2-5）．特に認知症や寝たきり高齢者の場合では，口内の清掃がきわめて不良であり，多量の食渣が半ば腐敗した状態で認められることがある．これら食物の停滞は歯周病の増悪とう蝕，特に歯頸部カリエスの発症を促すことになり，さらに副次的な障害をきたす．

9. 粘膜の異常

　口腔粘膜の発赤，びらん，潰瘍，腫脹など多彩な変化がみられるが，これらの多くはいわゆる口腔粘膜疾患に際して観察されるものである（p.100参照）．

10. 咬合痛

　咀嚼時に痛いと訴えることも高齢者では頻繁にみられる症状である．原因としては歯髄炎や急性根尖性ないし辺縁性歯周炎が第一にあげられるが，義歯装着者では義歯不適合のために発症する褥瘡によっても咬合痛が起こる．
　意思の疎通を欠く高齢者では，咬合痛のために食物摂取が困難であっても，外見上は単に食欲減退と解釈される場合もあるので注意を要する．

11. 顎の不随意運動

　高齢者に比較的頻繁にみられる顎の異常運動で，特別，物を噛んでもいないのにモグモグと下顎を動かしているのをみることがある．これはオーラルジスキネジアとよばれる顎の不随意運動である．薬剤の長期連用により起こる遅発性ジスキネジアと錐体外路系疾患と考えられる特発性ジスキネジアに分類される．

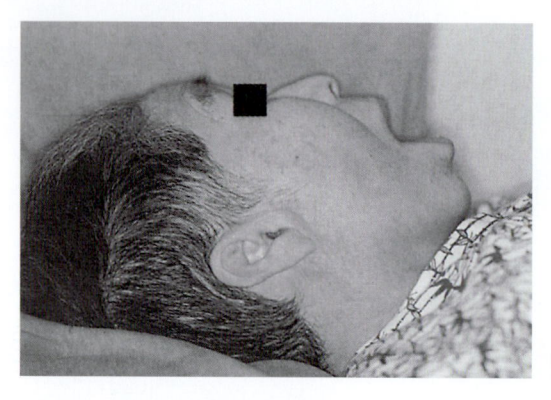

図2-6　習慣性脱臼患者

12. 開口および閉口障害

　口を開けることができないという訴えや症状は，歯科領域の疾患に際して比較的しばしば観察される．一般に開口障害は原因に応じて外傷性，炎症性，関節性，瘢痕性，筋性，神経性，腫瘍性に分類されているが，このうち頻度の高いのは顎関節症に伴ってみられる関節性の開口障害，歯性感染症の波及に伴って認められる炎症性開口障害，顎顔面の外傷による関節突起骨折ないし顎関節の損傷による外傷性開口障害である．稀な場合としては，下顎頭に生ずる骨腫などの腫瘍によって起こる腫瘍性の開口障害がある．この種の開口障害では，顎関節周囲に発症した悪性腫瘍による開口障害も稀にみられ，この場合症状が改善されることなく急性に，しかも確実に増悪する開口障害がみられるのが特徴である．

　開口障害の程度は開口度として表現する．自力で最大に開口したとき（自力最大開口度）に指が何本入るかによって簡単に表現する方法（横指）が古くから用いられていたが，最近では前歯部においてノギスを用いて計測する方法によっている．

　一方，口を閉じることができない場合は開口障害に比べれば臨床上少ないが，頻度が高いのは，あくびや歯科治療時に大きく口を開きすぎたために起こる顎関節脱臼である．このような例では，しばしば習慣性の場合も多い（図2-6）．このほか，口底蜂巣炎に際しての著明な舌の挙上，上下顎の歯槽堤部の腫瘍増大などがあげられる．高齢者では，脳卒中などの支配神経の麻痺によって起こる閉口障害もある．

13. 顎顔面の腫脹

　顎顔面の腫脹は種々の原因によって起こり，その臨床症状もさまざまである．クインケ浮腫のように短時間のうちに急激に発症する場合もあれば，顎嚢胞や良性腫瘍の場合にみられるように緩慢に腫脹する場合もある．腫脹はこの領域に生じる各種の疾患を診断する根拠としてきわめて重要であり，発現の部位，腫脹の範囲，周囲との境界と可動性，硬さ，波動の有無，自発痛や圧痛，発赤などの随伴症状，腫脹増大の速度，また骨の腫脹では羊皮紙様音などにも留意しなければならない．一方，腫脹の消退により疾患の経過を判定することもできる．頻度としては歯性感染

症による腫脹が最も高く，急性感染症の場合には発赤を伴った有痛性の腫脹として短時間のうちに発現するが，慢性感染症でみられる腫脹では，程度も軽く緩慢に発現し視診，触診のみでは腫瘍と鑑別できない場合もある．腫脹の診断に際しては，上述の留意点にそって所見を記録し，画像診断などの所見と併せて診断する．

14. 口内乾燥と口渇

　高齢者においては，若年者に比べて口内乾燥を訴える者が多い．このような場合，1日分の水分摂取量不足や唾液腺の機能低下が起こっていること等が推測され，唾液の排出量が明らかに減少していることも多い．また，睡眠時の口呼吸は乾燥を促し，義歯が唾液の分泌を抑制する場合もある．

　全身疾患や障害によっても口渇が起こる．たとえば，高熱による多量の発汗や糖尿病による多尿に際して，また悪性貧血や鉄欠乏性貧血など全身性疾患の部分症状として，萎縮性の舌炎とともに口渇がみられる場合もある．ミクリッツ病やシェーグレン症候群では，唾液腺の機能が著しく障害されるため口内乾燥症がみられるが，このような場合同時に涙の分泌も減少し，目の乾燥もみられる．さらに，高齢者では多種類の薬剤を服用している場合も多く，抗ヒスタミン剤や制酸剤，降圧剤や向神経薬によって唾液の分泌が著しく減少している場合もある．

15. 味覚障害

　味覚は舌の前2/3では舌神経，舌の後方1/3では舌咽神経によって感じられ，大部分は鼓索神経を経て顔面神経へ伝えられ，最終的には脳幹に入り大脳皮質で味が認識される．このような伝達経路は，なんらかの原因（ウイルスの感染や外傷による神経の切断）によって障害されると，その程度によって味覚異常から消失に至る障害を生ずる．明らかな原因のある場合や器質的な変化を伴う味覚障害とは異なり，原因の不明な味覚障害も少なくない．このような味がわからない（無味症），変な味がする（異味症）などの味覚障害は，明らかに高齢者で高率にみられる．

　加齢に伴って一般的には生理機能が低下するといわれているが，味覚低下は弱いといわれている．しかし，このような異常は単に味覚機能の異常によるのみではなく，咀嚼機能，唾液の分泌，精神的要因，基礎疾患の有無，薬剤の影響など複数の要因が関与して発症することもある．血液のなかの亜鉛が不足すると味覚異常が起こることがいわれており，不足している場合は亜鉛摂取によって改善することがある．

II 高齢者に頻度の高い歯科領域疾患

　歯科領域は機能として咀嚼，嚥下，発音，呼吸に関与し，さらに審美性や表情に

よる意思の表現にも関与している．このような多彩な機能を担うことができるのは，この部を構成する複雑な器官と生理学的機能の制御によるものである．多彩な機能とこれを担う多くの組織と器官の存在は，この領域にきわめて多岐にわたる疾患を発症させる母床となっている．さらに，歯の存在によりこれに関連した疾患が多く発症し，歯性ないしは歯原性疾患という大きな範疇を形成している．歯の存在は歯科領域の疾患を診断するうえで常に念頭におかなければならない点である．歯が直接関与する疾患は，う蝕や歯周病，さらにこれに継発する歯性炎症，先天性ないし後天性の歯原性囊胞，良性ないし悪性の歯系腫瘍などを含めてきわめて頻度が高い．

1. う　蝕

う蝕は歯周病と並び口のなかの二大疾患である．う蝕は歯の表面に付着する歯垢（プラーク）中の細菌により炭水化物を発酵させ有機酸を産生し歯を脱灰させる．発生因子には細菌，食物，時間，宿主があげられる．う蝕原性細菌として *Streptococcus mutans* 菌（連鎖球菌），*Lactobacillus* 菌（乳酸桿菌）などがある．食物では甘味類の頻繁な摂取，長時間歯面に停滞する食品の摂取など食習慣が大きく関与する．時間では，pH 5.5（臨界 pH）以下の口内環境が長時間持続することで，う蝕が発生しやすくなる．宿主に関しては歯と唾液の働きがあげられる．歯ではブラッシングが困難な部位が関連し，唾液では抗菌作用，唾液量，性状などが関連する．

う蝕は種々の基準により分類されている．進行深度による分類では C_1 から C_4 の 4 段階に分類され，C_1 はエナメル質に限局したう蝕で，この段階では痛みは生じない．C_2 は象牙質まで及んだう蝕で冷水痛を生じることが多い．C_3 はう蝕が歯の内部にある歯髄まで波及したもので自発痛を生じる．C_4 は歯冠の大部分が崩壊している状態（残根）で，この状態を放置すると根管を通じて歯の周囲組織まで炎症が波及する．一般的傾向として，歯肉の退縮がほとんどみられない若年者では，咬合面う蝕が発症し，歯肉退縮の進行とともに，成人では隣接面う蝕が，歯肉退縮の著明な高齢者では根面う蝕が多発する傾向がみられる．

う蝕は自然治癒することがないため何らかの治療が必要となる．C_1，C_2 ではレジンや金属による修復が行われるが，C_3 では抜髄が行われることが多い．C_4 では保存不可能な場合が多く，抜歯が適応される．

2. 歯周病

歯周病は歯肉炎と歯周炎に大別され，いずれもう蝕と同様に細菌感染によって発生する．歯肉炎とは歯肉に限局した炎症で，歯の周囲組織である歯根膜や歯槽骨までは炎症が波及していない状態である．この状態では歯肉の発赤・腫脹およびブラッシング時の出血などがみられる（図 2-7）．歯周炎は，炎症が歯肉だけでなく歯周組織にも波及したもので，歯の動揺，出血，排膿などがみられる（図 2-8）．

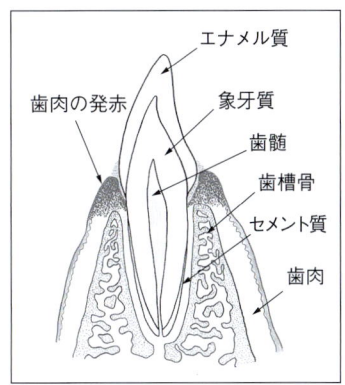

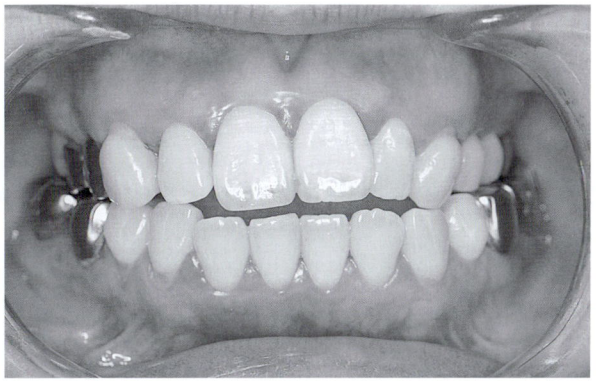

図 2-7　歯肉炎
炎症は歯肉に限局し，歯の周囲組織である歯根膜や歯槽骨まで波及していない．

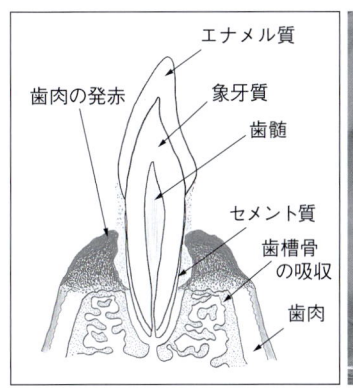

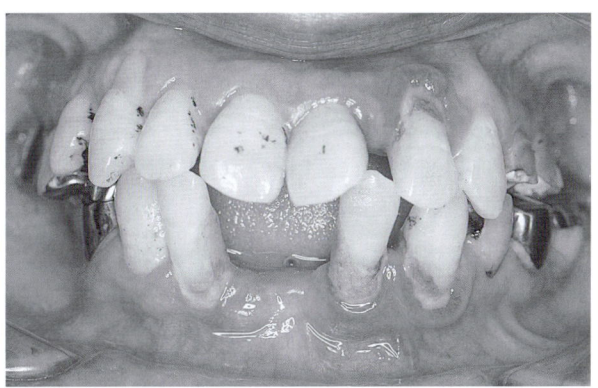

図 2-8　歯周炎
炎症は歯肉だけでなく，歯周組織にも波及する．

　歯周病は加齢とともに増加し，45歳以上では80～90％の罹患率がみられる．
　歯周病の発症には細菌，環境，宿主の因子が関与している．歯周病原性細菌には *Porphyromonas gingivalis*, *Actinobacillus actinomycetemcomitance* などがある．環境では喫煙，歯列不正，ストレスなどがあり特に口のなかの衛生状態が大きく関与する．宿主では遺伝，加齢，免疫異常などがあげられるが，糖尿病との関連も報告されている．
　特殊な歯肉炎として壊死性潰瘍性歯肉炎，慢性剝離性歯肉炎などがある．薬剤の副作用による歯肉肥大もみられ，原因薬剤としては抗てんかん剤（フェニトイン），カルシウム拮抗剤（ニフェジピン），免疫抑制剤（シクロスポリン）があげられている．歯周病原性細菌との関連が注目されている疾患として感染性心内膜炎，誤嚥性肺炎などが近年報告されており，歯周病治療の重要性が認識されつつある．
　治療に関しては，プラークコントロール，歯石除去などが行われるが，健康な歯周組織を維持するためのメインテナンスも重要である．
　高齢者では，歯肉の退縮による歯間空隙の拡大が自浄作用を低下させ，さらに口

内清掃を困難にするとともに，歯周病を増悪させる．歯科介護にあたっては，このような高齢者の特徴を考慮した対応が必要である．

3. 感染症（歯性・非歯性感染症）

　原因としてはう蝕や歯周病からの感染の波及である歯性感染症が圧倒的である．感染症の増悪に際しては，組織間の疎性結合組織（組織隙）へと感染が波及することによって拡大する．これとともに，防御反応として所属リンパ節の炎症が起こる．波及ないし増悪に伴う感染症としては，顎骨内に拡大した場合の顎骨骨髄炎，このうち難治性の慢性下顎骨炎は高齢者にもしばしばみられるものである．顎骨の外側にそって感染が波及すると骨膜炎を発症し，下顎では下顎骨周囲炎の形をとることも少なくない．後方に波及すると翼突下顎隙から扁桃に及び，扁桃周囲膿瘍を形成することもある．口腔底に波及する場合は比較的多くみられるが，疎性結合組織に富むこの部を中心に口底蜂巣炎を発症し，頸部蜂巣炎へと増悪する場合が少なくない．口腔底や顎下部から上頸部，さらに筋肉，血管，神経などの走行にそって下頸部さらに縦隔へと炎症が波及する場合もあり，慎重に経過観察する必要がある．高齢者では，上顎洞が加齢的に発達し洞底と歯との関連性が強くなるため，う蝕ないしは歯周病の継発症として歯性上顎洞炎を併発することも稀ではない．

　一方，外傷に合併する感染症や唾液腺炎などの非歯性炎症も少なくない．放線菌症，結核，梅毒などの特殊性炎も稀に認められる．

　治療法としては，全身療法として抗菌剤の内服や点滴を行いながら安静と栄養管理を行う．局所的には刺激の除去をはかるとともに歯性炎症では原因歯の治療を行う．薬物療法に加えて，しばしば行われるのが外科療法である．特に，膿瘍形成がみられる場合には適切な切開時期を選択しつつ膿瘍切開を行うことが，感染症の急速な改善をもたらす．嫌気性菌による重症感染症では，積極的な切開が有効となることも多い．さらに高齢者に比較的多くみられる難治性の慢性下顎骨炎では病巣の掻爬や下顎骨外側皮質骨除去手術も行われる．

　近年，高齢有病者が増加しているが，抵抗力の低下をもたらす全身疾患を有している場合，感染の長期化や急速な増悪をもたらし，死に至る症例もあることに留意する必要がある．病臥中の高齢者では，弱毒菌による日和見感染やメチシリン耐性ブドウ球菌（MRSA）による院内感染には特に注意すべきである．

4. 外　傷

　一般に顔面外傷の頻度は高いが，顔面下部である歯科領域は特に外傷の多い部位である．単に転んだときの皮膚擦過傷や口唇裂創などの軟部外傷から重症なものでは，交通事故などによる顔面の多発骨折がある．また，舌や頬部の咬傷や幼児の転倒に際しての口蓋穿孔も比較的多い外傷である．この領域の外傷では歯に関連する

外傷，たとえば歯の脱臼や脱落，歯の破折などを合併することが多い．

顎骨骨折を中心とする外傷の原因は，一般的には交通事故が最も多いが，活動の低下した高齢者では少なく，むしろ歩行中の転倒が多くなる（図 2-9）．しかもこのような事故は，必ずしも屋外とは限らない（図 2-10）．高齢者，特に女性では骨粗鬆症に罹患している割合が高く，ちょっとした原因で骨折が容易に起こりうる．

歯科領域の骨折には下顎骨骨折，上顎骨骨折，さらに頬骨骨折などがある．症状としては，部位や程度によっての相違があるものの，骨折部の痛みや腫脹，出血による皮膚や粘膜の変色，顔の変形，咬合異常とそれに伴う咀嚼障害などがあげられる．骨折が上顎洞壁に及ぶと鼻出血や眼球突出をきたすこともある．

治療法としては，骨折部を正しい位置に戻して固定（整復固定）することが基本であり，観血的方法と非観血的方法がある．前者では骨折部を露出して整復し，金属プレートや金属線で結紮固定する．後者では，骨折部が癒合するまで上下顎を金属線を用いて固定（顎間固定）し安静に保つのが一般的な方法である．顎間固定は残存歯を利用するため，無歯顎や残存歯の少ない高齢者では困難を伴うことが多く，観血的な整復固定で処置する場合が多くなる．術後の顎間固定を行うのか，あるいは顎間ゴムによる顎間誘導を行うかは，骨折の状態によって判断する．

5. 囊胞性疾患

顎骨内に発生する囊胞と軟組織に発生する囊胞とに分類され，それぞれがさらに歯原性囊胞と非歯原性囊胞に分類される．顎骨に発生する歯原性囊胞としては，高齢者では少ない濾胞性歯囊胞（含歯性囊胞）と，高齢者でも頻度の高い歯根囊胞（慢性根尖性歯周炎の 1 型）とがあるが，後者では比較的稀な残留囊胞を除けば歯を失っ

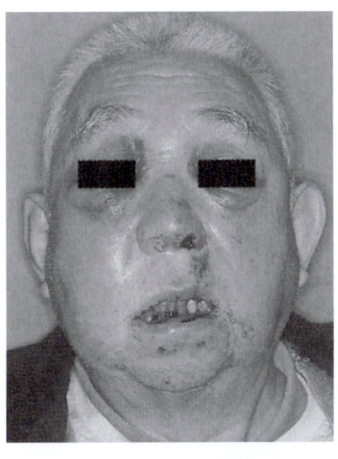

図 2-9　転倒による高齢者の外傷例

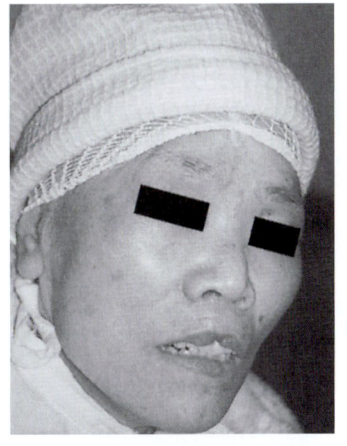

図 2-10　老人性認知症患者の徘徊時転倒による顔面外傷痕

た高齢者にはみられない．
　一方，非歯原性の顎骨囊胞は先天性の顔裂性囊胞と慢性上顎洞炎の根治手術に発症する術後性上顎囊胞，さらに偽囊胞に分類される．
　軟組織に発生する囊胞では，代表的なものとして粘液囊胞やガマ腫などの貯留囊胞，口底部に発症する類皮ないし類表皮囊胞，先天性頸囊胞があげられるが，歯原性および非歯原性囊胞ともに若年者を中心に発症するため，高齢者ではきわめて稀である．囊胞の治療法としては，開窓術，開放術，摘出術など外科的に対応する．

6. 腫瘍性疾患

1）腫瘍類似病変

　真の腫瘍ではないが，一見すると腫瘍によく似たものをいい，多くは炎症によって生じるものである．このなかにはエプーリス，その一つである義歯性線維腫（図2-11），口蓋隆起や下顎隆起などの外骨症などが含まれる．義歯性線維腫は高齢者に頻度の高いものである．治療法としては，切除または部分的削除がある．

2）腫　瘍

　歯科領域の腫瘍は，発生に関して歯が関連している歯原性腫瘍と，歯とは関係ない非歯原性腫瘍に大別され，それぞれの腫瘍は上皮性腫瘍と非上皮性腫瘍，さらに良性腫瘍と悪性腫瘍に分類される．
　歯原性腫瘍の範疇に属するものでは，良性の上皮性腫瘍としてはエナメル上皮腫や歯原性石灰化上皮腫などが代表的なものであり，良性非上皮性腫瘍としては，セメント質腫，歯原性線維腫など組織像に特徴ある多彩な歯原性腫瘍が含まれている．さらに，歯牙腫などの歯原性混合腫瘍といわれる腫瘍もこの範疇に属している．歯原性の悪性腫瘍は一般にきわめて稀である．歯原性腫瘍はいずれも先天性の腫瘍ないしはこれと関連したものであり，高齢者で問題となることはほとんどない．
　一方，非歯原性腫瘍は高齢者になるとともに頻度が高くなる．上皮性腫瘍と非上皮性腫瘍に分類され，さらに良性腫瘍と悪性腫瘍とに分けられる．高齢化に伴って特に癌腫の頻度が高まるのは身体のほかの部位と共通する．

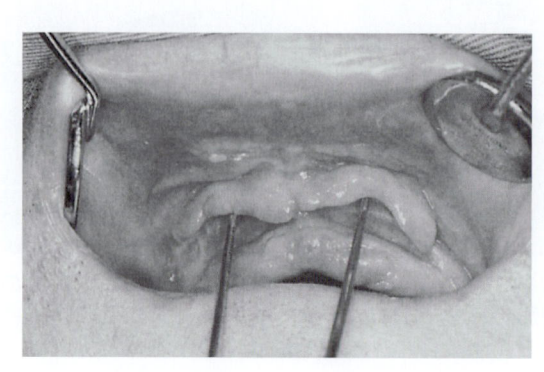

図2-11　好発部位である上顎前歯部にみられた義歯性線維腫

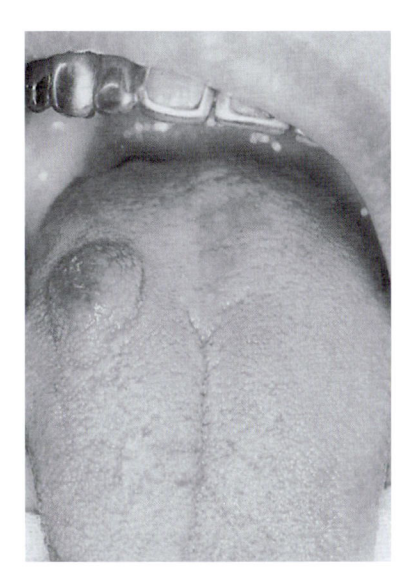

図 2-12 舌に発症した血管腫
舌は血管腫の好発部位である．

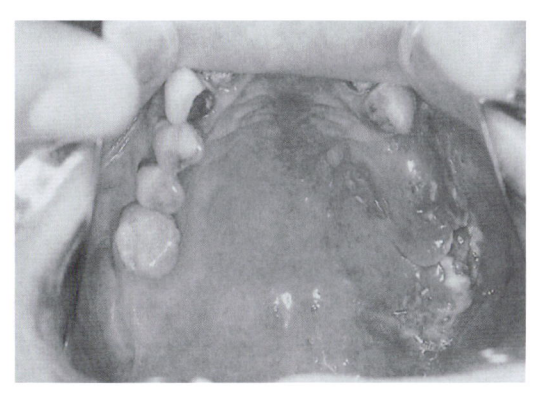

図 2-13 高齢者の上顎癌

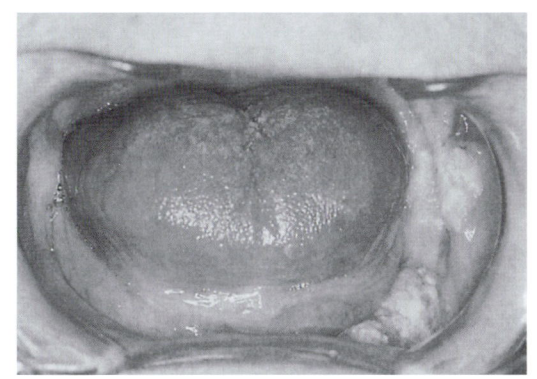

図 2-14 義歯不適合を訴えた高齢者の義歯床下にみられた歯肉癌

　良性腫瘍は，身体の他の部位にできるものと同一のものであり，きわめて種類が多い．歯科領域はこれらの腫瘍が特にできやすい部位であり，上皮性の乳頭腫，非上皮性の血管腫（図 2-12），リンパ管腫，筋腫，骨腫，軟骨腫，脂肪腫，線維腫，神経系の腫瘍などがあげられる．治療法は，血管腫を除けば摘出あるいは切除である．
　口腔癌は，この領域の悪性腫瘍の大部分を占めるものであり，しかもほとんどは口腔粘膜上皮から発生する扁平上皮癌である．口腔癌は部位によって口唇癌，舌癌，口底癌，上顎癌（図 2-13），頰粘膜癌，歯肉癌などに分けられるが，舌癌の発生頻度が最も高く口腔癌の約 50％を占める．このほか，唾液腺に由来する腺癌などもみられる．
　臨床的には，義歯などによる慢性的刺激が関与していると思われる症例も少なくなく，一方，白板症や紅斑症などの前癌病変から癌化したと思われる症例も多い．このため，高齢者では定期的な検診が必要である．筆者の経験した症例として，義歯が合わないと訴えている高齢者を診察したところ，義歯の直下の歯槽堤粘膜に癌がみられた例（図 2-14）があった．
　表面の特徴から臨床的に白斑型，肉芽型，腫瘤型，びらん型，潰瘍型，粘膜下硬

結型などに分けられており，その臨床的特徴は，いずれも硬結を伴っており発育が速く，治癒傾向がまったくないという点である．また，頸部のリンパ節に転移する．
　口腔癌の重症度（進展度）は，ほかの部位の癌腫と同様UICC（国際対癌連合）のTNM分類（T：腫瘍の大きさ，N：リンパ節転移の程度，M：遠隔転移の有無）によって記載するのが標準化されている．治療法は発症部位や病期（TNM分類：Stage分類），組織型などの総合的診断に基づいて決定するが，一般的には手術療法，放射線療法，抗癌剤による化学療法，免疫療法，さらに温熱療法を適宜選択し，単独あるいは組み合わせて治療する．

7. 顎関節疾患

　顎関節にかかわる疾患は，顎関節症を中心に近年きわめて増加している疾患であり，高齢者においても同様の傾向が認められる．疾患の種類としては，一般的分類として発育異常，外傷，顎関節炎，腫瘍，顎関節症，顎関節強直症があるが，高齢者に関連のほとんどないもの，あるいはきわめて稀なものを除けば，顎関節突起骨折や顎関節脱臼などの外傷，顎関節炎，特に全身性としてのリウマチ性顎関節炎や痛風性顎関節炎，頻度の最も高い顎関節症などがあげられる．
　顎関節は，加齢に伴って関節窩，下顎頭ともに扁平化ないし平坦化し，関節円板の硝子化により関節腔の狭小化が起こるといわれ，歯の喪失や咬合高径の低下を要因とした顎関節症の発症を促進する状況をつくり出す．したがって，高齢者の顎関節症治療では義歯を含めた咬合のチェックと咬合の再構築が不可欠となる．
　顎関節症は筋肉，顎関節円板，顎運動，精神的因子などの症状および所見によりⅠ～Ⅴ型に分類されている．治療法は抗炎症性鎮痛剤，筋弛緩剤，ビタミン剤，精神安定剤の投与，咬合の精査に基づく咬合調整，咬合挙上副子の装着などがある．

8. 口腔粘膜疾患

　きわめて多種多様な疾患を包含する疾患群であり，その範囲および定義を厳密に規定することは困難である．ここでは高齢者に頻度の比較的高い疾患を解説する．

1）扁平苔癬

　角化性で炎症を伴う難治性の病変で，両側性に発症することが多い．頬粘膜が好発部位であり（図2-15），舌，口底さらに口唇にもできやすい．典型的なものでは白いレース状の角化性病変で，しばしば紅斑やびらんを呈し，接触痛や食物がしみたりする．かつては癌になることは稀であるといわれたが，近年癌を発症する症例が注目され，前癌病変と考えられるに至っている．原因は不明であるが，アレルギー，特に歯科用金属に対するアレルギー，ストレスなどの精神的因子，さらに代謝障害などの関与が考えられている．歯科用金属によるアレルギーが疑われる場合は，原因と思われる金属を除去する必要がある．治療法としては副腎皮質ステロイド含有

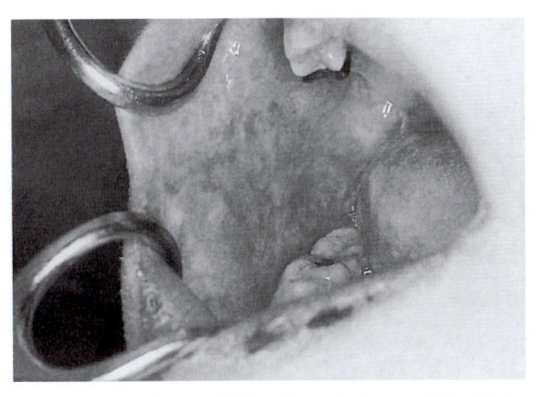

図 2-15　両側の頬粘膜，舌に発症した扁平苔癬 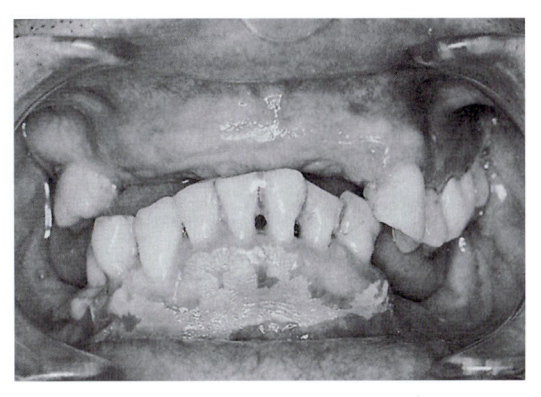　　図 2-16　下顎前歯部に発症した白板症

軟膏が多用されているが，使い方を誤るとかえって増悪させるので，注意が必要である．全身的な薬物療法として抗炎症性鎮痛剤，ビタミン剤や抗アレルギー剤，さらに精神安定剤などが使用される．

2）白板症

　紅斑症とともに前癌病変の代表的な病変で，口腔粘膜，特に頬粘膜や舌，ときに歯肉にもみられる角化性病変（図 2-16）である．比較的頻度も高く，かなりの割合（特に舌にできたもの）で癌化する．原因は不明だが，喫煙やアルコールによる刺激，義歯などによる慢性の機械的刺激や歯科用金属から発生する微弱なガルバニ電流，ビタミン A や B の不足などがあげられている．

　治療法は，ビタミン A の投与や喫煙を中止することにより治癒することもあるが，癌化の可能性が強いので切除するのが最良である．また，切除標本は癌化の有無を調べるため，必ず病理組織検査しなければならない．

3）紅斑症

　舌や口蓋，頬部や口底粘膜にみられる鮮紅色をした紅斑で，白板症とともに前癌病変の一つである．頻度は低いものの，癌化する率は白板症より数倍高いといわれる．治療法としては，切除が第一選択となる．

4）口腔カンジダ症

　口腔カンジダ症は高齢者に関連の強い疾患であり，口内の常在菌である *Candida albicans* の異常増殖により発症する．この菌は抗菌薬による菌交代現象の結果や全身疾患，たとえば重症糖尿病や癌末期などのために免疫力の低下が起こっている場合，さらに高齢者における抵抗性の低下時などで増殖する．また，高齢者では通常でも義歯を使用した場合，また，口内の清掃が悪い場合には，特に検出率が高くなるといわれる．このような場合，口から肺への感染を起こし致死性になる可能性があるカンジダ性肺炎を続発することがあり，介護面でも問題となる疾患である．

　口腔カンジダ症は，多くの場合，白い偽膜様の白苔が粘膜の表面に広範囲に付着

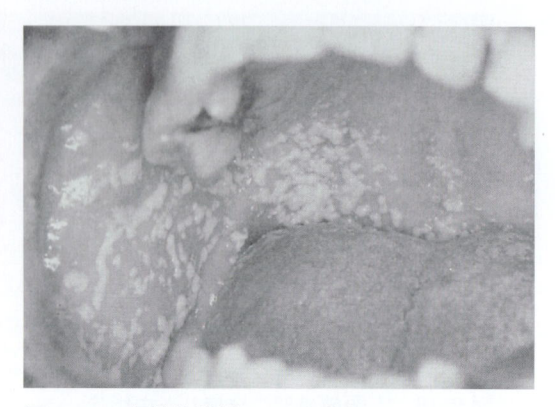

図 2-17 急性偽膜性カンジダ症
白苔は容易に除去できる．

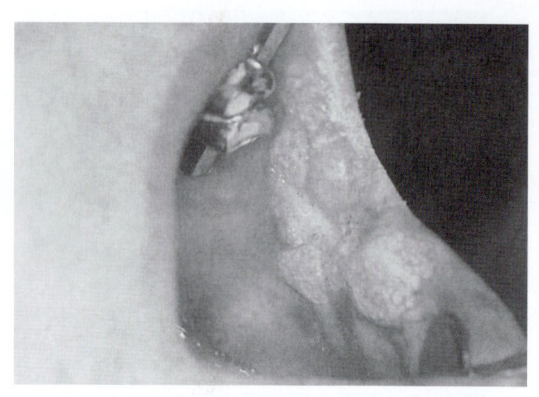

図 2-18 両側頰粘膜に発症した慢性肥厚性カンジダ症

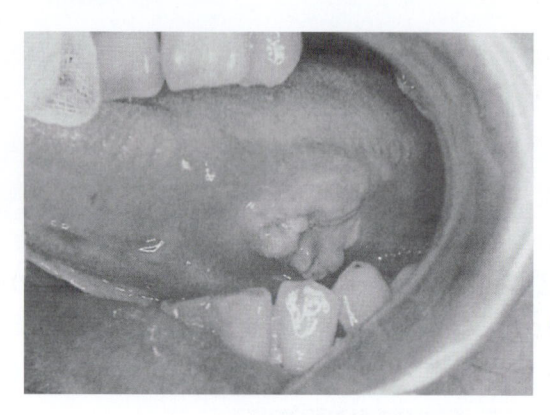

図 2-19 歯の鋭縁により生じた褥瘡性潰瘍
しばしば癌との鑑別を要する．

する．急性偽膜性カンジダ症として発症（**図 2-17**）するが，稀に剝離しない白斑からなる慢性肥厚性カンジダ症（**図 2-18**）もみられる．いずれにしろ，医師や介護者が見落している場合が少なくないので注意を促す必要がある．治療は体力の増強，基礎疾患の治療，抗菌剤の中止など原因の除去が基本であるが，局所療法としてポビドンヨード系含嗽剤やアムホテリシンＢなどの抗菌剤の使用が有効である．

5）褥瘡性潰瘍

　慢性の機械的刺激により生じた口腔粘膜の潰瘍をいい，不適合義歯やう歯の鋭縁による持続的な外傷により発症する（**図 2-19**）．通常は浅い潰瘍であるが，経過の長い場合では深い潰瘍を形成したり，ときに硬結を伴うこともあり，癌との鑑別を要することもある．刺激となっている義歯を調整したり，歯の鋭縁を削るとほとんどの場合，短期間で自然に治癒する．治癒を促進させるために副腎皮質ステロイドホルモンを含む軟膏や抗炎症効果のあるアズレン系の含嗽剤が使われる．

9．神経性疾患

　歯科領域を支配する神経は，交感神経，副交感神経，三叉神経，顔面神経，舌咽神経，舌下神経などの脳神経である．これらの神経に関連して，知覚神経に関して

は神経痛と知覚麻痺が，また運動神経に関しては麻痺と痙攣が発症する．頻度の高いものとしては，三叉神経痛と顔面神経麻痺がある．これらはともに中高年を中心に好発する．

1) 三叉神経痛

電撃痛を特徴とする真性三叉神経痛と，ほかの器質的変化に随伴して発症する仮性三叉神経痛に分類されるが，後者は真の意味での神経痛ではない．真性三叉神経痛の原因としては，近年神経幹の脳内血管による圧迫が原因とする説が有力であり，これに基づく血管減血術（ジャネッタ手術）が根治的外科療法として定着しつつある．古典的な治療法としては，抗痙攣剤の投与，理学的治療，外科療法の一つである神経切断および同様の意味をもつアルコールによる神経ブロックなどがある．

2) 顔面神経痙攣

顔面神経は歯科領域では主として表情筋を支配しているが，顔面神経痙攣はこれらの筋の一部に不随意に起こる痙攣である．痙攣には顔面がピクピク痙攣する間代性痙攣と強直性痙攣がある．前者は顔面チックともいわれる．治療法は薬物療法，理学療法に加え三叉神経痛の外科療法と同様，減圧手術による根治的治療が行われる．

3) 顔面神経麻痺

頻度が高く日常臨床でもしばしばみられる疾患である．原因によって中枢性のものと末梢性のものに分類される．一般に女性に多く，40歳以上に頻度が高いといわれる．高齢者とは関連の高い疾患の一つである．中枢性の原因には，脳腫瘍，脳炎，脳出血などの疾患があげられる．一方，末梢性のものはベル麻痺ともいわれ一側性に発症するが，顔面神経麻痺のなかで最も頻繁にみられるものである．原因としては，頭蓋内病変や耳疾患に加えて外傷があげられるが，最も頻度が高いのは寒冷によるものである．症状は，表情筋の麻痺により半側の顔面が弛緩し，また閉眼ができず白眼となる．治療法はステロイド，ビタミン剤，ATP製剤などによる薬物療法，神経ブロック療法，外科療法，補助的療法として理学療法などが行われる．

4) 口腔心身症

口腔心身症は，単独の疾患ではなく多くの疾患ないしは多彩な病態を含む症候群であり，身体症状を主とするものの背景に心理的な因子の関与が認められるものあるいは神経症をいい，近年頻度が高く注目されている．顎関節症の一部，舌痛症，口臭症，歯科治療恐怖症，義歯不適応症，味覚異常症，セネストパチーなど口腔の広い範囲に症状が発現する．これらのなかには高齢者に関係の深いものが多い．

5) その他の神経疾患

症状の項で述べた味覚障害やオーラルジスキネジア，末梢知覚神経の損傷後に発症し灼熱痛を特徴とするカウザルジアなどがあげられる．

III 高齢有病者の歯科的問題点

　歯科介護の対象となる高齢者では，必然的に有病者が多くなる．統計によれば，年齢別受療率は，入院では15～19歳以上の階級では年齢が高くなるに従って高くなり，85歳以上で最も高くなっている．一方，外来受療率は15～19歳で最も低く，20～24歳以上の階級では年齢が高くなるに従って高くなり，75～79歳でピークを示し，80～84歳以上ではむしろ逆に低くなっているといわれる．

　高齢化に伴うもう一つの特徴は，高齢有病者においては多くの疾患を合併している例が増加することであり，このことは有病者の通院を困難とし，歯科治療に際しての全身的偶発症を増加させる要因となっている．このため，高齢有病者に対する歯科治療は現在でも忌避させる傾向にあり，在宅歯科医療が積極的に推進されているにもかかわらず，その効果が十分上がっているとはいいがたい．いうまでもなく，高齢有病者では自身による口内清掃も不備であり，新たなう蝕の発生やその継発症，歯周病の悪化は必然的とさえいえる．高齢者におけるQOLを保つには，歯科介護は不可欠で，その前提として高齢有病者に対しても積極的な歯科治療が必要である．

　歯科介護を行う際は，基礎疾患を含めた要介護者の全身状態を把握する．この項では，高齢者に特に頻度の高い疾患を取りあげ，歯科的問題点について簡単に記述した．なお，各疾患についての詳細な情報は内科学の専門書を参照されたい．

1. 高血圧症

　一次性（本態性）と二次性高血圧症があるが，圧倒的に一次性高血圧症が多い．診断基準については，近年，改訂が行われている．歯科的に問題となるのは，抜歯など観血的処置を要する場合の管理である．検診制度が発達した今日，ほとんどの患者は降圧剤の投与を受けているが，きちっと服用していないなど，病識のない患者には特に注意する必要がある．合併症の有無による重症度の判定については，担当医から十分情報を得ておく必要がある．降圧剤として使用頻度の高いCa拮抗剤（ニフェジピン）の長期連用によって歯肉増殖症を起こすことについては前述した．

2. 心疾患

　心疾患の種類はきわめて多いが，このうち頻度の高いこと，また歯科治療上危険性の高いことを考えると，虚血性心疾患が最も重要である．観血的処置を要する場合の重症度の判定には，NYHAの心機能分類が用いられることが多い．また，治療中に狭心症や心筋梗塞を起こしたときの対応法を修得しておくことも大切である．

　弁膜症に対する外科的処置として，近年増加している弁置換術後患者に接する機会も増加しているが，このような患者では，循環動態の把握，置換弁心内膜炎発症

の予防，抗凝固剤投与による術後出血のコントロールの問題がある．

3. 脳血管障害

　脳血管障害は，脳（実質）の循環障害によって何らかの神経精神症状を呈する病態をいい，①脳梗塞，②頭蓋内出血，③一過性脳虚血，④高血圧性脳症，⑤原因不明の発作，⑥その他，に分類されている．かつては，死因の第1位であったが現在は第4位である．また，高齢化に伴って脳梗塞による死亡が増加しつつあるのも近年の特徴とされる．いうまでもなく，高血圧症と密接な関連を有する疾患である．したがって，これらの患者では高血圧症に関連した合併症を有することが多く，特に虚血性心疾患などの合併の有無に留意しなければならない．

　古くから馴染みのある脳卒中という言葉は，脳血管障害とほぼ同義語として使われているが，脳卒中の後遺症である片麻痺（右麻痺，左麻痺），失語症，失行，失認，精神症状（人格障害，感情失禁，記憶力の低下など）などの症状はいずれも介護上きわめて困難な状況であり，次項で述べる老人性認知症の一型として歯科介護を最も必要とする疾患の一つである．一方，クモ膜下出血や脳内出血などの頭蓋内出血や高血圧性脳症は，高齢有病者の歯科治療に際しての偶発症としてきわめて重要である．発症時には緊急性を要するため，応急的な対応を十分習得しておく．

4. 老人性認知症

　初老期にみられる認知症にはアルツハイマー病とピック病があり，老人性認知症としては脳血管性認知症とアルツハイマー型老人性認知症があげられる．アルツハイマー病とアルツハイマー型老人性認知症（老年認知症）は，発症年齢に差があっても病理学的には同一の所見を呈することからアルツハイマー型認知症と総称することが最近の傾向である．いずれも基本的には治療法がなく対症療法と合併症への治療のみであり（近年ではアルツハイマー病に対しアセチルコリンエステラーゼ阻害剤が用いられることもある），歯科介護を含めて総合的なケアを最も必要とする疾患の一つである．また，以前から歯の喪失と認知症の関連の可能性が指摘されており，アルツハイマー病の危険因子として歯の喪失をあげる研究報告もある．

　脳血管性認知症は，わが国の老人性認知症の大部分を占め，脳動脈硬化を主体とする血管障害により発症するため脳動脈硬化性認知症ともよばれた．女性より男性に多く，一般に急性に発症し，片麻痺や言語障害などの神経症状を伴うことが多い．脳底部の動脈硬化と両側性の梗塞巣が特徴である．一方，アルツハイマー型老人性認知症は欧米に多く，潜行性に発症し緩徐な経過をとる原因不明の疾患である．脳の神経原線維変化と老人斑，脳回の萎縮と脳室拡大を病理学的特徴とし，進行性認知症を主徴とする．老人性認知症患者の取り扱い上の留意点としては，合併症の有無とその重症度，認知症の種類とその程度を知ることが重要である．認知症の程度

を判定するための問診表や判定基準としては，長谷川式痴呆診査スケール，CDR（Hughes, 1982）などがある．また精神症状や異常行動などの障害の程度，伝達障害（知性の欠如にもとづく伝達障害の存在）に留意しなければならない．

歯科治療に際しての留意事項を具体的にあげれば，(1) 治療は愛護的に行う，(2) 多くの場合，次善的にならざるをえない，(3) 複雑，長期間ないし時間を要する治療は不可，(4) 処置方針は医学的な妥当性を重視するより痴呆という特殊な状況を十分配慮したうえで行う，(5) 麻酔は麻酔剤に応じた最も安全な方法と最少量で最大の効果をうるように工夫する，(6) 記憶力，判断力，理解力の低下を考慮し，術後の合併症や偶発症を防止，(7) 介護者の理解と協力を得る，などである．

5. 糖尿病

糖尿病は生活習慣病の代表であり，罹患率はきわめて高く近年急増しており，高齢になると頻度も高くなるといわれている．直接的原因はインスリンの絶対的ないしは相対的不足であり，従来インスリン依存性糖尿病とインスリン非依存性糖尿病に分類されていたが，1999年に日本糖尿病学会により診断基準と分類の改訂が行われた．その病型分類では，糖尿病は，1型，2型，その他の特定の機序，疾患によるもの，妊娠糖尿病の四つに大別される．診断基準では空腹時血糖値が≧140 mg/dL から 126 mg/dL に引き下げられている．わが国では2型糖尿病患者が糖尿病患者の多くを占めるといわれている．症状は，全身倦怠，多尿，知覚異常，皮膚化膿症，体重減少，アセトン臭などであり，歯科領域の関連症状として多飲多食と口渇があげられる．さらに，重症糖尿病では意識障害や昏睡を起こす．高齢者では罹患期間が長いため二次的合併症を発症するが，特に糖尿病の三大合併症といわれる糖尿病性網膜症，糖尿病性腎症，糖尿病性神経障害を中心に慢性合併症が増加する．

歯科臨床上最も問題となるのは，易感染性と感染症の重症化である（図2-20）．このため，糖尿病患者ではしばしば高度の歯周病が観察される．本疾患では脱水，栄養障害，多核白血球や食細胞の機能障害により感染に対する抵抗性が減弱し，ひ

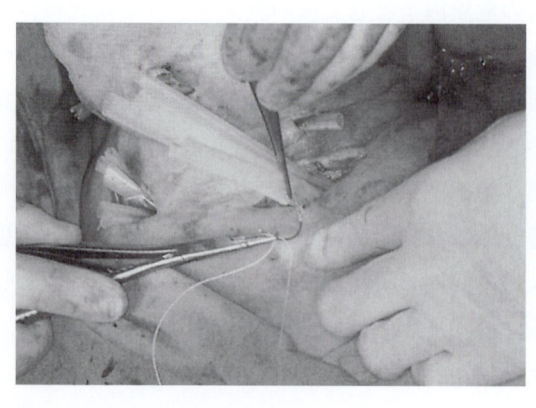

図2-20 高齢糖尿病患者に発症した重篤な口底頸部蜂巣炎
頸部の切開により排膿をはかっている．

とたび感染すると重症化しやすい．抗菌剤の発達した今日でも救命できない症例が報告されてる．一方，感染症が発症するとこれを契機として糖尿病患者の代謝調節が悪化し，糖尿病自体のコントロールをしばしば困難にするが，このことがさらに感染症を増悪させるという悪循環を招く．したがって，重症度と合併症の有無やコントロールが良好かどうかなど担当医師から十分な情報を得ることが重要である．合併症なく良好なコントロール下にある患者では，健常者と同様に対処でき歯科臨床上ほとんど問題ない．合併症として心臓血管系に障害のある患者への外科的処置や，肝障害や糖尿病性腎症を有する患者では投薬に慎重な配慮が必要である．

6. 肝硬変

肝硬変は肝病変の終末像であり，肝炎とともに頻度の高い病態である．総死亡数に対する率は 2.3％だが，近年著しく増加している．臨床症状に乏しいが門脈圧亢進症，肝性脳症などに進展すると各種症状を発現する．分類としては臨床的，成因的，形態学的分類があり，臨床的には代償性，非代償性に分類，また Child 分類もある．成因的には肝炎後性，アルコール性などに分類，さらに形態学的には長与・三宅分類がある．原因として B 型や C 型肝炎とアルコール性肝炎が重要だが，特に C 型肝炎は慢性化しやすく 20～40％が肝硬変に移行するといわれている．このため，近年歯科臨床で C 型肝炎後の肝硬変に遭遇する機会が漸次増加傾向にある．

歯科的問題点としてまず大切なのは，ウイルス性，特に HBV ないし HCV に関連する肝硬変では，要介護者からの感染に注意するという点である．次に，肝硬変では，肝でのタンパク合成低下により凝固因子（特にプロトロンビン）の合成が低下するが，脾腫大のため血小板も減少し，両者があいまって出血傾向を示す．このため歯肉出血をきたしやすく，重症な場合では粘膜や歯肉に自発出血を起こす．抜歯などの観血的処置は，術前の慎重な検討が必要である．慢性肝疾患では，プロトロンビン時間（PT）延長は進行した肝硬変への経過を示唆する．このため，PT-INR が 3 以上の場合は観血的処置は困難となる．また，血小板数は 10 万/mm^3 以上で手術可能，6～10 万/mm^3 で場合により血小板輸血を行う．5 万/mm^3 以下は手術不可とされる．患者はさらに感染症に対しての抵抗力が低下し重症化しやすい．肝硬変があるため，投薬は消極的になりがちだが，抗菌剤は必要かつ十分に投与する．肝性脳症のある場合は鎮痛鎮静剤は禁忌とされる．

7. 腎透析患者

透析患者は年々増加傾向にあり，近年技術の急速な改良により，10 年以上の透析患者も増加しつつある．このため，高齢患者が急増している反面，糖尿病性腎不全などの合併疾患を有する患者は増加しているといわれる．

透析療法は間欠療法であるため，患者は漸次腎不全状態にさらされており，また，

長期間にわたって透析療法を受けている患者では，なんらかの合併症を有するのは通常といわれる．透析患者では，免疫能の低下による易感染性と重症化が起こりやすい．薬剤の排泄機構に問題があるため，抗菌剤など長期投与例では蓄積による副作用を起こし，また，逆に透析による有効血中濃度の低下を起こす．したがって，相反する面への複雑な配慮が必要となる．しかし，歯科治療では通常投与期間が短いため，適正なコントロール下にある合併症のない安定期の透析患者においては，健常者とほぼ同様に投与することが可能である．観血的処置の時期としては，不均衡症候群と抗凝固剤による出血傾向亢進への配慮から透析当日は避け，安定期である翌日に行うのが原則である．

　透析患者は定期的に担当医を訪れるため，相互連絡が容易である点は唯一の利点である．重症例では入院加療を含め透析施設のある総合病院の歯科にゆだねる．

8．肺　炎

　肺炎は，肺炎球菌を中心にブドウ球菌，クレブシエラ，インフルエンザ菌，大腸菌，緑膿菌，リケッチア，インフルエンザウイルスなど多彩な微生物の感染による肺実質の急性炎症性疾患である．症状は発熱，呼吸困難，痰や咳，胸痛など全身のものが強い．通常は早期における抗菌剤の投与により寛解するため，近年その発症は低下しているといわれるが，死亡率は全死亡者数の8％前後を占めており，死亡率からみるかぎり重要な疾患の一つである．さらに，注目すべきデータとして，年齢別の罹患率があげられるが，60歳以上で増加傾向がみられ，80歳以上では著しい上昇がみられる．このことから肺炎は高齢者の疾患であるともいわれる．また，特に糖尿病，免疫抑制状態などの高齢者では重症化することが指摘されている．

　肺炎は，日常生活のなかで発症する市中肺炎，医療機関，とくに病院内で感染する院内肺炎，さらに誤嚥による誤嚥性肺炎に分類されているが，歯科介護の観点からきわめて注目すべきことは，高齢者に発症する肺炎のうち，誤嚥性肺炎がかなりの高率を占めていることである．誤嚥性肺炎は，嚥下反射の低下により慢性的にみられる誤嚥と，排出困難により口内細菌が気管内に流入，停滞することで発症する．このことから，肺炎や肺膿瘍の起炎菌として，バクテロイデスやペプトストレプトコッカス属などの口内常在菌が重要な意味を有することが指摘されている．つまり，たとえ不顕性誤嚥を起こしても，起炎菌である口内細菌が少なければ誤嚥性肺炎を発症する確率は確実に低下するはずであり，このことから摂食嚥下訓練はもとより歯科介護の重要性はきわめて高い．

3章 摂食嚥下障害

　摂食嚥下障害に対する処置としては，安全な経口摂取を目的とした訓練法と代償的方法および経管栄養法や胃瘻，中心静脈栄養法などの代替栄養摂取法がある．本章では経口摂取を安全に行うためのリハビリテーション法を中心に述べる．また医学的な立場からは，手術や投薬などのいわゆる「治療」も考慮されるべきであるが，現状では有効な方法は確立していないためここではふれない．

I　経口摂取の意義

　まず食品の役割について考えてみよう（表3-1）．
　食品の一次機能は，生命を維持するための栄養保持機能，二次機能は知覚・感覚的な効果，すなわち満腹感や充足感，幸福感などである．また食品は生体防御や体内リズムの調節，老化防止，疾患の予防に役立っている．そのため，経口摂取が障害されると以下のような問題が出現する（表3-2）．第一は食事に伴う充足感や満足感の消失，第二は日常的な活動性の低下である．栄養保持は経口摂取以外の方法（胃瘻や中心静脈栄養法など）でも可能であるが，心の充足感は得られない．そのためか，長い間口から食べることができなかった患者が，「口から食べてよい」といわれたときの喜びは大きい．生活の質（QOL）の改善のためにも，可能なかぎり経口摂取を続けさせたいものである．摂食嚥下障害がさらに重篤になると，誤嚥性肺炎，低栄養，生命維持機能の低下などが発現する．

表3-1　食品の役割
1. 栄養の保持（生命の保持）
2. 感覚的な作用（知覚応答機能）
3. 生体調節機能
　1) 生体防御，体内リズムの調節
　2) 老化防止，疾患の予防
　3) 疾病からの回復促進

表3-2　摂食機能障害による問題点
1. 食事に伴う喜びや満足感の消失
2. 日常生活の活動性の低下
3. 誤嚥性肺炎，免疫力の低下など
4. 低栄養，脱水による生命維持困難

II 摂食嚥下動作の臨床的な分類

　摂食嚥下障害のリハビリテーション法を考えるために，まず摂食嚥下動作を分類しておこう．なお，ここでは「摂食」は食物を口から食べ，胃に送り込む動作の全行程をさすものとし，「嚥下」は摂食動作の一部とする．
　従来の考え方では，摂食嚥下運動は以下のように区分されていた（4期モデル）．
　(1) 嚥下の準備期（口腔準備期，咀嚼期）：嚥下を行うための準備期と理解されている．咀嚼を要しない液体などでは，この期は省略されていると考えられていた．
　(2) 嚥下の口腔期（口腔送り込み期）：食塊を口腔から咽頭に送り込む時期．
　(3) 嚥下の咽頭期：嚥下反射によって誘発される不随意運動で，咽頭腔に入った食塊が，食道入口部を通過するまで．嚥下動作の中心となる時期．
　(4) 嚥下の食道期：食道入口部から噴門部に至るまでの過程．
　この(1)〜(4)の分類は，狭義の嚥下運動からみた食物の移動を示しているが，これだけでは「口から食べる」という摂食動作の全体を把握しているとはいえない．そこで，筆者は臨床的には摂食動作として以下の区分けが適切と考える（表3-3）．
　(1) 認知期：食品を食物として認識する時期である．外観や触感，においなどの刺激を認識，統合し，食物であるとの判断を下す．物事を認知するのは大脳であるから，この時期の障害は認知症などの中枢神経系の異常によって起こることが多い．
　(2) 捕食期：認知した食物を手指や器具（スプーン，箸など）で口に運ぶ時期である．手指の異常や口唇閉鎖の異常を示す中枢性・末梢性の疾患と筋萎縮性側索硬化症などの神経・筋異常が，この時期の障害の原因疾患と考えられる．
　(3) 食塊形成期：嚥下するのに適した形態や量になった食物を食塊とよぶ．口腔内で食物を食塊に変える時期が食塊形成期である．従来，嚥下の準備期（咀嚼期）と考えられていた時期である．咀嚼運動を行う場合と行わない場合とがある．

表3-3　摂食嚥下動作の臨床的分類

(1) 認知期
(2) 捕食期
(3) 口腔準備期（食塊形成期）
(4) 口腔期（食塊移送期）
(5) 咽頭期
(6) 食道期

〔ミニメモ〕
　「摂食障害」は神経性食思不振症（拒食症など）に対して，神経科領域で広く使用されているが，精神心理学的な異常による摂食障害は本書の対象疾患ではない．本書の対象となるのは"嚥下障害"に捕食や咀嚼を含めた「口から食べること（経口摂取）の障害」である．そこで精神心理学的な問題を除いた「経口摂取の障害」の意味で「摂食嚥下障害」を使用した．

　液体やゼリーなどの軟らかい物では，咀嚼動作を行わない．しかし，その場合で

も舌と口蓋で押しつぶしたり，量を区切って飲み込んでいることから，飲み込むのに適切な量や形態（食塊）に変えていることは明らかである．

咀嚼は食塊を形成する動作の一つと考えられる．咀嚼運動を行うかどうかは，主として食物の物性によるようであるが，咀嚼の要・不要を判断する仕組みや，嚥下に適した形態や量であるかどうかを判別する仕組みは不明である．咀嚼運動は高度に制御された運動であり，食品の形態や物性によってその運動様式が異なる．

この時期は，食物を味わい楽しむ時期でもある．歯だけでなく，下顎や舌，口唇，頬粘膜の運動と感覚が総合的に働いている．摂食の中心となる動作の一つであり，高齢者ではこの時期の障害を合併していることが多い．

(4) **食塊移送期**：食塊形成後，口唇は閉鎖し，歯は咬合した状態で，食塊を咽頭に送り込む．舌を中心とした随意運動であるが，口腔と鼻腔の遮断，口唇の閉鎖が必須の要素である．

(5) **咽頭期**：食塊が咽頭へ送り込まれた（嚥下の口腔期，食塊移送期）あとの各器官の運動を時間軸上でまとめると以下のようになる．

① 喉頭挙上が咽頭期の開始点である．喉頭挙上がどの刺激で始まるかについては見解が分かれるが，食塊が舌根部に到着したときには始まっている．
② 軟口蓋が後上方へ移動し，鼻咽腔を閉鎖する（口腔・鼻腔遮断）．
③ 舌根が後方へ動いて，咽頭後壁と接する（舌根と咽頭壁の密着）．
④ 喉頭蓋は下方に倒れて喉頭前庭を閉鎖し，また喉頭内では仮声帯と声帯が閉じて，気管の入り口を三重（喉頭蓋，仮声帯，声帯）に閉鎖する．
⑤ 食塊は咽頭の収縮運動と咽頭腔内の陰圧（嚥下圧）によって下咽頭を通過し，食道の入り口に達する．

咽頭期は，嚥下と呼吸の協調運動の中心となる時期である．摂食の観点からすると，食塊が下気道すなわち気管や肺に入らないようにする重要な時期である（図3-1）．

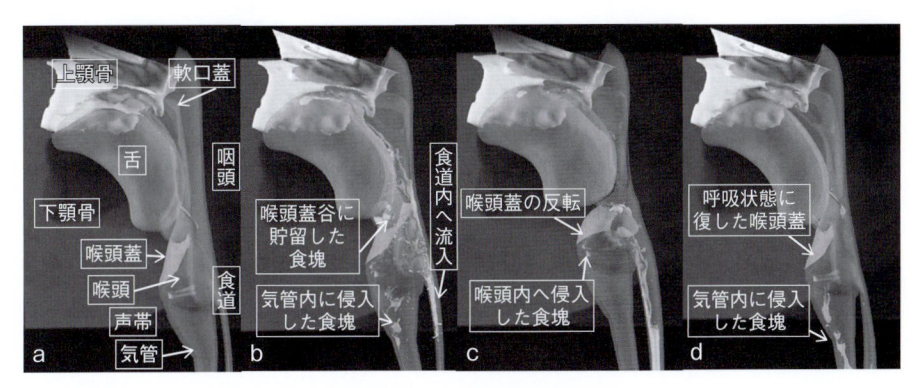

図 3-1 誤嚥を示す画像（嚥下造影画像とCGの重ね合わせ）
aでは食塊は口のなかに保持されている．bでは，嚥下開始前に食塊が気管内に侵入している（誤嚥）．cでは，嚥下動作の最中の食塊は喉頭内（喉頭侵入）と食道内にある．嚥下動作後のdでは，下咽頭に残留していた食塊が気管内に侵入している（誤嚥）．この症例では，嚥下動作前と嚥下動作後に誤嚥していることになる．

(6) 食道期：食塊が食道入口部に達すると同部の輪状咽頭筋が弛緩して食道入口部が開き，食塊が食道内に流れ込む．すると輪状咽頭筋は再び緊張し，食道入口部を閉じ，食道内の食塊が咽頭に逆流しないようにする．この間に食塊は食道の蠕動運動によって胃に運ばれる．

III 摂食嚥下障害からみた高齢者の特徴

　摂食嚥下障害を示す患者のほとんどは高齢者である．そこで加齢に伴う摂食嚥下機能の変化をみてみよう（**表3-4**）．加齢に伴って，口や咽頭の感覚，知覚が低下するばかりでなく，摂食に関連する神経・筋機構の活動性も低下する．また咳嗽反射や生体の防御能も低下するため，誤嚥すると重篤な肺炎を惹起しやすい．さらには，高齢者では摂食嚥下障害を引き起こしやすい疾患を基礎疾患としてもつことが多い（**表3-5**）．特に頻度の高いのは，脳血管障害による仮性球麻痺と球麻痺である．また，薬剤による副作用としての摂食嚥下障害にも注意が必要である．

表3-4　加齢に伴う摂食機能の変化

1. 歯の喪失による咀嚼力低下
2. 味覚や知覚の衰え
3. 口腔，咽頭，食道の嚥下に関与する筋の筋力低下
4. 喉頭の下垂（喉頭の挙上距離が大きくなる）
5. 咳嗽反射の減弱，喀痰の排出力低下
6. 生体防御能の低下（易感染性）

表3-5　摂食嚥下障害の原因となる基礎疾患

1. 神経疾患
    1) 中枢神経系の異常
        (1) 脳血管障害
            仮性球麻痺・球麻痺
        (2) 変性疾患
            筋萎縮性側索硬化症
            パーキンソン病
            ウィルソン病
        (3) その他
            炎症・腫瘍・外傷
    2) 末梢神経系の異常
2. 神経・筋接合部の異常
    重症筋無力症
3. 筋疾患
    1) 筋ジストロフィー
    2) 自己免疫疾患
        多発性筋炎
    3) 代謝性筋疾患
        アルコール中毒症
    4) ミオパチー
        甲状腺ミオパチー
        ステロイドミオパチー
        輪状咽頭筋嚥下困難症
        （輪状咽頭筋ミオパチー）
    5) アミロイドーシス
4. 薬剤の副作用
    (1) 精神安定剤，(2) 向精神病薬など

上記以外に，高度の老衰も本障害の原因となる．

Ⅳ 摂食機能療法の実際

　摂食嚥下障害の原因疾患として頻度が高いのは，脳血管障害（脳梗塞，脳出血，クモ膜下出血など）や消化器癌（口腔癌や咽頭癌，食道癌など）の手術後，神経疾患（アルツハイマー病，パーキンソン病など）などである．このうち認知症などの高次脳機能障害を合併している患者は，摂食機能療法の対象となりにくいので，ここではコミュニケーション障害のない患者についての一般的な対応を述べる．
　なお摂食機能療法には，食物を実際に食べてもらう「直接訓練」と嚥下動作の模擬または基礎訓練である「間接訓練」があるが，直接訓練の適応は明らかではないため，ここでは「間接訓練」に限定して述べる．

1. 急性期の患者への対応
　発症直後や手術直後の周術期では，全身状態の管理，特に呼吸状態や循環動態の回復と維持が主体となり，ベッド上安静であることが多い．そのため，リハビリテーションの対象になることは稀で，歯科としても歯科介護に限定した対応になる．
　その後，全身状態が改善してベッドサイドでの理学療法（四肢の訓練など）が始まった時点が，摂食機能療法の開始時期でもある．なお急性期は病状が不安定で症状の変化も速いので，病室を訪れる前に主治医や看護スタッフに全身状況を確認しつつ，病状に応じて訓練プログラムを変更し，場合によっては中断するようにする．

2. 回復期の対応
　摂食嚥下障害の患者では，身体の機能障害が重篤でADLが低く，多くの動作において介助を要する．そのため急性期を過ぎて病状が安定してくると，日常生活への復帰を目標にしたリハビリテーションが治療の中心となる．
　一般的には以下のような方法で機能訓練を行うが，摂食機能療法の第一の目的は，嚥下と呼吸の協調動作の再獲得であり，生命維持のためにも呼吸機能が優先されることを忘れてはならない．

1）呼吸機能訓練
　摂食嚥下障害の患者では，食物や唾液の誤嚥，気道分泌物の増加，長期臥床による喀出力の低下などがみられ，呼吸器内に多量の分泌物が貯留しやすい．そのため，呼吸機能が十分でない時期には，体位排痰法（体位変換やタッピングなど）により喀痰の排出を補助する．次いで全身状態が改善してくると，離床と座位や立位の訓練，さらにはリラクセーションと可動域訓練などが行われる．
　この時期には，摂食機能療法として腹式呼吸と口すぼめ呼吸などを指導する．全身機能がさらに改善すると，プッシングエキササイズ（プッシング運動）や咳嗽訓

練, ハッフィング訓練なども喀出力の強化に有用である[1].

2）頸部のストレッチ運動

長期臥床や神経・筋機能に障害のある患者では, 肩部から頸部にかけて拘縮が起こり, 食べやすい姿勢をとることができずに摂食嚥下障害が生じていることがある. これらの患者に対しては, 頸部のリラクセーションとともに, ストレッチ運動が必要である. 頸部のストレッチ運動には, 以下のような運動法がある.

①首の前後運動（首を前に倒す, 後ろに倒す）, ②首の左右傾斜（首を右に倒す, 左に倒す）, ③首の回旋（首を右にねじる, 左にねじる）. なお長期に使用していない筋を運動させるのであるから, リラクセーション（マッサージなど）と併用しつつ, 徐々に運動範囲を増やしていくようにする.

3）下顎運動訓練

表情筋や咀嚼筋に過緊張や拘縮があると, 顎運動が障害される. リラクセーションとともに, 開・閉口練習が有効である. リラクセーションとしては顔面マッサージ, 開・閉口訓練としては, 術者の徒手による開・閉口訓練とともに患者に「ア, エ, オ」などの開口を要する母音の発音練習をしてもらうのもよい. また咬頭嵌合位または中心咬合位になるよう下顎を誘導し, そこで噛みしめてもらうと咬合位の自覚に役立つ. 下顎を側方に誘導し, その後, 上記の咬合位をとってもらうと側方運動の再獲得に有効である. 可能ならば歯ぎしりの要領で側方運動してもらうのもよい.

4）舌運動訓練

舌は咀嚼や嚥下だけでなく, 発音の主要器官でもある. したがって舌運動障害の改善は摂食嚥下障害のみならず発音障害の改善にも有効である.

舌運動訓練の基本は, 舌のマッサージから開始し, 次に舌運動能の回復を目的とした訓練を行うことである（図3-2）[1]. 舌の三次元的な運動を考慮して, 前方挺出運動, 舌尖挙上運動, 舌挙上運動, 舌尖口角接触運動, 舌尖口唇なめ運動, 舌の後方移動訓練, 舌後方部の負荷訓練, 舌側方部と後方部の負荷訓練などを行う.

5）口唇・頰運動訓練

食事中に食物をこぼす場合には, 口唇や頰など表情筋の運動麻痺（顔面神経麻痺）を合併していることが多い. このような患者に対しては, ①口唇・頰マッサージ（図3-3）, ②口唇閉鎖訓練, ③頰ふくらまし訓練（図3-4）, ④吸引運動訓練など, 口唇と頰のリラクセーションと運動訓練を行う[1].

6）喉頭挙上訓練

摂食嚥下障害患者では, 喉頭挙上障害がみられる場合が多い. 嚥下造影などによって診断するが一般的に嚥下時に喉頭が2cm以上挙上しない場合に喉頭挙上障害を疑う. このような喉頭挙上障害に対する訓練法には次のようなものがある.

（1）裏声発声訓練

裏声（ファルセット）発声時に, 喉頭が挙上することを利用した方法である. 摂

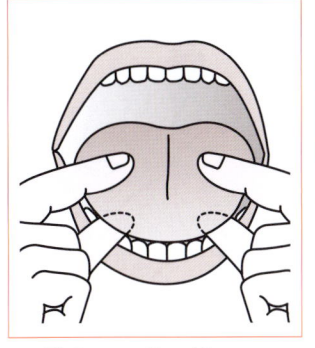

a. 舌のマッサージ
舌を術者の指でつまむように持ち，上・前方に牽引する．

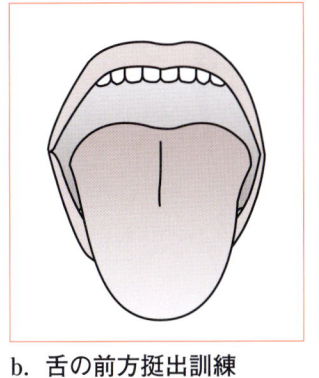

b. 舌の前方挺出訓練
開口状態で舌をできるだけ前方に挺出させる．

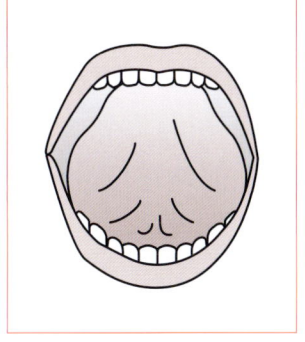

c. 舌の挙上訓練
舌尖を挙上させて口蓋乳頭部に接触させたり（舌尖挙上訓練），舌全体を挙上させて口蓋に接触させる（舌挙上訓練）．

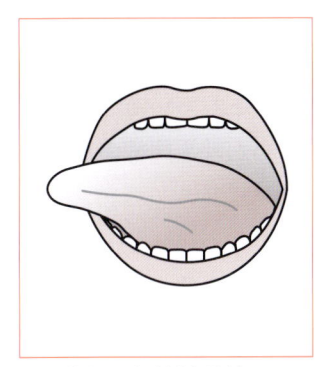

d. 舌尖口角接触訓練
舌尖で左右の口角をなめるようにしてもらう．

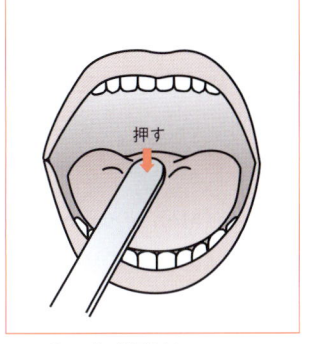

e. 舌の負荷訓練
術者が舌背の後方部を舌圧子で上から押し，患者はその力に逆らって舌を挙上させる．

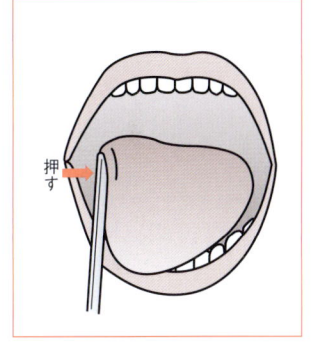

f. 舌側方部の負荷訓練
術者は患者の舌側方部を舌圧子で押し，その力に逆らって押し返してもらう．

図 3-2 舌運動訓練（道ほか監修，2002[1]）

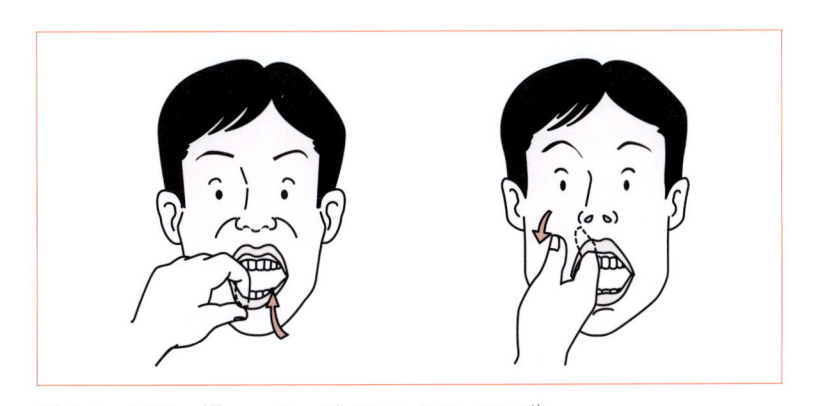

図 3-3 口唇・頬マッサージ（道ほか監修，2002[1]）
人差し指を口腔前庭に入れて，唇を人差し指と親指でつまむ．この状態で人差し指または親指の片方を動かすことで口唇の内側（人差し指を動かした場合）または外側（親指を動かした場合）をマッサージする．

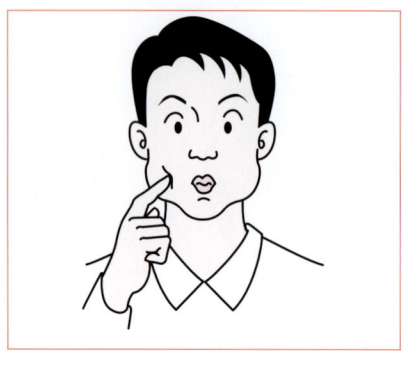

図 3-4　頬ふくらまし訓練(道ほか監修, 2002[1])
口唇を閉鎖しできるだけ頬をふくらました状態を維持してもらう．さらにふくらんだ頬を押しつぶすように術者の指で押して負荷をかける．

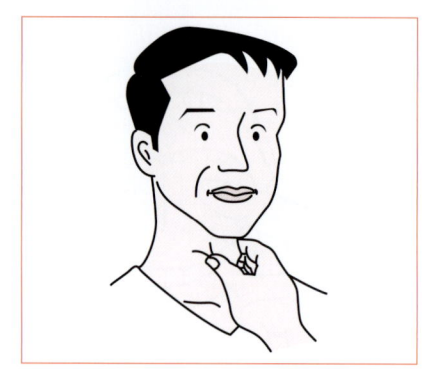

図 3-5　メンデルソン手技(道ほか監修, 2002[1])
術者が患者の喉頭の位置を触診した状態で，患者に空嚥下をしてもらう．喉頭が最も高く挙上したときに「息をこらえてください」と指示して，患者には息を止めてもらい，術者はその高さで喉頭を保持する．

食嚥下障害の患者では，基本的な身体機能が低下しているので，本方法を習得してもらうのは容易ではないが，まず深呼吸を含めた呼吸訓練のあと，発声訓練が行えるようになってから裏声発声法を教えるとよい．

(2) メンデルソン (Mendelsohn) 手技

喉頭の挙上や咽頭部の筋収縮力の強化が目的である．空嚥下（唾液の嚥下）または少量の水分を飲み込んだときに，息を止めて喉頭の位置を高く保持するようにする．術者が模範を示したあと，患者に空嚥下をしてもらい，その状態で息を止めるように指示し，術者が舌骨か喉頭を保持するようにすると，患者へのフィードバックにも有効である（図 3-5)[1]．

7) 発声・発音訓練

舌や口唇，頬，軟口蓋，喉頭など構音器官と嚥下器官は共通しているため，発音訓練が摂食嚥下動作の改善につながることもある．

8) 知覚改善訓練（喉のアイスマッサージ）

嚥下反射が誘発されない患者については，デンタルミラーや綿棒などで口蓋弓や舌根部を刺激すると嚥下反射が誘発されることがある．そのとき，冷刺激（デンタルミラーなどを氷水で冷やしておく）を加えるとさらに有効である．ただし閉口反射が起きることがあるので，術者の指を噛まれないような注意は必要である．

リハビリテーションの分野では，障害の程度や重症度のみならず，患者の生活環境や社会環境も多様であるため，訓練の有効性の評価が困難であった．そこで今後は，リハビリテーションの実施前の機能評価に基づいて治療計画を立て，その後は適宜治療効果を客観的に評価する必要がある．摂食機能療法に関しても診断方法と診断基準が提案されつつあり，これらを参考にして計画立案などに役立てる．

Ⅳ編

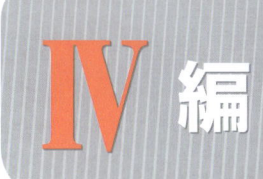

歯科介護の実際
―ケアマネジメント手法の活用―

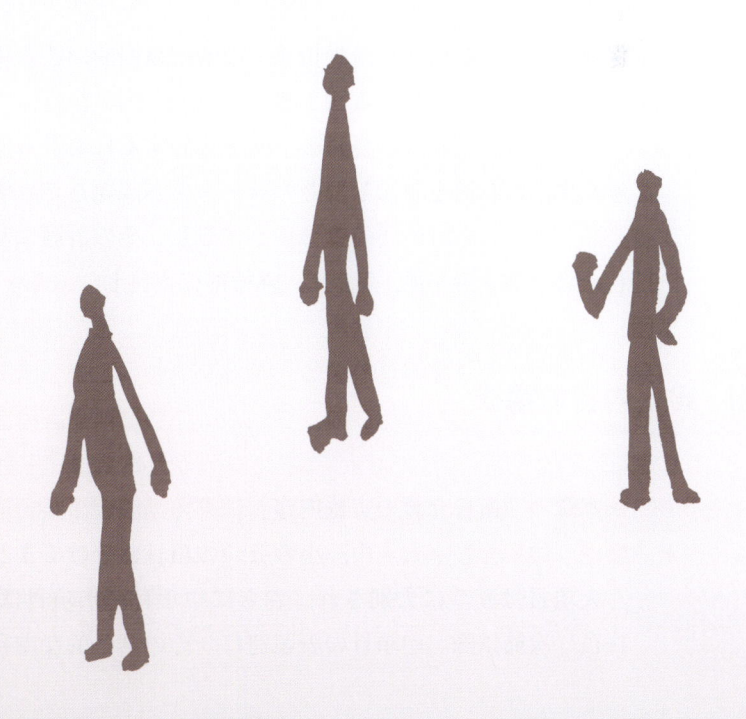

1章 歯科介護の実施内容

I はじめに

　歯科介護とは，歯科領域に障害を抱える要介護者を対象とし，これらの人々が能力に応じて自立した日常生活を営むことができるよう歯科領域全般にわたり支援する行為である．歯科介護予防とは，自立高齢者を対象とし，歯科領域上の問題から要支援状態や要介護状態となることを防止する行為，または，要支援者や要介護者を対象とし，歯科領域の状態の悪化を防止し，維持，改善をはかる行為である．

　本章「歯科介護の実施内容」と次章「歯科介護で行うリハビリテーション」では，歯科介護および歯科介護予防を実施するうえで必要な知識や技術，および介護法について解説する．3章「歯科介護の実施手法」では，ケアマネジメント手法で実施する歯科介護の手順や方法を説明する．4章「歯科介護のプロトコール（手順書類）」では，歯科介護で使用するプロトコールについて解説する．

　本編は，介護保険における歯科衛生士が行う居宅療養管理指導，介護予防居宅療養管理指導，口腔機能維持管理体制下の口腔機能維持管理の業務だけでなく，医療保険における訪問歯科衛生指導，周術期専門的口腔衛生処置や健康増進法における業務に幅広く対応できる（I編2章，p.18～19参照）．

　歯科介護，または歯科介護予防を実施するにあたっては，対象者ごとに心身の状態や生活の状況を評価し，そのデータから課題を特定する．そして的確な歯科介護計画，または歯科介護予防計画を作成し，その計画に基づいて歯科介護，または歯科介護予防を効率的，効果的，継続的に実施し，結果を記録することが必要である．

II 実施内容の構成

　本章の「歯科介護の実施内容」は歯科領域の医学の知識と技術を介護の視点から整理，体系化し，大，中，小の三つの項目に分けてまとめてある．

　大項目は五つに大別され，さらに中項目，小項目はいくつかに分けられる（表1-1）．次節以降，中項目の表題別に，その具体的な内容を解説する．中項目の表題

表1-1 歯科介護実施内容の概要

大項目	中項目	小項目
1. 歯科領域疾患の療養の管理等	1) 要介護度・全身疾患への配慮 2) 歯科領域疾患の管理 3) 介護導入 4) バイタルサイン 5) 意識レベル 6) 介護の基本行為	1) 寝たきり度・認知症度・全身疾患の把握 2) 歯科領域の疾患の把握, 管理, 指導 3) 消毒, 握手・挨拶, 接し方（受容・傾聴等） 4) 脈拍, 血圧, 呼吸, 体温, 顔色, 舌診, 含嗽 5) 反応の観察（挨拶時等） 6) 観察（管理）・誘導（指導）・援助・リハビリテーション（機能訓練）
2. 口内環境整備の介護	1) 口内清掃の介護 2) 義歯の取り扱いの介護 3) 食生活の介護	1) 介護に必要な知識と技術 2) 介護方法：観察（管理） 　　　　　　誘導（指導） 　　　　　　援助 　　　　　　リハビリテーション（機能訓練；Ⅳ編2章参照）
3. 歯科領域の機能の介護	1) 摂食嚥下機能の介護 2) 構音機能の介護 3) 表情機能の介護 4) 感覚機能の介護 5) 分泌機能の介護	1) 介護に必要な知識と技術 2) 介護方法：観察（管理） 　　　　　　誘導（指導） 　　　　　　援助 　　　　　　リハビリテーション（機能訓練；Ⅳ編2章参照）
4. 歯科領域の形態障害の介護	1) 歯・口の形態障害の介護 2) 顎の形態障害の介護 3) 顔面の形態障害の介護	1) 介護に必要な知識と技術 2) 介護方法：観察（管理） 　　　　　　誘導（指導） 　　　　　　援助 　　　　　　リハビリテーション（機能訓練；Ⅳ編2章参照）
5. 歯科介護で行うリハビリテーション（機能訓練）（Ⅳ編2章参照）	1) リハビリテーション（機能訓練）の考え方と基礎知識 2) 手指・腕・肩等のリハビリテーション（機能訓練） 3) 歯科領域のリハビリテーション（機能訓練）	1) リハビリテーション（機能訓練）の目的・手段 2) 五大機能に関係する基本動作, ADL・IADLの評価・訓練 3) 五大機能に関与する筋・神経の維持・改善訓練

ごとに必要な知識と技術および介護方法に関する具体的な内容を適宜小項目で解説した．介護方法は, 介護の基本行為である観察（管理），誘導（指導），援助, リハビリテーション（機能訓練）から構成される．このうち, リハビリテーションは本章では要点のみにとどめ, 次章で詳しく説明する．

必要な知識と技術は, 歯科介護サービス計画作成の際の「検討指針（参考書）」になり, 介護方法は, 歯科介護実施の際の「手引き書」となる．

Ⅲ 歯科領域疾患の療養の管理等

1. 要介護度および全身疾患への配慮

寝たきり度, 認知症度を厚生労働省の障害高齢者および認知症高齢者の日常生活自立度判定基準（付録参照）に従い判定する．全身疾患については, 主治の医師, 看護師からの情報提供を受け, 常に利用者の病状, 心身の状況およびそのおかれて

119

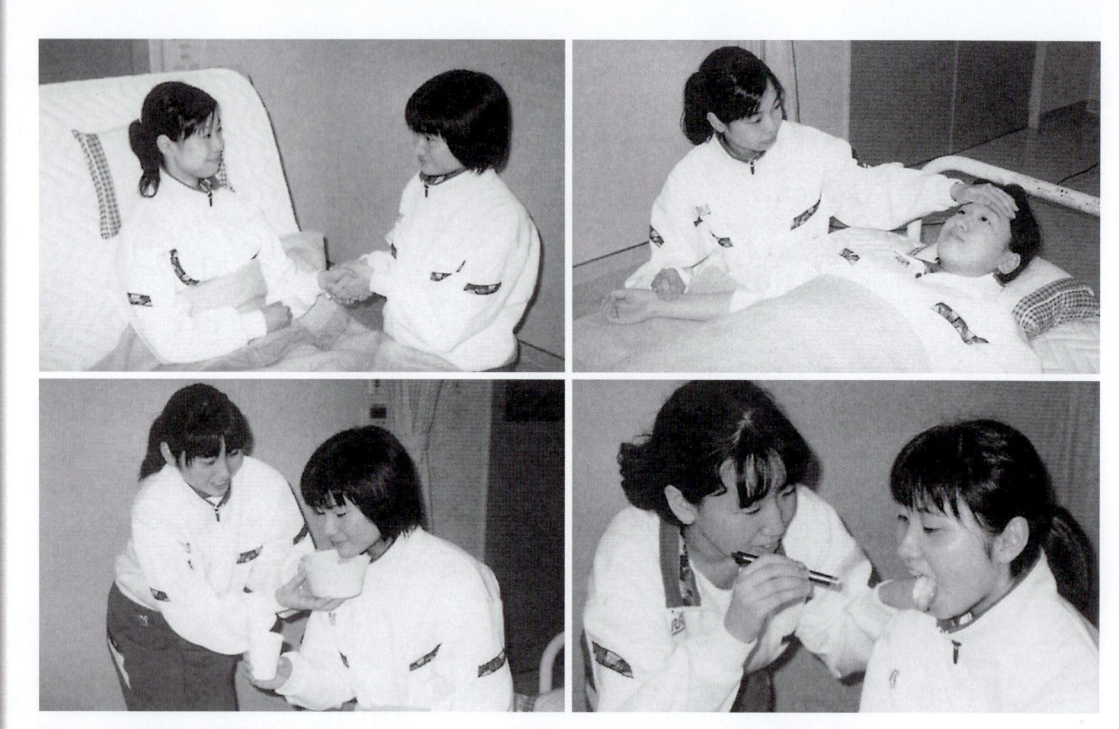

図1-1 握手・挨拶とバイタルサイン
左上：最初に握手と挨拶をし，気持ちをやわらげる．右上：脈拍と体温を計る．左下：うがいの観察．右下：舌の観察．

いる環境を的確に把握し，歯科介護課題分析票（アセスメント票）の概況調査欄に必要事項を記載する．

2. 歯科領域疾患の管理

要介護者の多くは，歯科領域に何らかの疾患を抱えていることが多い（Ⅲ編参照）．歯科衛生士は主治の歯科医師と連携を保ち，歯科介護課題分析票（アセスメント票）の歯科医療調査欄に必要事項を記載し，現状の把握，管理，指導を行う．

3. 介護導入：アプローチの基本

1) 消　毒

日常生活の支援という立場から手袋は着用しないことが多いので，手指の消毒は入念に行う．要介護者と介護者相互の感染防止のために，事前消毒，事後消毒を行い，介護中も適時実施中消毒を行う．流水下での手指の洗浄，速乾性擦式手指消毒液（ウエルパス等）による手指の消毒を基本とする．

2) 握手，挨拶，スキンシップ等

歯科介護導入時の握手，挨拶，スキンシップは，要介護者等の信頼を得る第一歩である（図1-1左上）．

(1) 握　手

心を込めて優しく，軽く握り締める．そして握り返すように誘導して握り合う．両手で包むようなサンドイッチ握手が効果的である．そうした握手は心と心をつなぐ電話線となる．

(2) 挨　拶

「○○さん，こんにちは」，「ご気分はいかがですか？」，「よくおやすみになれましたか？」，「ご飯は召し上りましたか？」，「おかずは何でしたか？」，「おいしかったですか？」，「お通じはありますか？」，「何かしたいことはありますか？」と順に尋ねていく．単なる挨拶ではなく，そのときの気分，睡眠，食欲，記憶，味覚，排せつの状況，希望，意欲等を聴き取る．反応の良，不良を確認し，実施する歯科介護に役立てる．

(3) スキンシップ

顔や口に対するスキンシップには抵抗感を伴うものであり，信頼がないと反射的に避けようとするのが普通である．しかし「私は歯科衛生士です」というと大抵の方は受け入れてくれる．これは，歯科衛生士という職業のアドバンテージである．

頰を優しく擦り，噛みしめをさせながらモディオルス〔独〕（モダイオラス〔英〕，口唇軸〔日〕：p.51 参照）や咬筋・側頭筋の触診をする．その際，反応や表情をよく観察する．顔面や口内など敏感な部位へのスキンシップは，介護する側の気持ちが伝わりやすい行為であり，信頼感が深まり，歯科介護の効果の向上に結びつく．

(4) 接し方の原則

介護における接し方の原則は次のとおりである．

①受容・共感（高齢者の言動を容認し，気持ちを共有する），②傾聴（話をよく聴く），③安心感の付与，④自尊心の尊重，⑤温かくはっきりとした言葉かけをする．

4．バイタルサインの確認

歯科介護を行う前に，その日そのときの体調を知るためのバイタルサインを確認する．日頃のバイタルサインの把握は，急変時に役立つ．記録を残すことが重要である．バイタルサインを「体調所見」または「生体徴候」ともいう．歯科衛生士が歯科介護時に把握するバイタルサインは次の七つである．

①脈拍：橈骨動脈，頸動脈，側頭動脈のいずれかを触診，または聴診し，回数，リズム，強さを把握する．

②血圧：脈拍数を測定すると同時に，押さえる指の圧の強弱を変えながら血圧の高低を把握する．必要に応じ血圧計を用いる．

③呼吸：胸郭の動き，口や鼻からの呼吸の音，数，リズム，深さ，においを把握する（表1-2）．

④体温：額に手を当て体温の高低（熱の有無）を確認する．必要に応じ体温計を

表 1-2 深呼吸と腹式・胸式呼吸

深呼吸の正しいやり方
「呼吸」という語句は，読んで字のごとく"呼ぶ（息を吐く動作）"が先で，"吸う"が後である．呼吸とは，空気を吐いてから吸う動作を意味する．「深呼吸」を意識的に行う場合は，まず肺のなかに溜っている古い空気を十分に口から吐き出して，次に新しい空気を深く鼻から吸う．
深呼吸をしてもらうときは，"ハイ，吐いて－"と意識的に 3 秒程かけて息を吐いてもらい，次に"吸って－"と息を吸ってもらう（約 2 秒程度）．

腹式・胸式呼吸
腹式呼吸は，腹部を意識して横隔膜を強く押し上げ口から呼気を 3 秒間出し続け，次いで横隔膜を強く押し下げ鼻から息を 2 秒間吸う．これをリズムよく 5 回くり返す．
胸式呼吸は，胸の前で組んだ腕で胸郭を圧縮して呼気を 3 秒間出し続け，次いで腕を解いて胸を反らし胸郭を拡張しながら息を 2 秒間吸う．これをリズムよく 5 回くり返す．

表 1-3 Japan Coma Scale（3-3-9 度方式）による「意識レベル」の見方[3]

Ⅲ．刺激をしても覚醒しない状態（3 桁の点数で表現）
　　（deep coma, coma, semicoma）
　3．痛み刺激にまったく反応しない．
　2．痛み刺激で少し手足を動かしたり，顔をしかめる．
　1．痛み刺激に対し，払いのけるような動作をする．
Ⅱ．刺激すると覚醒する状態（2 桁の点数で表現）
　　（stupor, lethargy, hypersomnia, somnolence, drowsiness）
　3．痛み刺激を加えつつ呼びかけをくり返すと，辛うじて開眼する．
　2．大きな声または体をゆさぶることにより開眼する．
　1．普通の呼びかけで容易に開眼する．
Ⅰ．刺激しないでも覚醒している状態（1 桁の点数で表現）
　　（delirium, confusion, senselessness）
　3．自分の名前，生年月日がいえない．
　2．見当識障害がある．
　1．意識清明とはいえない．
※ R：restlessness（不穏），Ｉ：incontinence（失禁）
　 A：apallic state（失外套状態），akinetic mutism（無動性無言）
例：100-I, ：20-RI；3-IA

用いる．
⑤**顔色**：顔面の血色（ピンク，赤ら顔，蒼白，暗紫色），顔面皮膚の状態（乾燥，湿潤，発赤）を把握する．
⑥**舌診**：舌粘膜の舌苔，乾燥，萎縮，発赤，潰瘍，毛舌等の有無を把握する．
⑦**うがい**：適量の水でうがいをしてもらい，その強さ，うまさの程度を見極める．
　　　　一口の水の適量は，女性は 20 mL，男性は 30 mL である．

歯科介護を担当する歯科衛生士は，バイタルサインを時間をかけずに適確に把握できるよう，トレーニングしておく．

5．意識レベル

意識レベルの観察・評価には「Japan Coma Scale（3-3-9 度方式）」が普及している（**表 1-3**）．

歯科介護では，介護導入の際に，挨拶・握手，スキンシップに対する反応（手の力，返事の様子，内容など）を観察して，おおよその意識レベルを把握する．

6. 介護法の基本行為

介護は，要介護者の状態や能力に応じて多様な取り組みが要求される．いずれの場合も，介護の基本行為は，①観察（管理），②誘導（指導），③援助，④リハビリテーション（機能訓練）である．本章では，歯科介護をこの四つに分けて解説する．

1) 観察（管理）：見守り・助言

身体障害，認知症の程度が軽度の人が対象となる．歯科領域の障害の程度や口内の清潔度，摂食状態などについて観察，見守り，助言をする介護，または介護予防．

2) 誘導（指導）：一部介助

身体障害，認知症の程度が中等度の人が対象となる．一部介助をしながら，残存機能を活かし，潜在的生活機能を引き出すよう誘導（指導）する介護．

3) 援助：全介助

障害，認知症の程度が高度の人が対象となる．本人が希望する生活を営むことができるよう全面介助により援助していく介護．自尊心を損なわないように配慮する．

4) リハビリテーション：（機能訓練）（詳細はⅣ編 2 章参照）

従来リハビリテーションは，医療のなかではおもに社会生活復帰を目指した機能回復訓練が疾病の治療の一端として行われていたが，社会保障制度の拡充に伴い保健・福祉（介護）にも取り入れられておもに家庭生活復帰を目指した機能維持・改善訓練が幅広く行われるようになった．

Ⅳ 口内環境整備の介護

口のなかには歯のような硬組織，粘膜に覆われた歯肉・口唇・頬・口蓋・舌などの軟組織，さらには義歯などの人工物が存在する．これらを口内環境とよぶ．口内環境を清潔かつ健康に保持していく介護を口内環境整備の介護という．

口内環境は複雑な形をしており，直視できない部位も多く，介護には知識と技術を要する．介護にあたっては，各種歯科用器材の活用を心がける（Ⅴ編 4 章参照）．

1. 口内清掃の介護（表1-4）

1) 口内清掃の介護に必要な知識と技術

(1) 食渣と口内清掃，誤嚥の予防

口内の疾病や不潔が原因で肺炎や心内膜炎などを起こすと，それがきっかけで寝たきりになり，介護の手間と費用が増大する．そのため，口内清掃介護は重要な役

表1-4 口内清掃介護の六つの要点

1. 口内の観察
2. 歯ブラシの選択
3. 口内清掃介護の姿勢
4. 歯ブラシの動かし方
5. 機械器具の選択と使用
6. 薬物の塗布

表1-5 歯ブラシ選択の基準

1. 刷毛の種類	人工毛（ナイロン毛），自然毛（動物の毛）
2. 毛束先の形	山切り型，平切り型
3. 植毛の列	1〜4列
4. 毛の太さ	0.2〜0.3 mm
5. 植毛部の大きさ	大，中，小，幅，厚さ

割を果たす．う蝕や歯周病の予防という狭い視点ではなく，全身的・全人的な視点に立つことが大切である．

(2) 口内清掃介護の基本

口内清掃介護の基本は，歯ブラシ清掃である．綿花での清拭やうがいの誘導だけの介護では口内清掃の効果はあがらない．各自の歯並びや歯肉の状態をよく観察し，適切な歯ブラシを選択し，的確な方法で，計画的・継続的にブラッシングすることが必要である（表1-5）．

ただし，歯ブラシ清掃だけでは不十分であり，定期的に歯科衛生士等による専門的口内清掃器具を用いた療養管理的口内清掃介護も欠かさない．

(3) 歯ブラシの種類と選択の基準

各自に適合した歯ブラシを選択するには，歯ブラシの種類とその特質を知っておく必要がある．歯ブラシの種類を図1-2に示した．毛先の型と植毛の列の数は，歯ブラシ選択の基準である．一般に高齢者は，歯肉が退縮して歯間空隙が広く，歯周ポケットが深くなっているので，植毛列が少数列で，毛束先が山切り型がよい．また，1人に複数の歯ブラシを用意し，部位や目的に合わせて使うことが望ましい．

(4) 歯ブラシの持ち方，当て方，動かし方

歯ブラシの持ち方には，パームグリップ（手の掌にぎり），ペングリップ（ペンにぎり）の二つの方法がある（図1-3）．ブラッシング時の力の調整，当て方，動かし方，清掃部位などにより，適時使い分ける．歯ブラシの当て方，動かし方は，フォーンズ法，バス法，スクラビング法が基本となるが，歯間部の清掃の場合には，歯面に対し歯ブラシの毛先を直角にあて，歯周ポケット内の清掃の場合には，歯面に対し歯ブラシの毛先を45度にあて，毛先をポケットに入れ，小さく円を描くように動かす（図1-4）．歯間ブラシを併用することも考える．

(5) 口腔粘膜の歯ブラシ清掃

必要に応じて平切りの軟らかい歯ブラシで，歯肉，舌，その他の口腔粘膜の清掃，刺激，マッサージを行う．脳を活性化し介護予防の効果も期待できる．舌清掃用の舌ブラシもある（V編4章参照）．

(6) 歯ブラシの洗浄

使用した歯ブラシは流水でよく洗い，乾燥させる．

1章　歯科介護の実施内容

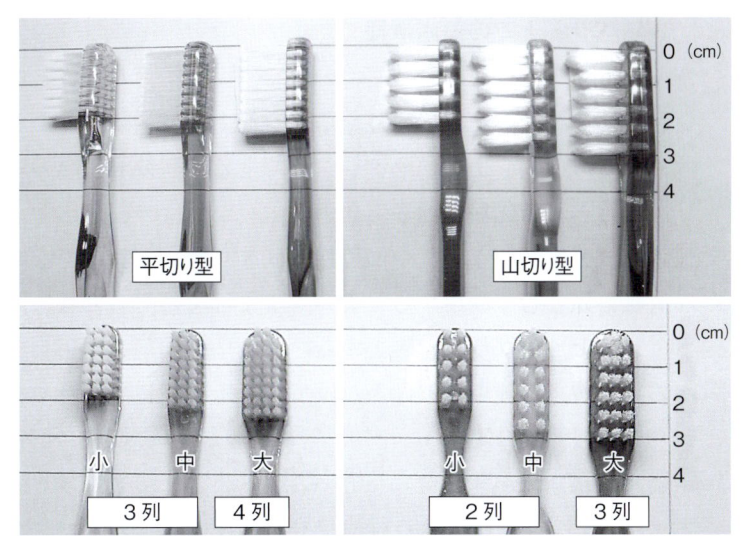

図1-2　歯ブラシの種類

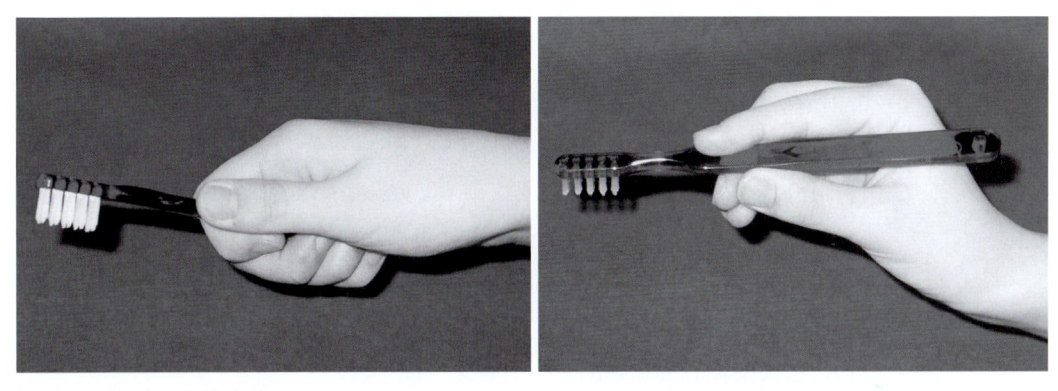

図1-3　歯ブラシ持ち方
左：パームグリップ．右：ペングリップ．

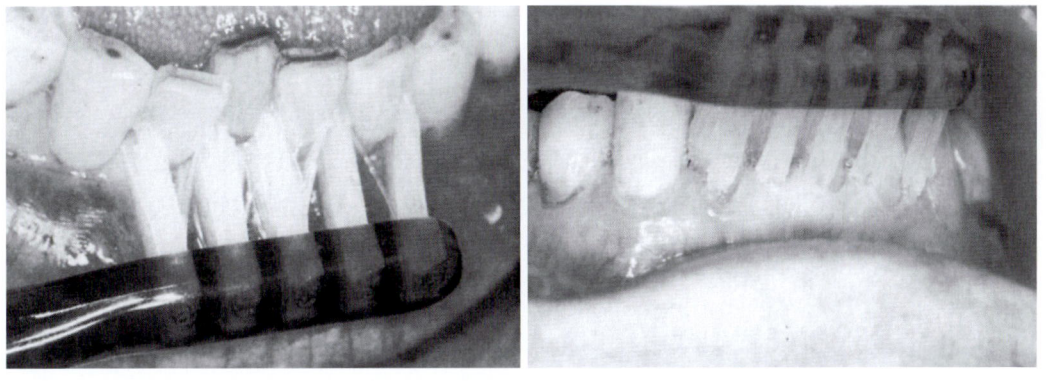

図1-4　歯ブラシの当て方
左：歯に対して直角にし，歯間に毛先を入れる．右：歯に対し45度にし，歯周ポケット内に毛先を入れる．

(7) ベッド上での口内清掃

ベッド上で臥位もしくは座位の状態で口内清掃しなければならない場合，ガーゼ，ティッシュペーパーを用いる．これらを上手に活用することで，水分や唾液を吸い取りながら口のなかをブラッシングできる．誤飲・誤嚥の防止に有用である．

(8) 舌苔，口蓋垢の除去

舌苔（Ⅲ編2章参照）や口蓋垢が固まり除去が容易でない場合は，ごま油を安全な有機溶媒として利用するとよい．ごま油を塗布して数分間おいてから，ピンセット，ガーゼ，歯ブラシで除去する．また，保湿剤を利用して同様に行うのも効果がある．舌苔，口蓋垢は不潔なだけではなく味覚にも影響するので放置しない．

(9) 点検清掃介護

高齢者が歯みがきで自立しているようにみえても，多くの場合不十分である．必ず点検清掃介護を行う．点検清掃介護とは，本人が清掃したあとに，歯科衛生士が口のなかをよく観察，点検し，専門的口内清掃をすることである．このときは，特に舌側・口蓋側，歯間部，歯周ポケットに注意を払う．

(10) 口内清掃介護の回数

口内清掃介護は，毎食後に実施するのが望ましいが，介護にかかわる者が連携協力して，少なくとも1日1回は行うようにする．

(11) 介護者の根気と努力

最初は口内清掃介護を嫌がる人でも，動機づけができ，信頼と理解を得られれば受け入れてもらえる．清潔にすることが気持ちのよいことだとわかると，口内清掃介護を好むようになる．

(12) 口内清掃介護姿勢の三つの基本（図1-5）

口内清掃介護法には，頭や顎を固定し安定した姿勢をとるための以下の三つの基本法がある．

①手首支え口内清掃介護法：一部介助の方法である．一方の手で頭や顎を固定し，もう一方の手で要介護者の歯ブラシをもっている手を支え，助言と共同動作で歯ブラシを操作し，口内清掃を誘導（指導）する方法である．

②前支え口内清掃介護法：全介助の方法である．要介護者の前方から介護者の左手人差指の腹を下顎の下にあて，親指で下唇を排除しながら，右手で歯ブラシを操作する介護法である．

③後ろ抱え口内清掃介護法：全介助の方法である．要介護者の後方から介護者の左胸と腕で頭を抱え，左手の掌で顎を固定しながら指で口唇を排除し，右手で歯ブラシを操作する介護法である．

(13) 口内清掃と日常生活動作（ADL），手段的日常生活動作（IADL）

口内清掃介護には，本人の基本動作，ADLやIADLが関係する（表1-6）．口のなかだけでなく，日常の姿勢，手指や腕，身体の動き方や用具の使い方にも

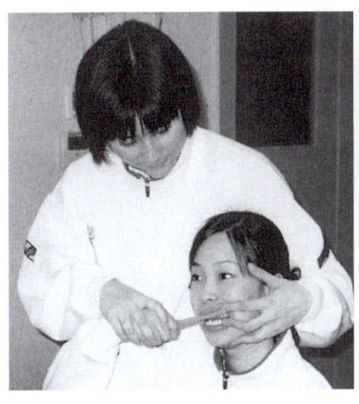

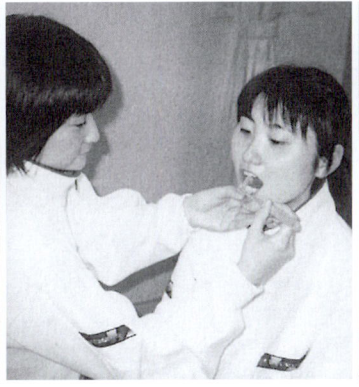

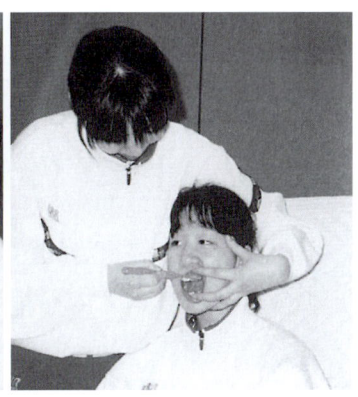

図 1-5　口内清掃介護法：介護姿勢の三つの基本
左：手首支え口内清掃介護法．中：前支え口内清掃介護法．右：後ろ抱え口内清掃介護法．

表 1-6　機能訓練に関係する動作の分類
人間が日常生活のなかで行う動作を以下の三つの動作に分類する．

1）基本動作	寝た位置から歩くまでの動作群で，寝返り，起き上がり，座位，立ち上がり，立位，歩行の動作をいう．
2）日常生活動作	ADL（Activities of Daily living）：日常生活のなかでくり返される動作群で，食事，排せつ，更衣，整容，入浴，起居動作をいう．
3）手段的日常生活動作	IADL（Instrumental Activities of Daily living）：日常生活動作よりも高度な動作群で，炊事・洗濯・掃除，買い物，金銭活動，趣味活動，交通機関の利用，車の運転などをいう．

配慮して歯科介護を行う．そのための手指腕等のリハビリテーションを行うことも必要である．

　(14)　口　臭

　口臭は，口内の不潔，舌苔，う蝕，歯周病などに起因する．その他，鼻腔，肺，胃腸，腎臓，血液などの疾患に起因する場合もある．健康上の問題だけでなく，社会的不利（参加制約）を招く（Ⅰ編2章参照）．口臭とその他の臭いの区別の検査法には，鼻つまみ法（口呼吸のときだけ臭う場合は，口内臭），口閉じ法（鼻呼吸のときだけ臭う場合は，鼻臭）がある．両法ともに臭いが感知されれば，全身疾患性の臭いとして判断する目安となる（p.90 参照）．

　(15)　経管栄養中の口内

　経管栄養中で経口摂取していない人は，口の動きが少なく，唾液分泌量も減少している．新陳代謝物，常在菌，外からの埃などが粘膜に堆積し汚れがたまりやすくなっている．何も食べていないからといって口内清掃介護を怠ってはならない．

2）口内清掃の介護法

　(1)　観　察

　①**口内清潔の状態**：食物残渣，歯垢，歯石，舌苔，粘膜垢等の有無とその部位を確認する．

②うがい動作の状況：「ブク・ブク・ペー」をしてくださいと声をかけながら含嗽をしてもらい，口唇，頬の動きの様子（可否，強弱）を観察する．ブラッシングの効果をあげる大切な事前動作である．

③歯ブラシの選択：使用している歯ブラシの把持部の形態，刷毛の種類や列数，毛束先の型や太さ，消耗の程度を観察する．不適切な歯ブラシでは口内清掃の効果が上がらないので，新しい歯ブラシに交換する．

④歯ブラシ操作：歯ブラシの当て方，動かし方，力強さ，手指腕の動きの適否を観察する．

⑤口臭の注意：口臭の有無やその程度には常に注意する．

⑥口内清掃の意思，関心の有無：自発的に清掃しているか，動機づけに対する反応はよいかを確認する．

(2) 誘 導

①自主性の尊重：口のなかをきれいにする必要性を説明する．健康につながること，気分が爽快になること，食事がおいしくなることを強調し，動機づけを行うことで自発的清掃を誘導する．

②「ブク ブク ペー」のうがい：まず歯科衛生士が手本を示す．口唇，頬の筋肉を動かし，水を口の隅々までいきわたらせ，食渣を洗い流すような力強いうがいの仕方を誘導する．

③手首支え口内清掃介護：効果的なブラッシング方法を手首を支えながら体で覚えてもらい，口内清掃の自立へと誘導する．

④爽快な気分：ブラッシング終了後，口のなかが清潔になり，口臭が消えたことを伝え，爽快な気分を味わってもらう．

⑤点検清掃介護：本人による清掃が不十分な部分を点検清掃介護で補足する．

(3) 援 助

①前支えおよび後ろ抱え口内清掃介護法：歯ブラシ清掃が主体になるが，光源つきミラー，ピンセット，探針，その他の用具を用い計画的，継続的に実施する．

②場所の選択：心身の状況，生活環境に合わせて介護の場所と方法を選ぶ．ベッド上でも食卓の前でも口内清掃介護は可能である．要介護者の負担を軽くすることを念頭におく．

③口臭の原因除去：口臭の有無を調べ，その原因の除去に努める．必要に応じて，含嗽剤，歯磨剤（V編5章参照）などの使用を検討する．

④スキンシップ：口内清掃介護は，要介護者の顔に触れることから始まる．このスキンシップを心の介護として役立てるよう心がける．

(4) リハビリテーション（機能訓練）

コップの保持，うがい操作，歯ブラシ動作などに必要な機能の保持増進のためのリハビリテーション計画を立て，実施する（Ⅳ編2章参照）．

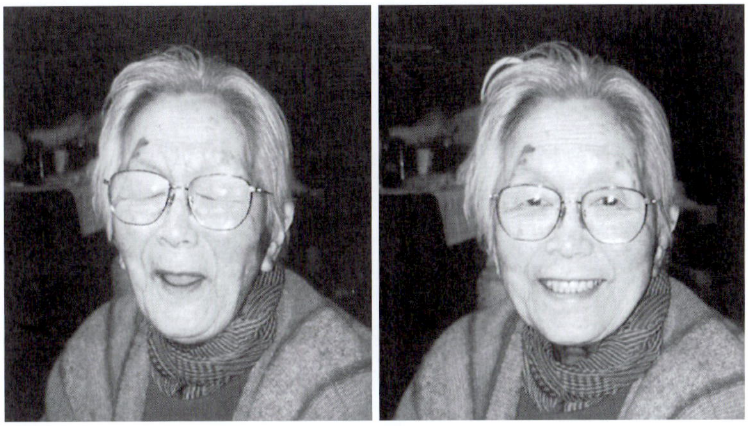

図1-6 義歯による精神的機能の向上
左：介護前．人前に出たがらず，表情が暗い．
右：介護後．表情が明るく，会話もはずむ．

2. 義歯取り扱いの介護

1）義歯取り扱いの介護に必要な知識と技術

(1) 義歯は人工臓器

義歯は人工臓器である．歯や歯肉に代わってその機能を発揮しているので，日々消耗し，変化する．

義歯を使い古してからでは往々にして調整や再製が困難で，そのためにQOLが低下している要介護者が少なくない．義歯が正しく機能するように，歯科医師，歯科衛生士による定期的，継続的な管理と調整が必要である．

要介護者の義歯の管理や取り扱いは，やさしいことではない．相応の知識と技術が必要である．介護の現場で，義歯の着脱を面倒がり，義歯が不潔になり，使用をやめてしまう場合を見受ける．これはQOLの維持・向上の放棄といえる．

(2) 義歯の働き

義歯のおもな働きには身体的機能（摂食嚥下，分泌）を補う働きと，精神的機能（構音，表情，感覚）を補う働きの二つがある．この二つの働きを活かす介護が必要である．前者は身体の健康保持とQOL（生命の質）を向上させ，後者は心の健康保持とQOL（生活の質・人生の質）を向上させる（図1-6）．

(3) 義歯の取り扱いのポイント

高齢者はもともとカンジダ菌（口内常在真菌）の分離率が高いが，カンジダはレジンへの付着性が強いため，義歯装着者では菌数が多くなる．前田はこの菌の抑制を口内清掃の最も大切な目的にすることを勧めている（p.76参照）．

①汚れやすい部位の理解：義歯床の粘膜面，人工歯の歯頸部，クラスプ（とめ金）の部位は汚れが付着しやすい．そのことに留意し流水下で義歯用ブラシを用いてよく洗う．このときに，強く擦らないように注意する．

②**入れたまま，外したままにしない**：義歯は入れたままにしておくと不潔になるうえ，歯肉粘膜を圧迫して傷めることがある．義歯は食後に外して洗浄消毒をする．ただし，長期間外しておくと装着しづらくなることがあるので注意する．

③**睡眠中の取り扱い**：残存歯や顎関節の状態によっては，口内清掃と義歯清掃のあと，義歯を装着して寝るのが望ましいケースも少なくない．どちらがよいかは，歯科医師に判断してもらうのがよい．

④**部分床義歯の着脱要領**：義歯着脱はクラスプなどの操作の要領を覚えると容易になるため，介護者にも練習してもらう．着脱が困難な場合は，歯科医師に相談して着脱しやすいように調整を依頼する．

⑤**総義歯の上手な使い方**：総義歯は，奥歯で噛むと安定するという特徴がある．逆に前歯部で噛んだり，食物を口に入れる際にスプーンや箸を前歯に当てたりすると外れやすい．口を大きく開け過ぎても外れやすい．

　また，形態的には，日本人の総義歯は一般に左右幅より前後幅が短い．したがって，義歯を横向きにして口から出し入れするのが総義歯着脱の要領である．

⑥**使用中の義歯の観察**：食事中の義歯の状態（安定しているか，よく噛めているか）をよく観察する．

⑦**義歯破損への対処**：破損した義歯の修理は，1～2時間でできる．高齢者の場合，時間をかけずにできるだけ早く直すことが心と体の健康や自立を損なわない重要なポイントとなる．

⑧**義歯洗浄剤の活用**：義歯の洗浄や消毒には市販されている義歯洗浄剤などを活用する．義歯の汚れ，細菌やカンジダ等の除去に効果がある（V編5章参照）．

⑨**歯科医師，歯科衛生士の継続的管理**：よく噛める義歯ほど人工歯の咬合面が咬耗する．咬耗が進むと，義歯は不安定になる．そのまま使っていると，咬み合わせが変わり，顎骨の吸収や顎関節の障害からますます義歯が不安定になる．6か月に1回程度の継続的管理下での義歯調整が義歯を長持ちさせる．かかりつけ歯科医がいる場合は，連携をはかる．

2）義歯取り扱いの介護法

(1) 観察（管理）

①**義歯の汚れ**：食事の前に義歯の汚れの有無をみる．汚れがあるとせっかくの食事もおいしく味わえない．

②**義歯の安定**：食べているとき，話をしているときの義歯の安定具合を観察する．安定が悪いと開閉口のたびに義歯が動き，また「カチカチ」と音がする．

③**噛みしめ**：強く噛みしめることができるか，咬筋や側頭筋の動きとその強弱を視診や触診で判断する．咬合力測定器を用いることもできる．

④**清掃状態**：着色，歯石付着，においの有無等に加え，清掃方法や清掃器具を注意深く観察する．

⑤**義歯の着脱**：着脱に苦労しないか，義歯着脱の要領を覚えているかを観察する．
⑥**義歯による痛み**：要介護高齢者は痛みがあっても訴えない場合がある．訴えの有無にかかわらず，粘膜をよく観察し，義歯による褥瘡性潰瘍には注意を払う．

(2) 誘導（指導）

①**自力の着脱，清掃への誘導**：着脱や清掃の要領について指導する．着脱がスムーズにできないと入れたままになり不潔になりやすいので，不十分な人には手を添えながら誘導する（一部介助）．
②**食事中の上手な使い方**：口を開け過ぎないように，ゆっくりと噛みしめるように指導する．義歯で噛めるもの，噛めないものを選別し助言する．総義歯は前歯で噛むと外れやすいので，奥歯で噛むように指導する．
③**バイトプレート**：咀嚼運動の訓練や咬合の誘導のためにバイトプレートが有用となるケースもある（V編4章参照）．

(3) 援 助

①**着脱，清掃の援助**：義歯の着脱，清掃，消毒等を自分でできない人には全介助をする．少なくとも1日1回は外して清掃，消毒を行う．
②**介護者による着脱**：他人の義歯の着脱はそう簡単なことではない．介護者には要介護者の負担にならないように着脱の要領を覚えてもらう．義歯は一般に左右幅より前後幅が短い．口に出し入れする際，義歯を横向きにするのが義歯着脱の要領である．
③**歯科医師との連絡**：義歯の破損，不適合，咬合不良をみたときは，できるだけ早く歯科医師に連絡をとり治療を依頼する．

(4) リハビリテーション（機能訓練）

義歯を有効に使用するために，口輪筋，咀嚼筋等および手指運動のリハビリテーションを計画し，実施する．

3. 食生活の介護

1) 食生活の介護に必要な知識と技術

(1) 食生活の自立支援

自立した食生活とは，「食べたい物を，食べたいとき，望む場所でできる」ことといえる．たとえ一人ではできなくとも，自立を支援するうえで大切な介護目標の一つとなる．

(2) 食事動作と歯科介護

食事動作は，手指や腕の運動と摂食嚥下運動が連携して行われるADLの一つである．運動障害や老化によって食事動作に支障が生じたとき，QOLは低下する．歯科介護では，要介護者等に歯科として食事動作のリハビリテーションを行い，QOLの向上をはかる．

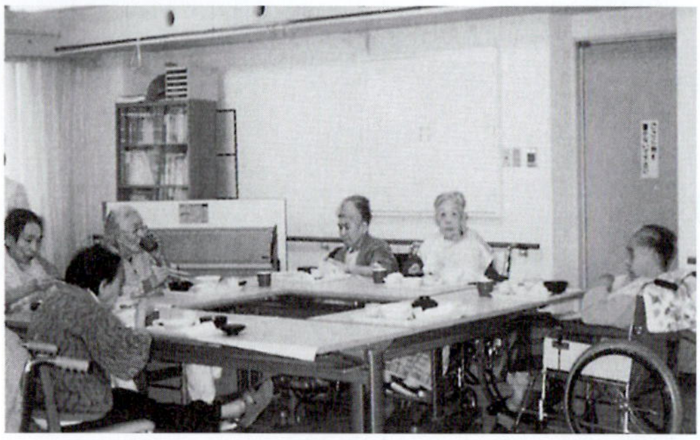

図1-7　楽しく皆で食事

(3) 食事の概念

食事は，栄養価が高くバランスのよい食物に注目されがちだが，それだけでは十分とはいえない．人間には食事を考えるうえでさらに三つの大切なポイントがある．
　①食事が文化的生活であるということ
　②食事に個人差があるということ
　③老化によって，食事内容が変化するということ

第一の文化的生活とは，人間が社会的文化生活を営むようになって，食事を摂る目的が広がっていることを意味する．精神活動をしている人間の食事には，栄養摂取を含め次のような目的がある．
　①空腹を満たすため
　②栄養を摂り健康を維持するため
　③好きなもの，おいしいものを食べるため
　④周囲とのコミュニケーションの場をもつため

人間の摂食器官は，進化の過程で大脳皮質との結びつきを深めてきた．食べる楽しさや食事は人生を豊かにするということを忘れてはならない（図1-7）．

第二の個人差とは，各自に食事の量や好みに違いがあるとういことである．生まれ育った環境，家庭の習慣などにより嗜好が異なる．

第三の老化とは，年をとると食事の量や好みが変化し，その摂取の仕方も変わってくることを意味する．食事の量だけでなく食事の質への配慮も欠かせない．

(4) 食事の質と歯科介護

食事の質を保つ基本として以下の三つのことがあげられる．
　①健全で楽しい食事環境をつくる
　②よく噛み，よく味わうようにする
　③好みのものをおいしく，バランスよく摂るように誘導する

歯科介護では，口内環境整備の介護のなかで食事の質の向上をはかる．

(5) 調理担当者との連携：情報提供

歯科介護の担当歯科衛生士が得た口内環境整備の情報，咀嚼機能の情報，味覚機

能の情報等を栄養士等の調理担当者に伝え，本人の健康状態や年齢を考慮した質のよい食事の提供に役立てる．

2）食生活の介護法

(1) 健全で楽しい食事環境をつくる

人間の喜怒哀楽は，大脳皮質の高度な精神活動によって生じる．その大脳皮質は脳下垂体視床下部にある食欲中枢につながっている．健全で楽しい食事環境をつくることは，大脳皮質をとおして食欲中枢を刺激することになるので，次のような工夫が求められる（図1-7）．

①よい雰囲気，清潔な食卓，花を飾るなどの工夫
②形や彩りのよい盛りつけ
③センスのよい食器
④孤食を避け，皆で一緒ににぎやかに食事
⑤食事，食後の時間を十分に確保

(2) よく噛み，よく味わうようにする

箸やスプーンが上手にもてる，よい食事姿勢を保持できる，よく噛む習慣をつける等のためのリハビリテーションを計画し，実施する．

(3) 好みのものをおいしく，バランスよく摂るように誘導する

好みのものをおいしく食べることは，嗅覚，視覚，味覚，知覚の機能を活性化させる．栄養のバランスをよくする基礎になる．おいしく食べるための条件として以下のことがあげられる．

①口内環境をよくする（汚れた口のなかではご馳走もおいしく感じない）
②体を動かしてお腹を空かせる
③3食きちんと時間を決める
④栄養のバランスに配慮し，好物をよく噛むよう誘導する
⑤加齢による食事の嗜好に合わせる
⑥食前運動として，カミカミ運動，タコ運動，舌回転運動，唾のみ運動を行う

清潔な口のなかでこそ本来の味がわかる．おいしく食べることで歯科領域総合機能が始動し，歯科領域の諸機能が活性化されて老化を予防する．

V 歯科領域の機能の介護

歯科領域の機能の介護では，摂食嚥下，構音，表情，感覚，分泌の歯科領域五大機能に障害をもつ要介護者に対して自立した日常生活を営むことができるよう支援し，また歯科領域の機能に障害をもたない要介護者，要支援者，自立高齢者には，歯科介護予防として歯科領域の機能の悪化防止，維持改善をはかるよう支援する．

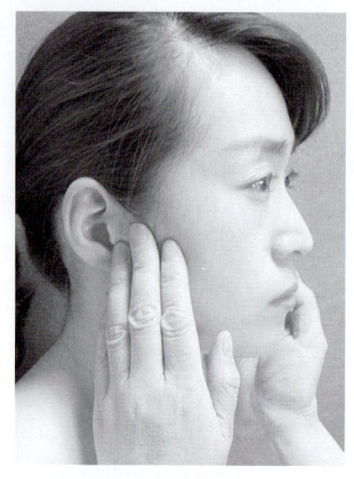

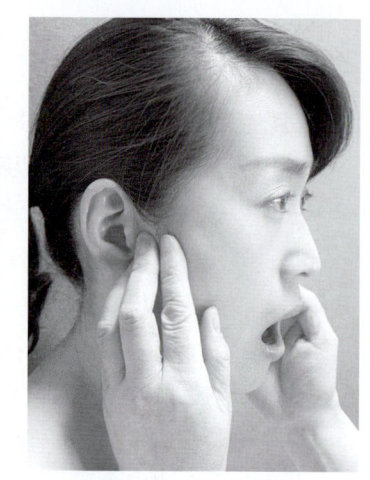

図 1-8　顎関節の触診
左：閉口，右：開口

1. 摂食嚥下機能の介護
1）摂食嚥下機能の介護に必要な知識と技術
（1）摂食嚥下は一連の動作

摂食嚥下は，口唇，歯，顎，舌，頰，口蓋，咽頭，喉頭が巧妙に協調して，口に入れた食物を咀嚼し，食塊を形成し，嚥下する一連の動作である．摂食嚥下の動作時には，咀嚼筋のみならず，顎関節，舌骨・甲状軟骨の動きを触知することができる．

①舌骨・甲状軟骨

これらの骨の位置を知り，触診できるようにしておく．

②顎関節

顎関節の上に3本の指を触れ．口を開閉，前後，左右に運動させると，その動きの大小，粗滑，雑音の様態を容易に触診することができる（図1-8）．

（2）摂食嚥下機能の介護の基本事項

歯科介護では，歯科領域の運動・感覚・分泌機能の低下や口内環境整備の不備による摂食嚥下障害に注目し，その介護を重視する．基本事項は以下のとおりである．

①歯の痛みや動揺，舌の痛み，義歯の痛みや不安定は放置しない．また，動揺歯の固定や欠損歯の修復をはかる．

②できる限り普通食にし，安易な流動食はやめる．

③口唇，頰，舌筋，咀嚼筋，開口筋，口蓋・咽頭筋の筋力低下を防ぐ．

④食べこぼしの状態を放置しない．

⑤手指・腕の運動機能を低下させないよう自力摂食の維持をはかる．

⑥ゆっくり唾液の出るまでよく噛んで食べる習慣をつくる．咀嚼回数を増やす．

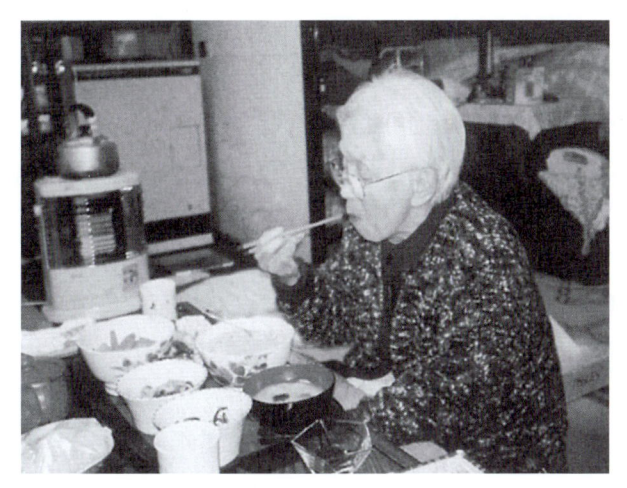

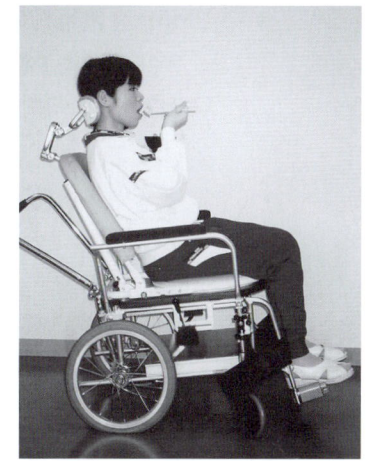

図1-9 摂食の姿勢（右：起きあがり小椅子の活用）

⑦呼吸と嚥下の機能は密接に関連している．誤嚥の予防に，口を閉じ鼻呼吸ができるような習慣をつけておく．

(3) 摂食嚥下時の姿勢

健康な人が食事をするときは，90度座位で顔は下向き（頸部前屈位）の楽な姿勢で箸を下から口に運んでいる．これが，嚥下時に気道が閉鎖し誤嚥を起こさない基本姿勢である（**図1-9**）．姿勢についての留意事項は以下のようになる．

①中枢性の摂食嚥下障害があり，なおかつ姿勢の保持が困難な場合は，特に体躯後傾頸部前屈姿勢（**図1-9右**）に心がける．気道が閉鎖し食塊が食道口に落ちやすくなる姿勢である．

②可能な限り，できるだけ座位で食べるようにする．

③片麻痺のある人には，頸部の患側への回転と健康側を下にした側臥位がよい．

④食事中の咳き込みは，誤嚥の可能性を示唆しているので注意する．食事中1口ごとに，空咳をして梨状陥凹にある残留物を排出し誤嚥を防ぐ方法もある．

⑤唾液が出るまでよく噛むこと，口唇を強く閉じること，舌を口蓋に圧接すること，下向き嚥下をすることが嚥下を助ける．

⑥食べこぼしや口内残留のある場合は，口唇の閉鎖不全，舌の口蓋への圧接不全，頰筋の運動不全に注意する．

(4) 歯科介護による誤嚥性肺炎の予防

介護保険制度における「介護予防事業」の重点課題の一つに気道感染予防が取り上げられている．肺炎は65歳から79歳の高齢者の死亡原因の第4位であるが，80歳以上で第2～3位となり（平成24年厚労省人口動態統計概況），要介護状態になるきっかけにもなっている．誤嚥性肺炎の予防には摂食嚥下機能の介護に必要な知識と技術が有効であり，歯科介護予防業務の普及が望まれる．

(5) 介護用具の工夫
①摂食補助装置：咬合床を利用して，欠損歯，動揺歯などによる摂食嚥下機能低下を補う装置をつくる．歯の固定と欠損部修復をかねた簡易装置である．
②食事用具：手指・腕の運動機能の低下した要介護者等には，自力摂食を確保するための個々に合った食事用具が望まれる（Ⅴ編4章参照）．場合によっては，手指でつまんで食べるための食物形態の工夫も必要である．

(6) 咀嚼筋，表情筋等の筋肉の評価法
①噛みしめの評価：噛みしめたときの咬筋，側頭筋の筋腹を視診・触診し，動きの強弱，左右差を調べる．
②頬骨弓の評価：咬筋，側頭筋の萎縮があると，頬骨弓が目立ってくる．
③斜め楕円の口徴候：筋のアンバランス等で開口時に口が偏位し斜め楕円になる．
④下顎の前方・側方運動：下顎の前方運動（軽く口を開け，下顎を前方に出す）や側方運動（左右に滑らせるように動かす）は，内側翼突筋・外側翼突筋の状態を反映する．
⑤顎の不随意運動：オーラルジスキネジアとよばれる（Ⅲ編2章参照）．
⑥胸鎖乳突筋の触診：首を右に回転させると左側の胸鎖乳突筋が浮き上がる（反対も同様）．それを触診してその強弱，左右差を調べる．胸鎖乳突筋や僧帽筋は頭蓋顔面を支える重要な筋肉であり，これらが衰えると正しい摂食嚥下姿勢がとりづらくなる．
⑦顔面筋の老化：表情筋が衰えると食べこぼしやすくなる．
⑧顎二腹筋前腹筋，顎舌骨筋の評価：これら舌骨上筋群は開口筋であり，口を大きく開けたときに触診時の抵抗感が生まれる．
⑨広頸筋の評価：歯を噛みしめ，奥歯をみせるように「イー」と発音すると広頸筋が浮きあがる．このときの表情が怒っているようにみえるので，歯科介護機能訓練用語集にはいかり運動としてあげている（p.162参照）．

(7) 摂食嚥下機能の評価法
日常的に行えて介護に役立つ摂食嚥下機能の評価法をあげる．
①ローゲマン法（図1-10）：下顎骨，舌骨，甲状軟骨に指を当て，顎の開閉時，嚥下時のそれぞれの骨の動きを触診する．咀嚼時には，下顎骨は動くが舌骨は動かない（舌骨が固定源となり下顎骨が開閉運動をする）．一方，嚥下時には舌骨は動くが下顎骨は動かない（下顎骨が固定源となり舌骨が上下運動をする）．嚥下時に下顎が固定され，舌骨，甲状軟骨が，順序よく，滑らかに動いていれば誤嚥は少ない．
②上向き空嚥下法：上向きで頸部を伸ばして空嚥下する．咳き込みがないか，舌骨，甲状軟骨の動きはよいかをみる．
③RSST（repetitive saliva swallowing test）：30秒内に唾液嚥下が何回できる

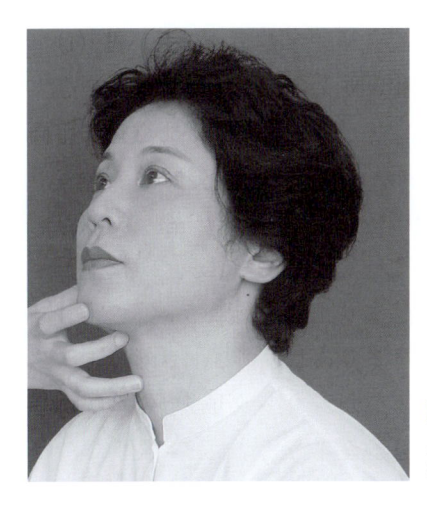

図 1-10　ローゲマン法
人差し指を下顎下縁に，中指を舌骨に，薬指を甲状軟骨に置き，嚥下時の動きを調べる．

かを調べるテスト．3回未満の場合は要注意とする．
④**うがい**：20〜30 mL の水を口に含み，「ブクブク，ペー」が力強くできるかをみる．
⑤**空咳の評価**：力強い咳払いができるかをみる．
⑥**カーテン現象**：大きく口を開き，「ア，ア，ア」と断続的に強く発声してもらい，軟口蓋の口蓋帆と口蓋垂の動き，その奥の咽頭後壁の粘膜の動きをみる．左右が等しく大きく動くのがよい．片麻痺があると，軟口蓋の粘膜がカーテンを引いたように健側へ引かれる．
⑦**開放性鼻声**：咽頭後壁，軟口蓋の麻痺があるときに起こる．鼻に抜けた声になり，摂食嚥下障害の指標になる．

2）摂食嚥下機能の介護法
(1) 観察（管理）
①**食事の環境と姿勢**：食事の環境，摂食姿勢の良否に注意を払う．
②**食物の性状，栄養**：その人に適しているか，普通食を食べているか，安易に流動食にしていないか，偏食はないかを観察し，対処していく．
③**水の飲み方**：水を飲んだときの咳き込みの有無，嚥下速度（舌骨，甲状軟骨の動きの速度）を観察していく．
④**軟口蓋の動き**：口を大きく開けた発声で，軟口蓋のカーテン現象の有無を観察していく．
⑤**咀嚼の状況**：食事中の下顎骨，舌骨の動きや何回噛んでいるか，味わいながら噛んでいるかを観察していく．
⑥**食べこぼし・口内残留**：食物の食べこぼしや口内残留に注意を払う．
⑦**口唇の動きや感覚**：口を開いたとき，斜め楕円に口が開く徴候はないか，指や筆で口唇や舌を触った感じがわかるか，を観察していく．
⑧**頭蓋顔面，頸部の安定**：咀嚼時に頭や首がグラグラしていないか，胸鎖乳突筋

や僧坊筋の筋力低下はないかを観察していく．

⑨嚥下の姿勢と状態：嚥下時の体躯，頸部の傾きが適正か，嚥下時に口唇を力強く閉鎖できないか，舌骨，甲状軟骨が正常に動いているかを確認していく．

⑩むせ：食事中の咳き込みはないかに注意する．

⑪食欲，便秘：食欲はあるか，便秘はないかに注意を払っていく．

(2) 誘導（指導）

一部介助を必要とする人に対し残存能力を活かし，できるだけ自立摂食に向け，指導や一部介助で誘導していく．

①食前運動：食前にカミカミ運動，タコ運動，フグ運動，舌の回転運動を行い，「いただきます」というよう誘導していく．

②正しい姿勢：楽な座位の姿勢で下向きに食べるように誘導していく．

③食事中の運動：嚥下後に空咳き，空嚥下をし，残留しているものを飲み込むように誘導していく．

④むせたときの対応：咀嚼回数不足，食事中の痰，食物の形態・性状に注意する．むせたときには，口を閉じて息を吸って止め，咳払いをするよう誘導する．

⑤普通食：できるだけお粥等の流動食は避け，普通食をよく噛んで食べるよう，偏食にならないように誘導していく．

⑥一口の適量：おむすびにすると，男性は 20 g（約 450 米粒），女性は 16 g（約 350 米粒）程度の大きさが一口の適量である．多過ぎや少な過ぎは噛みづらく，飲み込みづらいので，この点に注意を払い誘導していく．

⑦噛みしめ習慣：力を入れて噛みしめる習慣がつくよう誘導していく．

⑧口唇閉鎖：食物を嚥下するときは口唇に力を入れて閉じるよう，また，舌を口蓋に圧接するよう誘導していく．

⑨咀嚼回数を増やす：一口入れたら 30 回噛むくらいを目標にするよう誘導する．消化を助けるだけでなく，唾液の分泌を促進する．

⑩下向き嚥下：嚥下時は下を向くよう誘導していく．

⑪栄養誘導：本人の好みを尊重し，体に適した食事の種類，栄養のバランス等について誘導していく．

(3) 援 助

自分一人では食事ができない人に対して行う．

①環境と雰囲気づくり：明るく気持ちの落ち着く環境と，楽しい雰囲気づくりに常に気を配る．

②座位保持：できるだけ座位での摂食を確保するように援助する．人間の尊厳にもかかわることである．90 度～60 度の座位で頸部前屈姿勢が基準となる．食べさせ方は，顔は下向きで，食べるものがみえるように箸やスプーンを下方から口にもっていき，まず下唇に触れ，次いで口のなかに入れ舌の上において，

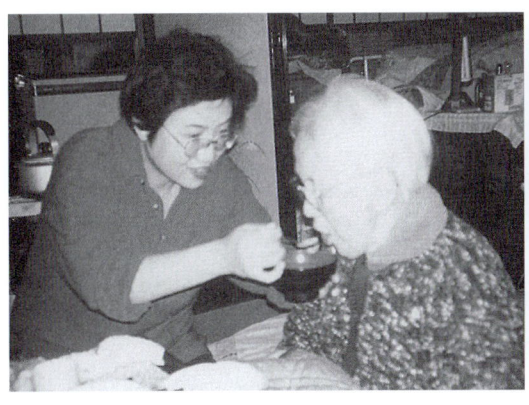

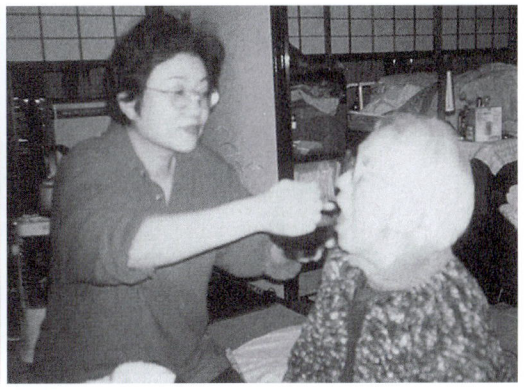

図1-11　よい食べさせ方（左）悪い食べさせ方（右）

　　　口唇を閉じてから噛みはじめてもらう（図1-11）．
③**健側を下に側臥位の保持**：やむをえず臥床位にする場合は，健側を下に患側を上にした側臥位で行う．
④**普通食**：できるだけ普通食を食べるように援助する．歯の欠損などがあれば，歯科医師に協力を求める．
⑤**栄養，好みへの配慮**：栄養に配慮し好みの食材を選んだり好みの味つけをする．
⑥**口唇支え**：摂食嚥下時に食べこぼしのある場合は，手で口唇を閉じて飲み込ませるよう援助する．
⑦**便秘，ガスの貯留，下痢の有無**：便秘，ガスの貯留，下痢の有無には常に注意する．
⑧**嚥下反射促通手技**：嚥下反射促通手技（舌骨と甲状軟骨を指で挟み，下から上に向けてマッサージする方法）を実施する（図1-12）．
⑨**喉頭挙上運動**：空嚥下時に指で喉頭を軽く押し上げてその高さを保持するメンデルソン手技がある．喉頭を挙上させる筋や咽頭を収縮させる筋の強化が目的である．
⑩**摂食嚥下補助装置**：歯や顎，口蓋の欠損や歯の動揺があると，摂食嚥下の機能は低下する．これを補うために義歯や顎義歯，口蓋床，パラタルリフトを製作して機能低下を補う．

(4) リハビリテーション（機能訓練）
　必要に応じ，残存機能や介護予防の維持・改善訓練を計画し，実施する．

2. 構音機能の介護
1) 構音機能の介護に必要な知識と技術
(1) 構音器官と構音機能
構音機能の専用器官はないが，歯，口，顎・頸，顔面領域が構音器官として利用

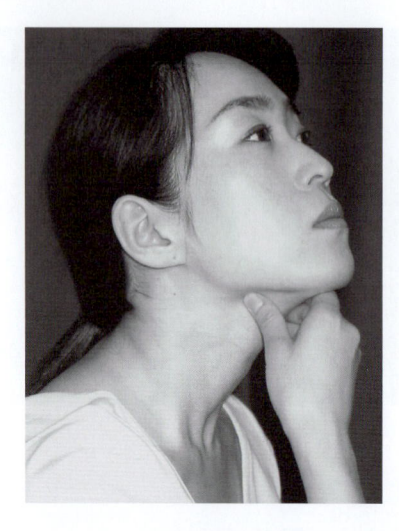

図1-12　嚥下反射促通手技

される．言語機能は，運動性言語中枢（Broca's center）と聴覚性言語中枢（Werniche's center）と発語器官（呼吸器官，発声器官，構音器官）と聴覚器官の連携による機能である．このうちの構音器官を歯科領域が担っている．この構音器官の働きを構音機能とよぶ．

構音（articulation）とは，話し言葉に出てくる一つ一つの語音（話し言葉の音）を構成することである．語音は普通，音韻といわれる．図1-13は，日本語の子音の構音点をおおまかに示した図である．

日本語の語音は五十音が基本である．このうち母音が五つ（アイウエオ），残りが子音であるが，そのほかに20の濁音（ガ・ザ・ダ・バ行の各音節）と半濁音（パ行）の子音がある．

母音は，開口のまま発声音の形が変えられえて構成され，子音は，発声音が口内を通過中に口唇，舌，軟口蓋で妨げられて構成される構音である．構音器官が語音を構成する過程は，舌尖を切歯乳頭部につけ，臼歯を嚙み合わせた状態で鼻呼吸を行い，この状態から唾液を嚥下し，言葉を発し，再びもとの状態に戻り鼻呼吸を行う過程である．この機能の習得過程を構音操作という．構音機能障害の介護に欠かせない知識である．

ヒトの呼吸，嚥下と構音の関係を，図1-14に示した．

言語中枢が機能を失うと構音機能も失われるが，同じ筋肉を利用する咀嚼，嚥下，呼吸の各機能は影響を受けない．

(2) 言葉の障害

おもに，構音障害と失語症がある．

構音障害とは，俗にいう「ろれつがまわらない」状態で，構音器官（口唇，舌，軟口蓋，咽頭など）の麻痺や筋相互の協調運動障害（たとえば運動失調など）が原因となる．失語症は，脳卒中の右片麻痺に合併することが多く，言葉を話したり，

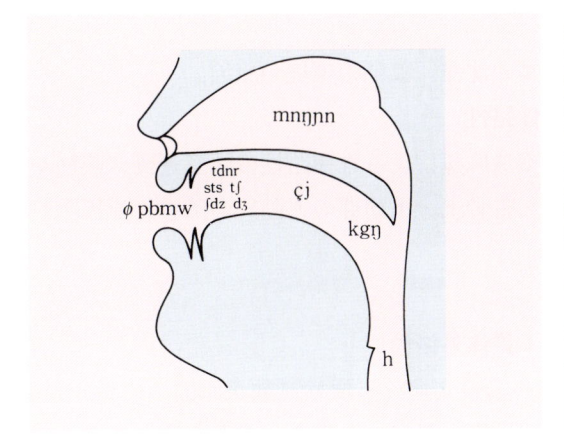

図 1-13　日本語子音の構音点

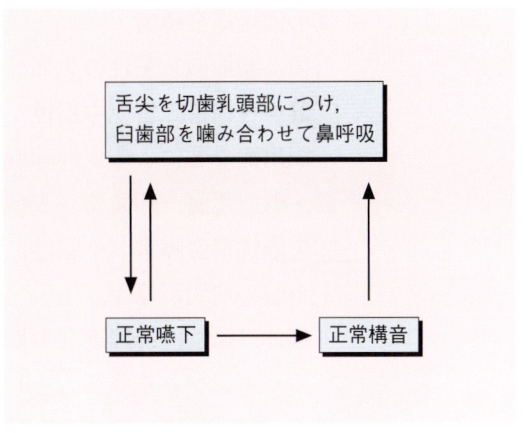

図 1-14　呼吸，嚥下と構音（正常パターン）

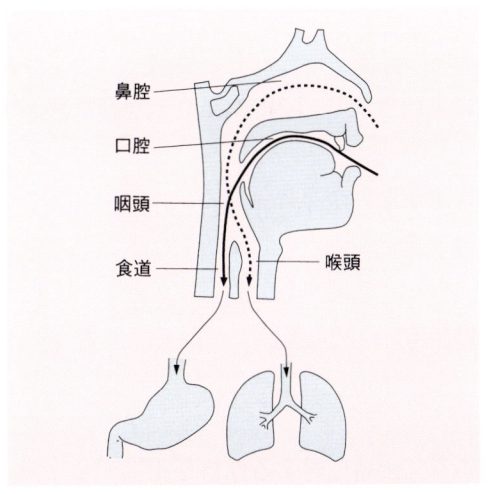

図 1-15　気道と消化管との交叉部としての咽頭（模型図）（藤田，1985[4]）

聞いて理解したり，文字を書いたり，読んで理解するなどの能力が障害される．いずれの場合もコミュニケーションの障害により，他者との交わりが制限される．正しい評価に基づいた的確な歯科介護を行う．言語聴覚士（ST）との連携も考える．

(3) ヒト特有の機能

構音機能はヒト特有の機能である．歯科領域が脳髄と一体となって進化する過程で，巧妙にその形を変え，ヒト特有の構音器官の役割を果たすようになった（図1-15）．

(4) 構音障害の分類

原因による分類を以下にあげておく．

①**機構性構音障害（局所性）**

　歯，口，舌，口蓋，咽頭，顔面の形態の異常や舌筋，軟口蓋筋，表情筋，舌骨上・下筋群，咽頭筋群の機能の低下が原因．

②**心因性構音障害**
　　歯，顔面の審美性の欠如，精神の沈滞，孤独の環境が原因．
③**麻痺性構音障害（中枢性；錐体路性）**
　　脳出血などによる仮性球麻痺や球麻痺による錐体路性の随意運動（咬筋や，舌筋，軟口蓋筋，咽頭筋，表情筋，舌骨上・下筋群の運動）の障害が原因．
④**失調性構音障害（小脳性）**
　　小脳の病変が原因．
⑤**錐体外路性構音障害（中枢性；錐体外路性）**
　　パーキンソン症候群などの筋の緊張亢進，不随意運動が原因．歯科介護では，局所の機構性構音障害および心因性構音障害の介護を主たる対象とする．

(5) **構音機能に関与する組織・器官の評価法**
①**筋の評価**
　a. 咀嚼筋，表情筋，舌筋，軟口蓋筋の評価：「パ，バ」（唇音），「タ，ラ」（舌音），「カ，ガ」（口蓋音）の語音を聴き取り，障害の部位と神経を評価する．
②**粘膜の評価**
　a. 口腔粘膜，舌粘膜に潰瘍等の疾患がないかを評価する．
　b. 咽頭粘膜に異常はないかを評価する．
③**器官の評価**
　a. 聴覚器官に異常はないかを評価する．

2) **構音機能の介護法**
(1) **観察（管理）**
①**性格，心理状態**：無口か，よく喋るか，会話に対する性格を把握する．歯，口，顔面の審美性の欠如や精神の沈滞がないかを観察していく．
②**言葉の明瞭度**：言葉が相手に通じているかを観察していく．
③**会話の機会**：他者と会話する機会は多いか，孤独ではないかを観察していく．
④**会話と口内環境**：会話時に歯や義歯が動いていないか，痛みはないか，口内乾燥や汚れはないかを観察していく．
⑤**口唇，舌の動き**：会話時に口唇，舌がよく動いているかを観察していく．

(2) **誘導（指導）**
　構音機能の介護は，とくに高齢者の場合，本人の意思を尊重して，強要せず，上手に誘導することが大切である．構音や発声の残存機能を活かし，潜在的生活機能を引き出して，できるだけ自立した日常生活を送れるよう助言しながら，誘導する．
①**話しかけ**：話しかけて会話の機会をつくる．「話しかけ，話を聴いて，よい介護」を実践する．
②**会話の機会**：皆が集まる場所に誘い出し，仲間入りするように誘導し，会話の機会を多くしていく．

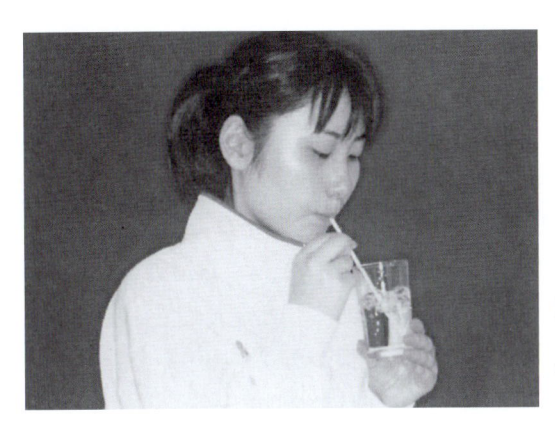

図1-16　ストロー吹き
口輪筋，頰筋，軟口蓋筋の筋力増強運動：構音機能のリハビリテーション，摂食嚥下リハビリテーションに用いられる．

③口唇，舌，顎の使い方：口唇，舌，顎をよく動かすことの大切さを指導する．

(3) 援助

構音機能が低下している場合は，その残存機能の活用に心がけ，周囲とのコミュニケーションがとれるように援助する．

①話す気持ち：話しやすく，明るく楽しい雰囲気をつくり，話す気持ちを起こすように支援する．

②口内環境の整備：話す機会が少ないと，口内が不潔になりやすい．歯や義歯を清潔にし，滑沢にして感触をよくし，また安定をはかり，話しやすい口内環境づくりの援助をしていく．

③口腔乾燥の予防：高齢者は口が乾きやすく，乾くと話しづらくなる．水分の補給，ゴマ油の塗布，口内用の保湿剤，人工唾液の使用などで援助していく．

④団欒の場づくり：会話や交際の場をつくる．

⑤言葉以外での伝達：手話，筆談，文字板，コンピュータなどを使用して会話ができるよう援助していく．

⑥歯科技術による援助：口蓋形態障害を補うスピーチエイド，歯の欠損を補う義歯，歯の動揺を防ぐ固定装置等，歯科の技術を駆使して構音障害を援助していく．

(4) リハビリテーション（機能訓練）

少しでも自分でできるようにするために残存機能の機能維持訓練および介護予防のための訓練を行う．

①顔面筋のマッサージ
②口唇，頰の表情筋のリハビリテーション（図1-16）
③舌筋のリハビリテーション
④軟口蓋筋のリハビリテーション
⑤構音訓練：構音操作の習得等

3. 表情機能の介護（Ⅱ編2章参照）
1）表情機能の介護に必要な知識と技術
（1）特殊な機能

表情機能は，顔面神経が司り，精神の状態を表現し内臓の状況を反映するヒト特有の機能である（p.12の「3）」，p.50の「2」，p.62の「Ⅳ」参照）．

生理学では，表情を「大脳辺縁系（旧脳）で起こる情動と大脳皮質（新しい脳）で起こる意欲との統合された人間表現である」と定義している．

表情には喜，怒，哀，楽，恐，驚の6種があり，感情や意志を表わす．特に喜びの表現である「笑い」は「人間」だけが持つ機能である．

表情機能は，ヒトだけに発達した特殊な心と体の情報発信機能である．表情筋は小さいが，きめこまかな動きで多彩な心の動きを表情として表わすことができる特殊な筋の集まりであり，約20対の筋からなる．

心が健やかであると表情が明るくなる．逆に，表情を明るくすると，心を健やかにするともいわれる．

（2）表情豊かな生活

介護が目標としているQOLの向上とは，表情豊かな生活を確保することである．独居，孤独が原因で表情を表す機会が少なく暗い毎日を送っている高齢者が少なくない．歯科介護では，表情機能を活性化し，表情機能の低下の予防に努め，真のQOLの向上をはかる．

（3）Langer線

顔面皮下の膠原線維の走行に基づく皮膚の緊張線をLanger線という．表情筋の運動に連動して皮膚を緊張させる．皮膚の皺とは必ずしも一致しない．

（4）特殊内臓性運動

表情運動は，特殊内臓性運動である．横紋筋でありながら骨ではなく，皮膚や粘膜などの軟組織を動かす．人体の皮膚や粘膜で随意に動くのは，顔面皮膚と口のなかの粘膜だけである．自律神経と随意神経（脳・脊髄神経）の両方の支配を受け随意的，不随意的に運動することで表情を表わす．

（5）表情機能に関与する筋肉とその支配神経

①表情筋：顔面神経支配
②咀嚼筋：三叉神経支配
③舌骨上筋群：三叉・顔面・舌咽神経支配

（6）表情機能の評価法

顔面神経は，表情筋の運動のほかに一部の味覚と涙腺や唾液腺の分泌も司っている．顔面神経のなかで涙腺や唾液腺の分泌を司っているものを中間神経と名づけている（自律神経でもある）．この仕組みから，表情機能が涙，唾液，味と密接に結びつき，さらに自律神経支配の内臓と連動した動きをすることが理解できる．

表情を評価するのに必要な顔面神経の評価法をあげておく．

①**顔面の観察の評価**：顔面神経に麻痺がある場合，顔の動きに左右差が出る．鼻唇溝の左右の深さに差がみられる．人中に横ずれが生じる．

②**瞬目（まばたき）の評価**：瞬目の速さ，左右の対象性を評価する．軽い末梢性の顔面神経障害でもこれに異常が認められる．有効な評価法である．まばたきは，自律的（不随意）に行われるが（1日2万回），随意にもできる．これは表情筋の特殊性を示すものである．

③**睫毛徴候（目つぶりテスト）**：力を入れて目を閉じると，正常な場合は睫毛（まつげ）が隠れるが，顔面神経の機能低下があると，その程度により，隠れ方が不十分になる．眼輪筋の動きの強弱を評価する．麻痺のあるときは兎眼となる．

④**上方注視テスト**：前頭筋のテストで顔を下に向け，上方を注視させると，正常な場合は額に皺が寄るが，顔面神経の麻痺があると皺が寄らない．

⑤**広頸筋の評価**：上下の歯を噛み合わせ，臼歯をみせるように「イー」の発声をすると広頸筋が顕著に浮び出てくる．

⑥**顔面皮膚の知覚の評価**：顔面皮膚の知覚は三叉神経が司る．三叉神経痛は激痛を伴い，また三叉神経の機能低下は表情に影響する．早期発見に心掛ける．

⑦**痛覚の評価**：顔面皮膚，口内の粘膜を軽くつねって，痛みの有無を評価する．

⑧**冷温覚の評価**：40度位の温水に浸した綿球と氷水に浸した綿球で皮膚と粘膜に触れ，冷温感の区別の有無を評価する．

⑨**触覚の評価**：目を閉じてもらい，筆や糸，紙で顔面皮膚，口唇粘膜に触れ，触感の有無，触れた物の区別の可否を評価する．

2）表情機能の介護法

(1) 観察（管理）

次の点に注意して，表情機能の状況を観察し，見守りをしていく．

①**表情の変化**：喜怒哀楽のどの表情をすることが多いか，その原因はなにか，1日の変化はどうかを観察，把握していく．

②**表情筋の動きと強弱**：鼻唇溝，人中，口角に左右差はないか，瞬目運動，睫毛徴候，いばり運動，上方注視テストなどの反応に異常はないか観察していく．

③**置かれている環境**：どんな環境におかれているか，表情を表す機会があるかを観察していく．

(2) 誘導（指導）

残存能力を活かし，助言や一部介助により表情を引き出すように誘導していく．

①**喜怒哀楽の表情**：笑ったり，憤慨するような話をして，その表情を誘い出すように誘導していく．

②**整容への関心**：お化粧や，整髪に関心をもつように誘導していく．

(3) 援　助
残存能力を活かし，できるだけ自立した日常生活に向けて，表情を豊かにするための手助けをする．

①パフォーマンスによる援助：笑う，喜ぶ，怒る，いばる，悲しむ，泣く，驚くなどの表情を，介護者がパフォーマンスをしながら，一緒に行う．

②環境，機会づくり：表情が豊かになる環境にさそい入れて，興味をもつことを一緒に行う．仲間をつくり，遊戯，演劇への参加をはかる．

③歯科医療との協力：歯の欠損は治療し，不安定な義歯，咬耗した義歯などは直して，容貌や審美性の向上をはかり，自分の容貌に自信をもってもらう．

(4) リハビリテーション（機能訓練）
必要に応じ，表情機能のリハビリテーションを計画し，実施する．

4. 感覚機能の介護
1）感覚機能の介護に必要な知識と技術
(1) 感覚機能に関係する組織・器官
顔面皮膚，口内粘膜，歯根膜などを歯科領域の感覚器官といい，その機能を感覚機能という．特に，舌の味覚と口唇・舌および歯根膜の知覚は，鋭敏で多彩な感覚を有し，人間らしい生活を送るうえでそれらが果たす役割は大きい．高齢者には無味症，異味症が高率に現れる（Ⅲ編2章参照）．

①味覚と神経
- a. 舌味覚：前2/3は顔面神経，後1/3は舌咽神経
- b. 口腔粘膜味覚：顔面神経，軟口蓋味覚の一部は舌咽神経

②知覚と神経
- a. 表在感覚
  - ア．顔面皮膚：三叉神経
  - イ．口内粘膜：三叉神経
  - ウ．舌粘膜：前2/3は三叉神経，後1/3は舌咽神経・迷走神経
- b. 深部感覚
  - ア．歯根膜：三叉神経
  - イ．顎関節：三叉神経

(2) 感覚機能の評価法
①打診による評価：歯は，咀嚼器官であると同時に，外から体に入る物を識別するレーダー装置としての感覚器官でもある．歯根膜と硬いエナメル質の巧みな組み合わせによって，口に入れた物の硬さや大きさを瞬時に中枢に伝える，歯は人体で最も鋭敏な感覚器官の一つである．

歯を細い金属棒で打診してその感覚の鋭さ，痛みを評価する．左右差も調べる．

②**深部感覚の評価法**：歯根膜感覚と顎関節感覚は深部感覚といわれる感覚で，噛みしめたという感覚はその一つである．

噛みしめてもらい，噛みしめ感覚があるかどうかを評価する．

③**味覚唾液反射テスト法**：①舌の上にレモン水を滴下し，唾液流出の有無，多少を評価する．②大唾液腺の圧迫により，唾液腺開口部からの唾液の流出の有無，多少を評価する．③ガムを一定時間噛んで，その間の唾液量と性状を評価する．

④**味覚検査（テイストディスク法）**：甘，塩，苦，酸の倍数希釈液をつくり，それぞれの味がどの濃度で感じるかを評価する．テスト用品が販売されている．味覚には，甘，塩，苦，酸の基本 4 味がある．最近ではこれに，旨味を加えて 5 味とする場合もある（p.241 参照）．

⑤**顔面の圧痛点**：顔面の知覚は，三叉神経によって中枢に伝えられる．三叉神経は，脳幹の橋から起こり頭蓋内で三叉神経節をつくってから眼神経，上顎神経，下顎神経の三つに分かれて頭蓋の外に出てくる．

　　a. 眼神経の一部は眼窩上切痕から出て，前頭部の皮膚に至る．
　　b. 上顎神経の一部は眼窩下孔から出て，上顎部の皮膚に至る．
　　c. 下顎神経の一部はオトガイ孔から出て，下顎部の皮膚に至る．

このことから，眼窩上切痕，眼窩下孔，オトガイ孔に当たる部位を指で圧迫すると痛みを感じる．この部位を三叉神経の三圧痛点といい，痛さの程度，左右差から三叉神経の評価に用いられる（図 1-17）．

2）**感覚機能の介護法**

　(1) **観察（管理）**

①**知覚の程度**：顔面皮膚，口唇，粘膜，歯根膜の知覚の麻痺や過敏の状態を観察していく．

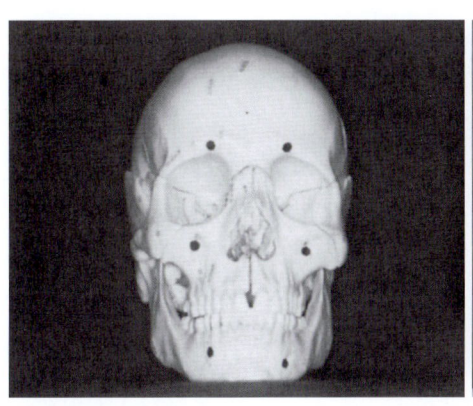

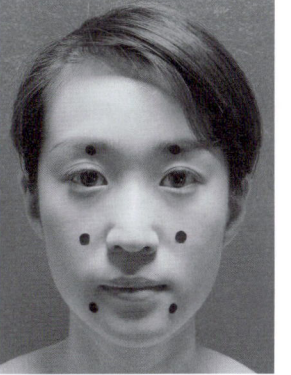

図 1-17　三叉神経の三圧痛点
上から眼窩上切痕，眼窩下孔，オトガイ孔．左：頭蓋骨上の圧痛点，右：生体上の圧痛点．

②味覚の程度：おいしいと感じて食べているか，甘，塩，苦，酸を感じ分けているかを見守る．
　③舌の表面：舌粘膜に萎縮や舌苔などはないかを観察していく．
　④訴えの聴きとり：口のなかの痛みや乾き，舌の痺れや違和感などの訴えは聴き漏らさないようにする．

（2）誘導（指導）

残存能力を活かし，特に味覚について「これは，甘いですよ」，「これは塩からいですね」などの助言をし，おいしく味わえるようにする．
　①味の誘導：食材や調理法，味つけについて話をしながら，よく噛んで食べるよう誘導していく．
　②一緒に食べる：「おいしいね，これは私の大好物だ」などと話したり，「これはどんな味がしますか」と聞いたりしながら一緒に食べる．

（3）援　助

味覚の障害で日常生活に支障が出ている人に対して，できるだけの手助けをする．
　①味つけ：好みの食材で残っている味覚を活かす味つけをして，本人向けの食事をつくるよう心掛ける．
　②味覚の活性化：冷温水，レモン，梅干，香辛料などにより，味覚を刺激して味覚の活性化をはかる．
　③口内環境の整備：歯垢，粘膜垢，舌苔を除き口内を清潔にし，すっきりと気持ちのよい状態を保つように管理，介護する．炎症，潰瘍等は治療する．
　⑤歯ブラシ刺激：歯ブラシで，歯，口唇粘膜，頬粘膜，口蓋粘膜，舌粘膜の刺激・清掃を続ける．

（4）リハビリテーション（機能訓練）

必要に応じ，感覚機能のリハビリテーションを計画し，実施する．

5．分泌機能の介護

1）分泌機能の介護に必要な知識と技術

（1）分泌機能の器官

歯科領域の分泌器官としては，唾液腺，汗腺，脂腺がある．ここでは，特に唾液分泌の介護について述べる．

（2）唾液腺

歯科領域は，三つの大唾液腺と口腔粘膜と多数の小唾液腺により，湿潤に保たれている．

唾液分泌は交感・副交感神経の二重支配を受けているが，この神経は，咀嚼や表情機能を司る三叉・顔面神経と関係が深い．

唾液腺からは，パロチンという老化防止と成長促進のホルモンが分泌される．さ

らに唾液は，胃腸を刺激し，糖尿病改善のインスリンの分泌を促すセクレチンや不眠防止のメラトニン，さらに精神安定作用のあるコレチストキニンなどの消化管ホルモンの分泌を促進するといわれている[5]．

唾液は正常人では，通常1日に1～1.5L分泌される．

(3) 唾液分泌の3相

唾液分泌は反射性に促進される．その要因は3相に分けられる．

①頭相：食物の連想などによって唾液が分泌される，条件反射性分泌である．
②口腔相：食物が口に入って，その刺激で起こる無条件反射性分泌である．
③胃腸相：刺激の強い食物を食べた場合，胃腸に送られたあとも唾液分泌が続く反射である．

(4) 唾液分泌障害：口内乾燥症

唾液は多種の成分と多様な作用を有し（表1-7），分泌が障害されると多くの問題が生じる．口内が不潔になり，また炎症や潰瘍を起こしやすくなる．唾液が減少すると，患者は食べにくい，話しにくい，痛いなどと訴える．高齢者は，唾液分泌機能低下による口内乾燥症によりこのような訴えをすることが少なくない．口内乾燥症は摂食嚥下，構音，感覚の各機能に大きな影響を与え，本人にとっては大変につらいものである．原因は多様である（Ⅲ編2章参照）．

(5) 唾液腺の評価法

①圧擦法：大唾液腺をその開口部に向かって圧擦すると，その刺激で開口部から唾液が流出する．この方法は唾液腺の評価法として利用される．
①味覚唾液反射テスト（gastato-salivary-reflex test）：舌の上にレモン汁や梅干汁を滴下し，口のなかへの唾液の流出の状態を評価する．
③唾液の成分と作用の評価：唾液の成分と作用を表1-7に示している．先にも述べたように，多種の成分と多様な作用があることを理解して，その知識を介護に活かすことが望まれる．また，水分が99%であることから，水分が不足すると唾液分泌が減少することも留意する．高齢者は脱水状態になりやすいので，常に注意が必要である．

表1-7 唾液の成分と作用（河野監修，1997[5]を改変）

唾液の成分	唾液の作用
①水分　99%	①消化作用
②有機質　0.5%	②免疫作用
ムチン（粘性糖タンパク）	③歯の石灰化作用
プチアリン（唾液アミラーゼ：デンプン分解酵素）	④老化防止作用
分泌型免疫グロブリンA	⑤成長発育作用
（う蝕菌などへの免疫物質，ウイルス溶解物質）	⑥溶液作用
その他のタンパク，脂質	⑦潤滑作用
③無機質　0.2～0.3%	⑧清掃作用
ミネラル（K，Na，Cl，CO_3塩，Ca，リン酸塩）	⑨胃腸刺激作用

2）分泌機能の介護法
(1) 観察（管理）
①口唇，口内の乾燥有無：本人からの口内の乾燥に関する訴えは聴きもらさない．
②唇・舌のひび割れ：口唇，舌の乾燥は皺やひび割れとして表れ，注意して観察していく．炎症や潰瘍になりやすいので，放置しないで歯科医師に連絡する．同時に脱水も疑う．
③食事への影響：唾液の減少により，食欲が低下したり，食事量が減少することも少なくないので留意する．
④味覚反射テスト：分泌減少が疑われる場合は，舌の上にレモン水を滴下し，唾液分泌の状態を観察する．
⑤顔面皮膚の乾燥：顔面皮膚が乾燥したり，汚れがないか観察を続ける．歯科介護では，介護導入のバイタルサインの一つとして常に顔色を確認する．
(2) 誘導（指導）
残存能力を活かし，唾液分泌機能が衰えないように助言をし，誘導していく．
①よく噛むこと：時間をかけ，唾液が十分に出てくるまで，咀嚼するよう誘導していく．
②唾液腺周囲筋の刺激：表情筋運動により口腔粘膜を刺激する．唾液の分泌を促す金魚運動などで，唾液腺の活性化を誘う．
(3) 援　助
唾液分泌機能の低下や消失に対する介助である．
①好物の食事：香辛料や食材の好みに配慮する．
②水分の補給：唾液は摂取する水分の量に影響を受ける．日常の水分の摂取には注意を怠らない．
③人工唾液などによる援助：唾液分泌の減少により，口内の乾燥が認められた場合は，食欲が低下したり，食事量が減少するので留意する．ゴマ油，口内用の保湿剤入り製品，人工唾液（サリベート）などを活用する．
④唾液腺刺激：耳下腺，顎下腺，舌下腺のマッサージで，唾液分泌を促す．
⑤顔面皮膚の清潔保持と乾燥防止：常に顔面を清潔に保ち，クリームの塗布を励行する．
(4) リハビリテーション（機能訓練）
必要に応じ，分泌機能の介護を計画し，実施する．

VI 歯科領域の形態障害の介護

　歯科領域の形態障害の介護では，歯科介護の知識と技術で，歯科領域（歯，口，顎・頸，顔面）の形態のどこかに障害をもつ要介護者に対して，自立した日常生活が営めるよう支援し，また，歯科領域の形態に障害をもたない要介護者，要支援者，自立高齢者に対しては，歯科介護予防として歯科領域の形態の障害の防止をはかるよう支援する．

　歯科領域の形態障害とは，歯，口，顎・頸，顔面部の形態の障害をいう．その原因は大きく分けて，先天性のもの，外傷によるもの，疾患によるもの，および老化によるものがある．

　障害の状態としては，歯，口唇，口蓋，顎，顔面皮膚等の欠損や変形があげられる．

　口の形態障害に対する介護と顎・頸，顔面の形態障害に対する介護に分けられる．この分野の形態の介護は，歯科医療と密接に関連し，歯科の治療と並行して行うことが多くなるので，主たることは歯科医療分野で学んでもらうことにし，介護に関連したことのみを述べる．

1．口の形態障害の介護

1）口の形態の障害の介護に必要な知識と技術

　(1) 欠損，変形

　何らかの原因により，口の形態障害，すなわち歯，口唇，口蓋，顎，顔面皮膚等の欠損や変形があると，摂食嚥下，構音，感覚，分泌の各機能に影響して日常生活に支障が生じる．

2）口の形態障害の介護法

　(1) 観察（管理）

　①障害の把握

　　歯，口唇，舌，口蓋の形態の変化を的確に把握し，その動き等を観察する．

　②障害に対する本人の気持ち

　　形態の障害に対して本人がどんな気持ちを抱いているかを把握する．

　(2) 誘導（指導）

　①障害が目立つとき

　　整容について助言したり，関心の転換をはかる．

　(3) 援助・リハビリテーション（機能訓練）

　①整容の援助

　　マッサージ，口の開閉運動訓練等を実施する．

2. 顎・頸，顔面の形態障害の介護

1）顎・頸，顔面の形態障害の介護に必要な知識と技術

(1) 顎・頸，顔面の手術の後遺症，顔面神経麻痺，老化に伴う顎骨や表情筋の吸収，萎縮，顔面皮膚の異常や非対称により，日常生活に支障がある人がいる．

(2) 顎骨の吸収や偏位による，形の変化，正中のずれは顎運動の異常を誘い，顎関節症の原因にもなる．治療が可能な場合も少なくないので，歯科医師に協力を求めながら，援助する．

(3) 顎堤の吸収は，不安定な義歯，咀嚼関連筋の萎縮に起因することが多いことを念頭におく．

(4) 形態障害は本人が人知れず気にしているので，その程度を把握して対処する．

2）顎頸，顔面の形態障害の介護法

(1) 観察（管理）

①**外見上の障害**：外見上の障害や顔の動きの障害を観察する．

②**本人の気持ち**：本人は気にしていないか，心の動きを観察していく．

③**顎の異常**：上下顎骨の吸収の程度，顎運動の状態，顎関節の痛み・雑音の有無を観察していく．

④**義歯の異常**：義歯の安定が悪いと，噛んだり，話をするたびに動揺して顎堤の吸収が進む．義歯は毎日使用するので，様態は日々刻々変化する．管理を怠らない．

(2) 誘導（指導）

①**相談にのる**：外見上の障害を本人が気にしている場合には相談にのり，歯科医師に連絡したり，気持ちを変えるよう誘導する．

②**歯科治療への誘導**：義歯の調整，歯の矯正や審美性などについて専門家に相談するよう誘導する．

(3) 援　助

①**廃用性症候群の防止**：顎や顔の動かし方を援助し，筋肉の萎縮の回復，進行防止や改善をはかる．

②**整容**：異常の状態が目立たないように整容の援助をする．

③**紹介と依頼**：専門医に紹介し，義顎，咬合床，その他の装置の作成を依頼し，形態の障害の軽減をはかる．

(4) リハビリテーション（機能訓練）

必要に応じ，形態障害に対するリハビリテーションを計画し，実施する．

表1-8　歯科介護の標語

生きることは，食べること
きれいなお口で，よく噛んで
味わいながら，笑顔をつくり
上手にゴックン，おいしいな

2章 歯科介護で行うリハビリテーション（機能訓練）

I リハビリテーションの考え方

　一般的に，リハビリテーションは機能回復訓練および機能維持・改善訓練と考えられてきたが，WHOの定義では以下のようにより広義に解釈されている．

リハビリテーションの考え方（WHO，1981，上田訳）
　リハビリテーションとは，能力障害あるいは社会的不利を起こす諸条件の悪影響を減少させ，障害者の社会的統合を実現することを目指すあらゆる措置を含むものである．
　リハビリテーションは障害者を訓練してその環境に適応させるだけでなく，障害者の直接的環境および社会全体に介入して彼らの社会を容易にすることを目的とする．
　障害者自身，その家族，そして彼らの住む地域社会はリハビリテーションに関係する諸種のサービスの計画と実施に関与しなければならない．

　以下，文献[1]を参考にして，リハビリテーションの考えをまとめておく．
　1980（昭和55）年のWHOの国際障害者分類（ICIDH；International Classifica-

表2-1 リハビリテーションの基本的アプローチ（介護支援専門員テキスト編集委員会，2002[1]．より一部抜粋）（ICIDH）

リハビリテーションの基本的アプローチ
Ⅰ　機能・形態障害（impairment）に対して——"治療"的アプローチ
1　麻痺（末梢性・中枢性），失調症，その他の運動障害の回復促進
2　二次的合併症の予防と治療
3　失語・失行・失認などの高次脳機能障害の回復促進
Ⅱ　能力障害（disability）に対して——"適応"的アプローチ
1　"健常"残存筋の強化（片麻痺や切断の"健側"，対麻痺の上肢など）
2　義肢・装具・杖・車いすなどの補助具の処方
3　日常生活動作（ADL）能力の向上（自助具の使用を含む）
Ⅲ　社会的不利（handicap）に対して——"環境改善"的アプローチ
1　住居と社会環境（公共建築・街路・交通機関を含む）の改造
2　家族への働きかけ（心理的・実際的受入れ態勢づくり）と介護者の確保
3　職業復帰の促進，教育の場の確保（子供の場合），生きがいのある生活（老人・重度者），所得保障

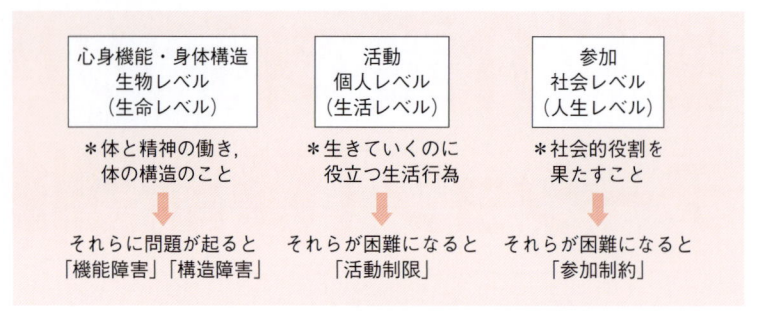

```
┌─────────────┬─────────────┬─────────────┐
│ 心身機能・身体構造 │  活動       │  参加       │
│ 生物レベル   │  個人レベル  │  社会レベル  │
│ （生命レベル）│ （生活レベル）│ （人生レベル）│
└─────────────┴─────────────┴─────────────┘
  *体と精神の働き，  *生きていくのに   *社会的役割を
   体の構造のこと     役立つ生活行為    果たすこと
        ↓                ↓                ↓
   それらに問題が起ると  それらが困難になると それらが困難になると
   「機能障害」「構造障害」  「活動制限」      「参加制約」
```

図 2-1　生活機能の各レベルの定義（国際生活機能分類〈ICF〉）

```
         ┌ 客観的 QOL ┬ 社会レベルの QOL（「人生の質」）
QOL ─────┤            ├ 個人レベルの QOL（「生活の質」）
         │            └ 生物レベルの QOL 「生命の質」
         └ 主観的 QOL ── 実存レベルの QOL（「体験としての人生の質」）
```
真の総合的生活機能は，このような客観と主観の両方を含むものであるべきであり，そうなれば QOL と生活機能とは一体のものとなる．

図 2-2　QOL の構造

tion of Impairment Disabilities and Handicaps）では，**表 2-1** に示すように障害を「機能・形態障害（impairment）」「能力障害（disability）」「社会的不利（handicap）」の三つのレベルに分け，各レベルにおいて，治療的アプローチ，適応的アプローチ，環境改善的アプローチを行うことを基本としていた．しかし，ICIDH は，障害者を障害というマイナス面を中心にみる分類であるとの批判がでてきた．

2001（平成 13）年に WHO は障害者を生活機能というプラス面を中心にみる分類として国際生活機能分類（ICF：International Classification of Functioning, Disability and Health）を発表した．ここでは，生活機能を①心身機能・身体構造，②活動，③参加の三つに分け，これらが困難になった状態を，それぞれ「機能障害・構造障害」「活動制限」「参加制約」の三つのレベルに分けた（**図 2-1**）．ICIDH が身体の障害の視点から分類しているのに対し，ICF は生活機能の視点から分類したといえる．そこで，リハビリテーションはこれらの困難を少なくし，各レベルの QOL をいかに向上していくかということであるとしている（**図 2-2**）．

II 介護保険で行うリハビリテーション

　　介護保険制度で行うリハビリテーションは，通常，維持期のリハビリテーションである．維持期のリハビリテーションとは，疾病が慢性期に入り障害が比較的安定した時期や高齢で機能が低下する時期の機能維持・改善訓練のことを指す．自立し

た日常生活を送るための適応的アプローチとしてのリハビリテーション（介護で行う）である．急性疾患の回復期に行う機能障害の回復を目的とした機能回復訓練，すなわち治療的アプローチとしてのリハビリテーション（医療で行う）とは対象および目的が異なる．

　　① 介護保険で行うリハビリテーション
　要介護者の能力障害に対し，維持期の適応的リハビリテーション（機能維持・改善訓練）を行い，家庭生活復帰を目指す．また，自立高齢者の機能低下の予防として行う．

　　② 医療保険で行うリハビリテーション
　主として，疾病による機能・形態障害に対し回復期の治療的リハビリテーション（機能回復訓練）を行い社会生活復帰を目指す．

Ⅲ　リハビリテーションの基礎知識

1. 一次的機能障害と二次的機能障害

1) 一次的機能障害
　疾患の直接結果としての機能障害をいう．脳血管障害によって起こる片麻痺や失語症などがこれにあたる．

2) 二次的機能障害
　過度の安静等により心身が使われないために生じる機能低下である．関節拘縮，筋力低下，骨粗しょう症などの廃用性症候群（生活不活発病）や心理的退行などがある．機能維持・改善訓練により予防あるいはある程度の改善が可能である．

2. 機能訓練にかかわる動作の分類

　日常生活動作は以下の三つの動作に分類される．

1) 基本動作
　寝た位置から，歩くまでの動作群で，寝返り，起き上がり，座位，立ち上がり，立位，歩行の動作をいう．

2) 日常生活動作（ADL：Activities of Daily Living）
　日常生活のなかでくり返される動作群で，食事，排せつ，更衣，整容，入浴，起居動作などの動作をいう．

3) 手段的日常生活動作（IADL：Instrumental Activities of Daily Living）
　日常生活動以外の動作群で，炊事・洗濯・掃除の家事，買い物，金銭管理，趣味活動，交通機関の利用，車の運転などの動作をいう．

3. 摂食嚥下リハビリテーションにおける間接訓練と直接訓練

1）間接訓練
　食物を使用しない摂食嚥下リハビリテーションをいう．筋力訓練，可動域訓練，神経刺激訓練，呼吸法などの訓練である．

2）直接訓練
　食物を使用して行うリハビリテーションである．摂食嚥下障害者への直接訓練は誤嚥のリスクを伴うので，事前評価と状況把握が不可欠である．さらに，食事の姿勢，一口の適量，食物の性状や形態等への配慮が必要である．

Ⅳ　歯科領域機能の評価法のまとめ

　歯科領域機能の評価法はⅣ編1章の歯科介護の実施内容で述べたが，ここでは復習の意味を込めて評価法をまとめておく．

1. 口内環境整備能力の評価法

1）うがい動作の評価法
　一口分の水（適量：女性 20 mL，男性 30 mL）を口に含み，力強く，効果的にうがいができるかを評価する．

2）歯ブラシの把持操作の評価法
　ペングリップやパームグリップでもてるか，歯ブラシがうまく動かせるかを評価する．

3）義歯の着脱・清掃の評価法
　自分で着脱，清掃がうまくできるかを評価する．

4）食事動作の評価法
　食卓で座位がとれるか，箸やスプーンがうまく使えるか，茶碗をもてるか，よく噛んでいるか，またうまく噛めないものはどのようなものかなどを評価する．

2. 歯科領域の筋肉別の評価法

1）咬筋・側頭筋の評価法
　① 噛みしめ評価法：強く噛みしめたときの筋の緊張（力こぶ）の程度を評価する．視診，触診にて筋力の低下や左右差を評価する．
　② 下顎角，頰骨の突出の評価：上記の筋が付着するこれらの部位の突出感（浮き上がり）は，筋の委縮のある場合にみられる．

2）内・外側翼突筋の評価法
　① 左右いずれかの筋肉に麻痺があった場合，開いた口が斜めに傾くので，その

2章　歯科介護で行うリハビリテーション（機能訓練）

　　　有無を評価する．
　　② 下顎の前方運動，側方運動時の動きの滑らかさを評価する．
3) 顎二腹筋前腹・顎舌骨筋の評価法
　　大きく口を開けたときに，口腔底や顎下部・オトガイ下部を押して抵抗感があるかを評価する．
4) 軟口蓋筋の評価法
　　① 軟口蓋に触れたときに嘔吐反射があるかを評価する
　　② 口を開き「アッ，アッ」と声を発したときに軟口蓋筋がよく動くか，また動きが左右対称かを評価する．麻痺があると"カーテン現象"がみられる．
5) 舌筋の評価法：
　　① 舌の前方への突き出しや上下左右の動きが十分かを評価する．
　　② 舌回転運動ができるか，また連続回転運動を行っても疲れないかを評価する．
　　③ スポット運動（p.162, 163参照）をくり返し速くできるかを評価する．
6) 上咽頭収縮筋の評価法：フグ運動（p.162, 163参照）を連続して20～30回くり返したとき，咽頭部に重苦しさを感じたかを聴取する．頰筋は咽頭縫線を介して上咽頭収縮筋とつながっているので，フグ運動を上咽頭収縮筋の評価に使う．
7) 口輪筋の評価法：
　　① タコ運動（p.162, 163参照）が強くくり返し速くできるかを評価する．
　　② 口唇が強く閉鎖できるかを評価する．
8) 頰筋の評価法：フグ運動，金魚運動（p.162, 163参照）を強くくり返し速くできるかを評価する．
9) 広頸筋の評価法：いかり運動（奥歯をみせるように口唇を左右に引き，「イー」と発音したときの動き）（p.162, 163参照）を行ったときの広頸筋の緊張を評価する．
10) 喉頭部の筋の評価法：上向き空嚥下法（上向きで前頸部を伸ばして空嚥下をする）を行い，甲状軟骨の動きや咳きこみの有無を評価する．
11) 舌骨上・下筋群の評価法：舌口蓋圧接運動と舌根沈下運動（p.162, 163参照）のくり返しが素早くできるかを評価する．視診および触診にて舌骨の動きを評価する．
12) 僧帽筋の評価法：首から肩にかけての肩峰の形や左右差，首をすくませたときの力の入り具合を視診，触診にて評価する．
13) 胸鎖乳突筋の評価法：顔を左右に向けると反対側の胸鎖乳突筋（p.136参照）が浮き出るので，視診，触診にて評価する．

3. 歯科領域機能の評価法

1) 摂食嚥下機能の評価法〈p.136「(7)」参照〉

咀嚼能力の評価，嚥下時の姿勢の評価，反復唾液嚥下テスト（RSST），ローゲマン法，咽頭反射テストなど．

2) 構音機能の評価法〈p.142「(5)」参照〉

口唇音・舌音・口蓋音の評価，鼻咽腔閉鎖不全（鼻漏れ）の評価など．

3) 表情機能の評価法（p.145 参照）

<ruby>瞬目運動<rt>しゅんもく</rt></ruby>（まばたき），<ruby>睫毛徴候<rt>しょうもう</rt></ruby>（目つぶりテスト），上方注視，口笛動作の評価など．

4) 顔面知覚の評価法

痛覚，冷温覚，触感の評価，2点識別閾の評価など．

5) 深部感覚の評価法

歯根膜の感覚，歯触りの評価など．

6) 味覚の評価

甘味，塩味，苦味，酸味の評価：テイストディスク法（p.147参照）など．

7) 唾液分泌機能の評価

ガムテスト，唾液腺圧迫法など．

V 歯科介護で行うリハビリテーション

歯科介護で行うリハビリテーションは，要介護者，要支援者や自立高齢者に対して，手指腕の機能および歯科領域の機能維持・改善訓練を行う．

1. 目的および手段

1) 目　的

歯科領域の機能維持・改善訓練は，要介護者等に対しては，よく噛んで食べ，おいしく味わい，上手に嚥下し，明るい表情で会話を交わす生活ができるようにすること，自立高齢者に対しては，歯科領域の介護予防と健康維持・改善をはかることを目的とする．

高齢者では，消化吸収能力が低下している，低栄養状態に<ruby>陥<rt>おちい</rt></ruby>りやすい，栄養が不足して浮腫や貧血が生じやすい，免疫機能の低下により感染症になりやすいことなどに留意する．これらの点を踏まえて，訓練が過度にならないよう，また，常に経口摂取の栄養の必要量と質を保持するよう努める．

2) 手　段

以下の二つがある．

① 理学的手段

歯科領域の筋肉，神経，血管，関節に対して，運動，マッサージ，温・冷水刺激，関節可動域訓練を行う．

② 作業的手段

ADL，IADLに関連した作業を行う．生活のなかで会話，表情，感覚が豊かになるように作業を通じて誘導し自立をはかる．

2. 基本的事項

1) 機能訓練の基本運動

筋力の維持（低下防止），改善の運動には以下の方法がある．効率的・効果的に行うためには，当然のことながら歯科領域の解剖を理解しておくことが必要がある（Ⅱ編1章参照）．

① くり返し運動

伸展・収縮・回転をくり返し行う運動．徐々に力強く速くできるように訓練する．

② ストレッチング運動

力を入れて伸展した状態を3〜5秒保持する方法．休みを入れて3〜5回くりかえす．

③ 抵抗運動

加えられた力に対して抵抗する運動．

④ 等尺運動

力が入った状態で関節を一定の角度に曲げたままに保つ運動（ダンベルを90度持ち上げた状態のまま保持する運動や，椅子を用いずに腰掛け姿勢を保持する運動など）．

⑤ 自動介助運動と自動運動

上記の①〜④の運動法には，それぞれに自動介助運動と自動運動がある．自動介助運動とは，自分で動かすが，筋力が足りない，関節が固い，軽い麻痺があるなどで十分に動かせない場合に介助者が手伝う運動をいう．自動運動とは，介助者なしで，自力で動かす運動をいう．いずれの場合も，高齢者の介護で行うリハビリテーションでは，筋力増強ではなく，筋力維持が目的であるから，過度な運動は避けるように心がける．

2) 筋肉のマッサージ法

筋肉を賦活するためのマッサージには，基本となる五つの方法がある（図2-3）．

① 軽擦（stroking）法

手のひらで，筋肉，神経，血管の走行に沿って軽くこする方法

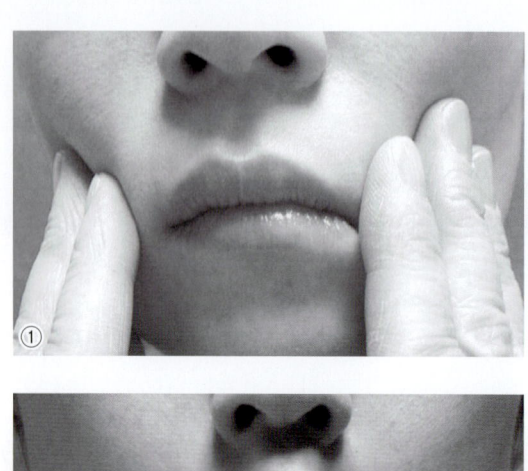

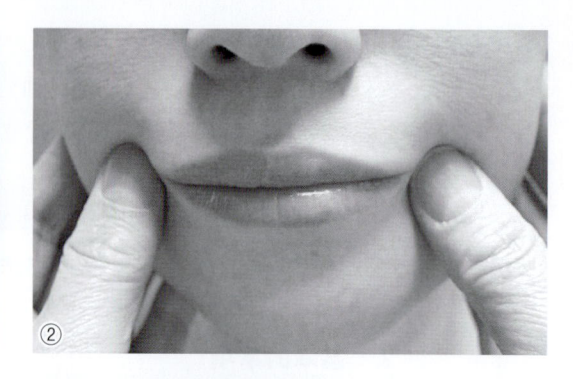

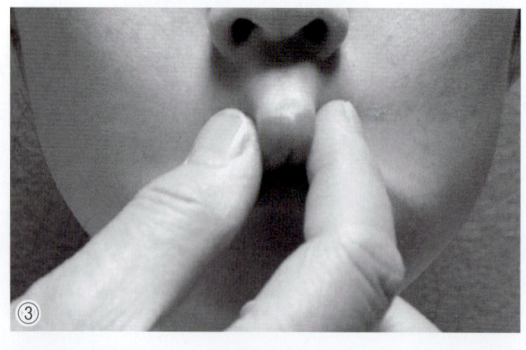

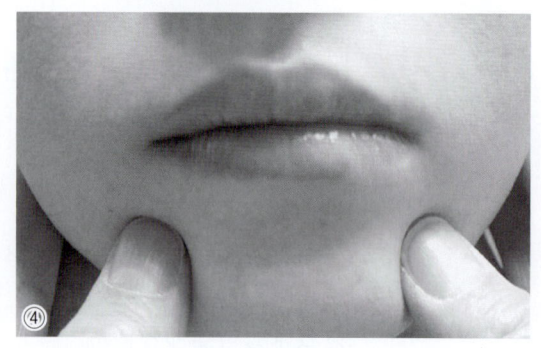

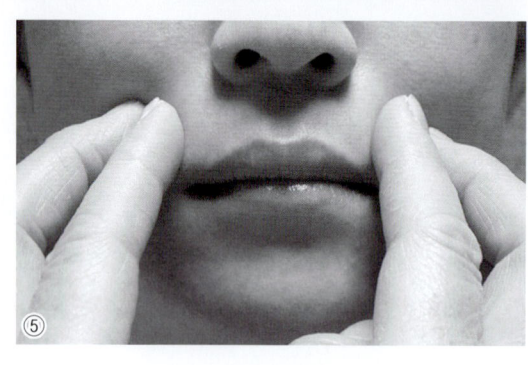

図 2-3 マッサージ法
① 軽擦法，② 強擦法，③ 揉捏法，④ 振戦法，⑤ 叩打法

② 強擦（friction）法

親指の腹で，筋肉，神経，血管の走行に沿って，中心に向かって強く圧するようにしながらこする方法

③ 揉捏（kneading）法

親指と他指で筋肉をつまんで，もみこねる方法

④ 振戦（vibration）法

指の腹で強く圧しながら，筋肉，神経，血管を振動する方法

⑤ 叩打（beating）法

こぶしや指先で，筋肉，神経，血管の走行に沿って，叩く方法

3）**神経の賦活（機能を活発にする）**

前述の理学的・作業的なリハビリテーションは，神経の賦活につながる．歯科領

域においては，脳神経のうちの鰓弓神経（Ⅴ・Ⅶ・Ⅸ・Ⅹ・Ⅺ神経）と舌下神経が対象神経となる．

4) 血管のマッサージ

外頸動・静脈，顔面動・静脈，浅側頭動・静脈に対するマッサージや温度刺激がある．これらは脳循環の活性化にもつながるだろう．

5) 関節の訓練

① 可動閾訓練

拘縮を予防または改善する訓練である．自動的訓練と他動的訓練に大別される．歯科領域では顎関節，頸部の関節を対象に関節可動域訓練を行う．

② 顎関節の障害に関する知識

顎関節は可動域が広い関節である．顎関節の開口障害や習慣性脱臼についての知識をもち，リハビリの適否を判断しなくてはならない（Ⅲ編2章参照）．

3. 歯科介護の機能訓練用語集：わかりやすい用語の使用

歯科介護の機能訓練の対象は高齢者が多いので，わかりやすい用語を使用する．用語と内容，医学的根拠を表，図にまとめた（**表2-2，図2-4**）．

4. 歯科介護で行うリハビリテーションの分類

次のように分類する．
① 口内環境整備能力のリハビリテーション（機能訓練）
② 摂食嚥下機能のリハビリテーション（機能訓練）
③ 構音機能のリハビリテーション（機能訓練）
④ 表情機能のリハビリテーション（機能訓練）
⑤ 感覚機能のリハビリテーション（機能訓練）
⑥ 分泌機能のリハビリテーション（機能訓練）

5. リハビリテーションの手順

以下の手順で行う．
① 歯科領域機能を正しく評価をする（評価）．
② その評価の結果から，課題（ニーズ）を特定する（特定）．
③ 特定された課題を解決するためのリハビリテーション計画を作成する（作成）．
④ 計画に基づき，効果的・継続的なリハビリテーションを実施する（実施）．
⑤ 実施した記録は用紙に記載し，実施の効果を評価する（再評価）

詳細についてはⅣ編の各章を参照のこと．

表 2-2　歯科介護機能訓練用語集

訓練方法：二つの方法がある
1. くり返し運動法（力強く行う）
2. ストレッチ運動法（1回3〜5秒間5回行う）

	用語	訓練方法	おもに対象とする筋群（筋名は右端枠内参照）	おもに対象とする神経群	おもに対象とする血管群	おもに活性化される機能
1.	パチクリ運動	眼瞼を開閉する	眼瞼裂周囲筋群、頭蓋表筋群	顔面神経の側頭枝、頰骨枝	浅側頭動脈、前頭面動脈	表情、感覚
2.	いばり運動	鼻孔を開き、鼻翼を引き上げる	鼻孔周囲筋群、口腔周囲筋群	顔面神経の頰骨枝	顔面動脈、鼻翼枝、上唇枝	表情
3.	いかり運動	歯を食いしばり、イーと声を出し奥歯がみえるように下唇を強く引き下げる	咀嚼筋群、口腔周囲筋群、皮下頸筋群、側頸筋群、前頸筋群	三叉神経運動枝、顔面神経の下唇枝、頸部筋枝	外頸動脈、顔面動脈	表情、発声
4.	タコ運動	口唇をつぼめ、突き出しシーっと強く息を吐く	口腔周囲筋群	顔面神経の頰骨枝、上唇枝、下唇枝	顔面動脈、顎動脈	摂食、嚥下、構音
5.	ヒョットコ運動	口唇をつぼめ、突き出し、左右に動かす	口腔周囲筋群、口腔収縮筋群	顔面神経の頰骨枝、上唇枝、下唇枝	顔面動脈、顎動脈	構音、分泌
6.	フグ運動	口唇を閉じ、大きく頰を膨らます	頰部筋群、口腔周囲筋群、皮下頸筋群	顔面神経の頰骨枝、上唇枝、下唇枝	顔面動脈、顎動脈	摂食、嚥下、構音
7.	金魚運動	口唇を閉じ、頰をへこませて舌先を口蓋に当て、唾液を吸引する（吸啜運動：乳飲み運動）	口腔周囲筋群、舌筋群、咽頭筋群、前頸筋群、側頸筋群、口腔筋群	顔面神経、舌下神経、舌咽神経、迷走、副神経	顔面動脈、椎骨動脈	摂食、嚥下、分泌
8.	ボタンプル運動	適当な大きさのボタンに糸をつけて、口唇でくわえて引っ張る	口腔周囲筋群	顔面神経の頰骨枝、上唇枝、下唇枝	顔面動脈、顎動脈	摂食、嚥下
9.	舌回転運動	口腔前庭粘膜をなめるように左右回転を数回、右回転を数回行う	舌筋群、前頸筋群、側頭筋群	舌咽神経、迷走神経	舌動脈、顎動脈、椎骨動脈	摂食、構音
10.	スポット運動	舌先を切歯乳頭に強く圧接する	舌筋群、前頸筋群、側頭筋群	舌下神経、舌咽神経	舌動脈、顎骨動脈	摂食、嚥下、構音
11.	口蓋圧接舌沈下運動	舌背を軟口蓋に強く圧接する、舌尖、舌根を引き下げることを交互に行う	口腔周囲筋群、前頸筋群、側頭筋群、咽頭筋群	顔面神経、舌咽神経	顔面動脈、顎骨動脈、椎骨動脈	摂食、嚥下、構音
12.	カミカミ運動（カチカチ運動）	開口・閉口運動をくり返し、時折、力強く嚙みしめる	咀嚼筋群（閉口）、舌骨筋群（開口）	顔面神経、三叉神経	顔面動脈、外頸動脈	摂食、分泌
13.	親指合わせ（図2-5）	親指を他指の腹と合わせ、力を入れる。順次行う	手指筋群	正中神経		摂食
14.	首の運動	首の回旋、左向き、右向き前屈、左向き、右向き	頸部筋群、舌骨筋群	迷走神経、副神経、舌下神経、頸神経、腕神経	尺骨動脈、横骨動脈	摂食、嚥下
15.	肩の運動	肩の回転、上げ下ろし	肩骨筋群、背骨筋群	横隔神経、副神経、腕神経	椎骨動脈、鎖骨下動脈	摂食、嚥下

	筋群名	筋群の名称と所属する筋名 所属筋肉
1.	頭蓋表筋群	①後頭筋、②前頭筋
2.	眼瞼裂周囲筋群	①皺眉筋、②眼輪筋
3.	鼻孔周囲筋群	①鼻根筋、②鼻筋
4.	口腔周囲筋群	①上唇鼻翼挙筋、②上唇挙筋、③上唇筋（三角筋）、④口角挙筋（大頬筋）、⑤下唇下制筋、角筋筋、⑥口輪筋、⑦オトガイ筋、③笑筋
5.	頬部筋群	①小頬筋、②大頬筋、③内側・外側頬筋、④頬筋
6.	咀嚼筋群	①咬筋、②側頭筋、③内側・外側翼突筋
7.	皮下頸筋群	①広頸筋
8.	舌筋群	①内舌筋（縦・横・垂直）、②外舌筋（茎突・舌骨・オトガイ舌筋）
9.	前頸筋群	①舌骨上筋群（顎二腹筋、オトガイ舌骨筋、胸骨舌骨筋、胸骨甲状筋）、②舌骨下筋群、胸骨甲状舌骨筋
10.	側頭筋群	①胸鎖乳突筋
11.	後頸筋群	①斜角筋、②椎前筋
12.	口蓋筋群	①口蓋帆張筋、②口蓋舌筋、③口蓋垂筋、④口蓋咽頭筋、⑤口蓋咽頭筋
13.	咽頭筋群	①咽頭挙筋群（口蓋咽頭筋、茎突咽頭筋）、②咽頭収縮筋群（上咽頭収縮筋、中咽頭収縮筋、下咽頭収縮筋、甲状咽頭筋、輪状咽頭筋）
14.	舌骨筋群	①舌骨上筋群（顎二腹筋、茎突舌骨筋、②舌骨下筋（肩甲舌骨筋、胸骨舌骨筋、胸骨甲状筋、甲状舌骨筋）
15.	背骨筋群	①僧帽筋、②板状筋

※筋は歯科領域にかかわるものである。
歯科介護の機能にかかわる者は記憶することが望ましい。

2章 歯科介護で行うリハビリテーション（機能訓練）

パチクリ運動　　　　　いばり運動　　　　　いかり運動

タコ運動　　　　　　　金魚運動　　　　　　フグ運動

ヒョットコ運動　　　舌口蓋圧接運動　　　舌沈下運動

舌回転運動　上　　舌回転運動　下　　舌回転運動　右　　舌回転運動　左

スポット運動　　　　　　　ボタンプル運動

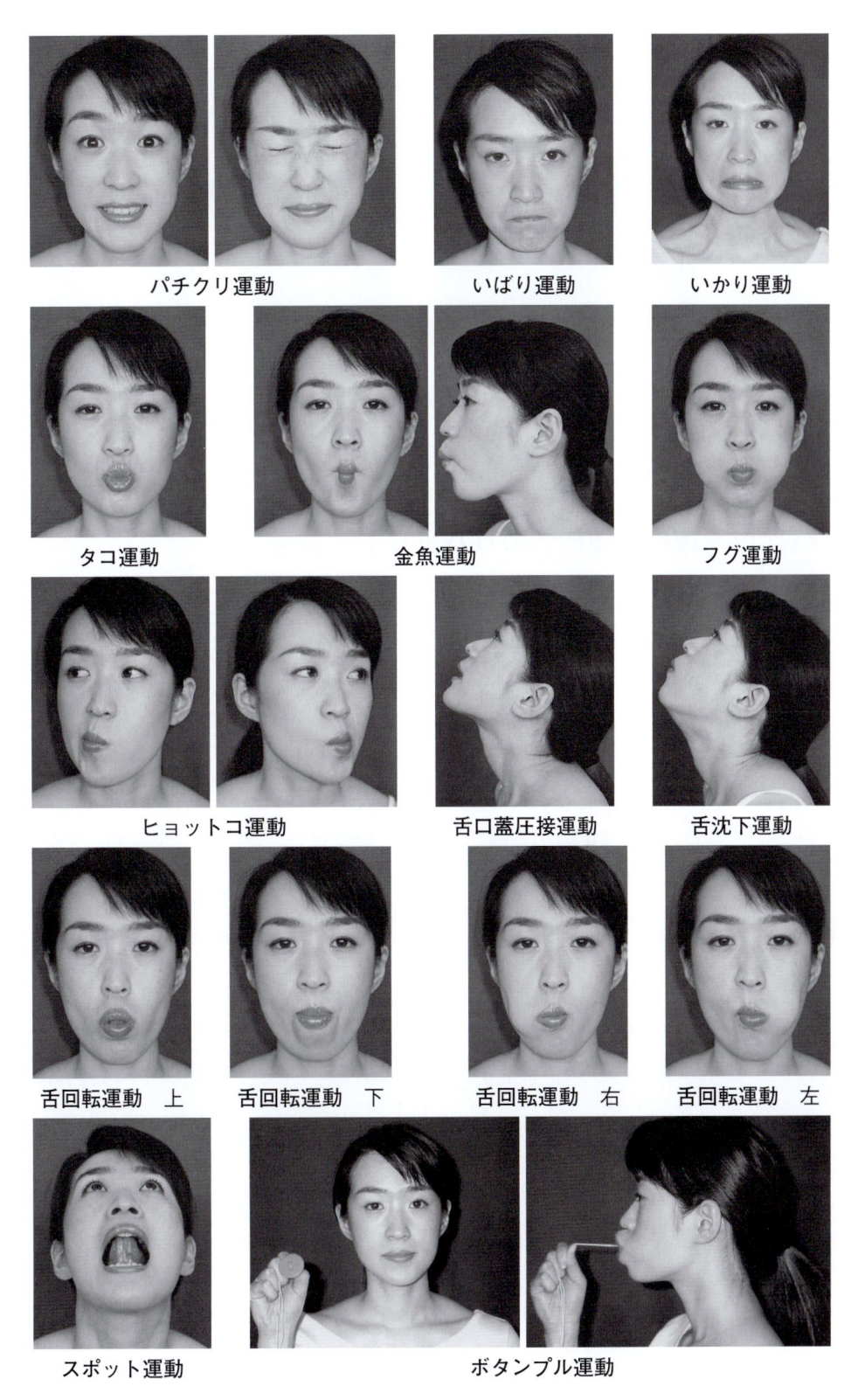

図2-4　歯科介護の機能訓練法

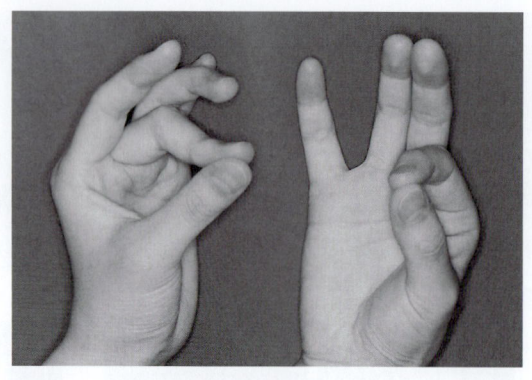

図 2-5　手指の訓練（親指合わせ）
親指の腹と他の指の腹を順に合わせていく．力を入れ，速くくり返す．

Ⅵ　口内環境整備能力のリハビリテーション

1. 口内清掃の機能訓練

1) うがい動作

　うがいの動作では，口輪筋，頰筋，舌筋が主役を果たすため，これらの筋肉の機能維持・改善訓練（以下，機能訓練という）を行う（表 2-2，図 2-4 参照）．

　① 口輪筋の運動

　　タコ運動，いばり運動，いかり運動，ボタンプル運動．

　② 頰筋の運動

　　フグ運動，ヒョットコ運動．

　③ 舌筋の運動

　　舌回転運動，スポット運動

2) ブラッシング動作

　歯ブラシの柄を上手に握りしめ，動かし，力の強弱を調整をするための訓練を行う．

　① 指の運動

　　親指合わせ運動（図 2-5），グー・パー運動，指折り数え運動，ペングリップ・パームグリップの訓練．

　② 手首の運動

　　手首の回転運動，屈伸運動．

　③ 腕の運動

　　腕の回転運動，屈伸運動，物の上げ下ろし運動．

④ ブラッシングの直接訓練
ブラッシングの実施による直接訓練．

2. 義歯の着脱・清掃の機能訓練

1) 義歯の着脱

　自分で義歯を着脱するには，細かい手指・腕の動きが要求される．この訓練は，前項のブラッシング動作の訓練と同様である．部分床義歯の着脱訓練では，鉤（クラスプ）の着脱の順序・方向の要領を覚える．総義歯の着脱訓練では，横幅と奥行きの長さの違いをふまえた着脱法を覚える（Ⅳ編1章参照）．

2) 義歯の清掃

　自分で義歯を清掃するには，細かい手指・腕の動きが要求される．この訓練も前項のブラッシング動作の訓練と同様である．義歯の清掃が困難な場合は介助が必要となる．歯科医師または歯科衛生士の定期的な点検・清掃・消毒が望まれる．

Ⅶ 摂食嚥下機能のリハビリテーション

1. 摂食行動の機能訓練

　摂食嚥下機能は捕食動作からはじまり，歯科領域にある多様な組織・器官が協調して発揮され，形成された食塊は梨状陥凹を通って食道へと送られる（図2-6）．

1) 食卓座位姿勢の保持

　高齢者には，筋力の低下による首の不安定や体幹の傾きがしばしば認められる．できるだけ食卓座位をとるように姿勢の保持あるいは改善に努める．
　① 首の前後左右・回転・屈伸運動，肩の上げ下げ運動
　②「起き上がり小椅子」のような安頭台つきのイスなどの活用（p.234参照）

2) 手指・腕の運動

　食物を食具でつまむ，すくう，口まで運ぶ等の，自立した食事に欠かせない動作の訓練．

2. 摂食嚥下機能の機能訓練

1) 三叉神経支配の筋肉の運動

　① 咀嚼筋（咬筋，側頭筋，内・外側翼突筋）
　　カミカミ運動（p.162参照），下顎の側方運動．咬合が不安定な人に対しては，バイトプレートを装着してカミカミ運動を行うと効果があがる．
　② 顎二腹筋前腹，顎舌骨筋
　　開口運動，唾液飲み運動．

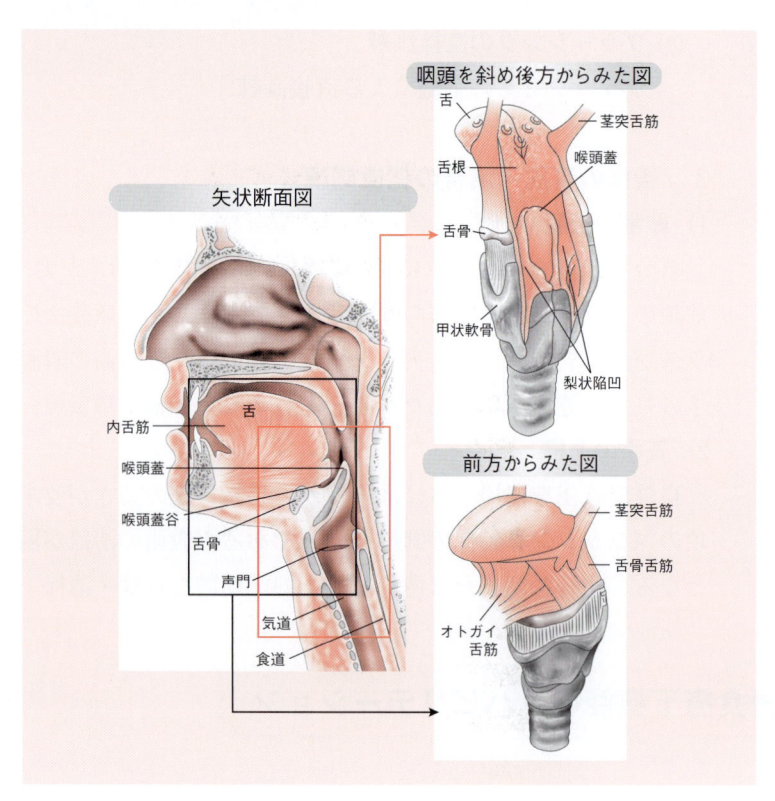

図 2-6　咽頭の構造（山田，2004 [2]）を一部改変）

2）顔面神経支配の筋肉の運動

① 口輪筋

　　タコ運動，ヒョットコ運動，フグ運動，口唇マッサージ（**図 2-7a**）．

② 頬筋

　　フグ運動，金魚運動，ブクブク（うがい）運動，モディオルス（モダイオラス）．
　　の刺激（**図 2-7b**）．

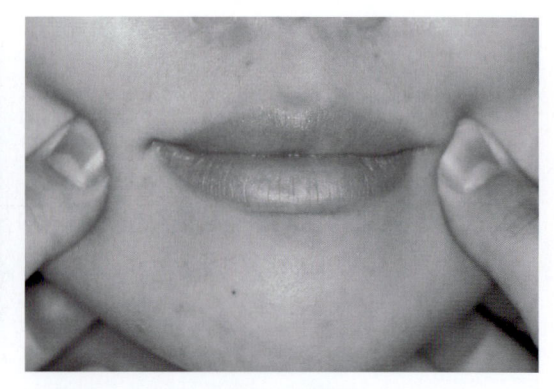

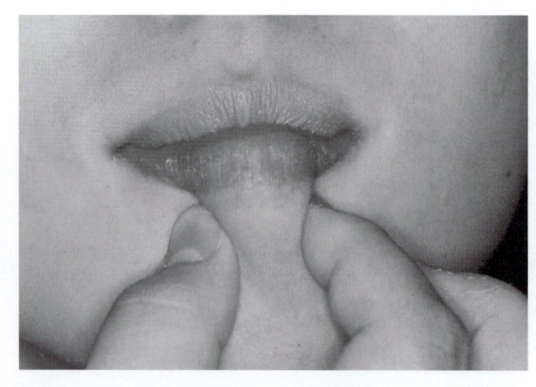

図 2-7　a. 口唇マッサージ：揉捏法　　　　　　b. モディオルスの刺激：振戦法

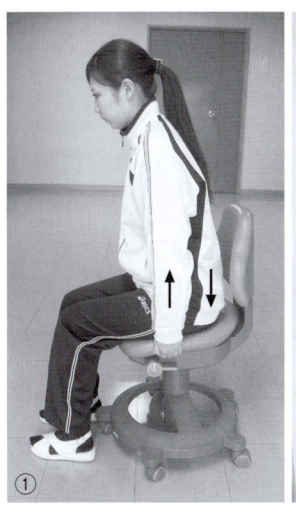

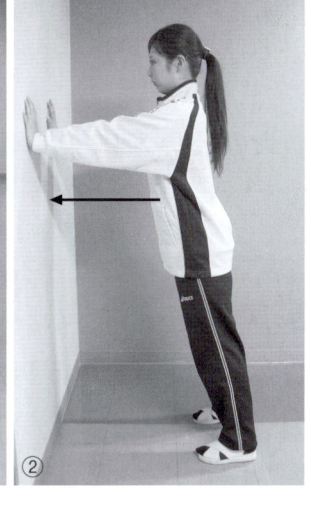

図 2-8　声門閉鎖運動
①プッシング運動
②プリング運動

③ 大・小頬骨筋，口角挙筋

　いばり運動，ヒョットコ運動．

④ 軟口蓋筋

　「アー」の発声運動，ストロー吹き運動（p.143 参照），舌回転運動．

⑤ 広頸筋，顎二腹筋後腹

　いかり運動，開口運動，舌回転運動，頸部マッサージ．

3）舌咽神経支配の筋肉の運動

① 前頸筋

　開口運動，意識下嚥下運動，舌回転運動．

② 咽頭筋

　フグ運動，喉頭挙上運動，嚥下反射促通運動，意識下嚥下運動．

③ 声門閉鎖運動

　プッシング運動，プリング運動（図 2-8）．

4）副神経支配の筋肉の運動

① 僧帽筋

　仰臥位肘運動（仰臥して肘で上体を支えながら上下する運動）．

② 胸鎖乳突筋

　額押し運動，頸部の回転・前屈・後屈運動．

5）舌下神経支配の筋肉の運動

① 舌筋

　舌回転運動，スポット運動，舌口蓋圧接運動，舌沈下運動．

② オトガイ舌骨筋，舌骨下筋
　　舌の押し出し運動，唾液飲み運動．

3. 摂食嚥下機能のための四つの運動とその解剖学的根拠

　ここまで述べてきたように，摂食嚥下機能のリハビリテーションにはさまざまな方法がある．以下にあげる四つの運動は，実施が容易で継続しやすく，かつ効果的な摂食嚥下機能のリハビリテーションであると考える．そこで，"摂食嚥下機能基本訓練法"と呼び，歯科介護で行う摂食嚥下機能のリハビリテーションの基本におくことにする．その解剖学的根拠の概略を説明しておく．

1) フグ運動

　フグ運動は，おもに口輪筋と頰筋の運動である．口輪筋がモディオルス（モダイオラス）で頰筋と連結し，頰筋が咽頭縫線で上咽頭収縮筋に連結している．そのためフグ運動による口輪筋と頰筋の運動は咽頭筋の運動を誘発し，摂食嚥下機能のハビリテーションとしての効果があるといえる．

2) 舌回転運動

　舌回転運動は，おもに外舌筋に属する茎突舌筋とオトガイ舌筋および口蓋筋に属する口蓋舌筋の協調運動である（図2-6参照）．口蓋舌筋は舌根の外側部から起こり，口蓋舌弓のなかを走って口蓋帆に至り，そこにある口蓋咽頭筋に接する．口蓋咽頭筋は口蓋帆から起こり咽頭壁につく．そのため舌回転運動による茎突舌筋とオトガイ舌筋と口蓋舌筋の運動は口蓋咽頭筋，咽頭筋群の運動を誘発し，摂食嚥下機能のハビリテーションとしての効果があるといえる．

3) 舌口蓋圧接運動・舌沈下運動

　舌口蓋圧接運動・舌沈下運動は，おもに舌骨から起こり舌のなかに進入している舌骨舌筋の運動である．この運動は舌骨を動かして摂食嚥下機能に直接かかわっている舌骨上・下筋群（前頸筋群）の運動を誘発する．摂食嚥下機能のリハビリテーションとして有効な運動といえる．

4) 下向き空嚥下運動

　下向き空嚥下運動は，嚥下機能にかかわるすべての筋肉の運動である．下を向いて口唇を閉じ，舌を口蓋に当てて唾の嚥下をくり返す運動である．

VIII 構音機能のリハビリテーション

　構音障害のリハビリテーションは，構音時におもに働く口唇・頰，軟口蓋，舌の筋の維持・改善訓練である．摂食嚥下機能のリハビリテーションと同様の部分があるが，その目的が異なる．

構音機能を評価し，ニーズを捉え，明確な目的を持って行うことが肝要である（Ⅳ編1章参照）．

構音障害は，リハビリテーションによる改善が難しいといわれるが，歯科介護では，局所の機構性構音障害を主たる対象とし，残存機能の維持・改善訓練を行う．介護予防重視の観点から訓練を継続して行うことが望まれる．

そのほかの麻痺性構音障害，心因性構音障害，失語症等は，言語聴覚士等と連携して介護にあたる．

1. 構音機能の機能訓練の検査事項

① 歯の異常（欠損，動揺，痛み）はないか
② 義歯の異常（違和感，不適合，不安定，褥瘡，痛み）はないか
③ 顎関節の異常（強直，拘縮，雑音，痛み）はないか
④ 粘膜等の異常（舌，口蓋，歯肉，頬粘膜，口腔底）はないか
⑤ 唾液分泌の異常（口腔乾燥，ねばつき）はないか
⑥ 口内の不潔や口臭はないか
⑦ 中枢性の障害による運動失調はないか
⑧ 錐体外路障害（パーキンソン病など）はないか

2. 口内環境の改善

① 口内疾患，違和感や痛み，清掃不良や口臭の改善．
② 呼吸動作の改善：深呼吸（p.122，表1-2参照）．
③ 口内乾燥，ねばつきの改善．

3. 構音機能の機能訓練（図2-9）

① 口唇：口唇音「パ行，バ行」の発音のくり返し運動，タコ運動，口唇開閉運動，ヒョットコ運動，フグ運動．
② 軟口蓋：口蓋音「カ行，ガ行」の発音のくり返し運動，唾のみ運動．
③ 舌筋：舌音「タ行，ラ行」の発音のくり返し訓練，他の50音の発音訓練，舌回転運動．

"話しかけ，話を聴いて，よい介護"
はっきりした言葉で，明るく話す．
　　コミュニケーションの大事な手段
　皆で一緒に脳神経刺激！

> 1. 基本構音：唇音，舌音，口蓋音，
> 2. 基本構音訓練法：
>   「唇音：ぱば，舌音：たら，口蓋音：かが」
> 3. 構音訓練法：「あいうえお」，「東京特許許可局」
>   　　　　　　「竹掛けに竹たてかけた」
>   「坊主が屏風に上手に坊主の絵をかいた」

図 2-9　構音機能の機能維持・改善訓練

Ⅸ 表情機能のリハビリテーション

　表情機能のリハビリテーションは，顔面神経および同神経が支配する筋に対する訓練またはマッサージである．

1. 表情の機能のリハビリテーション

1）顔面神経支配の筋の機能訓練

① 口周囲の筋（口輪筋，口角挙筋，口角下制筋など）

　フグ運動，ヒョットコ運動，いばり運動，いかり運動．

② 眼輪筋

　パチクリ運動．

③ 頬筋

　フグ運動．

④ 広頸筋

　いばり運動．

2）表情のパフォーマンス（演技）の訓練法

① 喜・怒・哀・楽・恐・驚のパフォーマンス

　喜・怒・哀・楽・恐・驚の演技を介護者と一緒に行う．たとえば，「一緒に笑いましょう」といって「ワ，ハッ，ハッ」と笑ってみせる．最初はのってこなくても何回かやって誘っていると一緒になって演技するようになることも多い．

② 演技の基本形

　笑いのパフォーマンス，怒りのパフォーマンス，いばりのパフォーマンス，泣き・悲しみのパフォーマンス．

3）表情筋のマッサージ

　モディオルス（モダイオラス）を中心に，各表情筋の起着・走行に合わせ，その

筋の作用を考慮しながらマッサージを行う．

4）回想法
過去にあったことを話題にして，表情を和らげるような上手な聴き方をする．

X 感覚機能のリハビリテーション

感覚機能のリハビリテーションは，三叉神経，舌咽神経，顔面神経が支配する感覚（味覚を含む）に対するリハビリテーションである．

1．感覚機能のマッサージ，刺激訓練
1）三叉神経（知覚枝）支配の感覚器のマッサージ，刺激訓練
　① 顔面へのマッサージ
　② 顔面皮膚知覚への冷温刺激
　③ 三叉神経3圧痛点への刺激（図2-10）
2）味覚の訓練
　味覚の神経は，顔面神経（味覚枝：神経＝中間神経）および舌咽神経（味覚枝）である（図2-11）．
　① 舌・口蓋の清掃：舌苔，口蓋垢を除去する．
　② 味わう：時間をかけ，よく噛んで（よく唾液を出し）味わう訓練．
　③ うがい運動：味のついた水でのうがい．

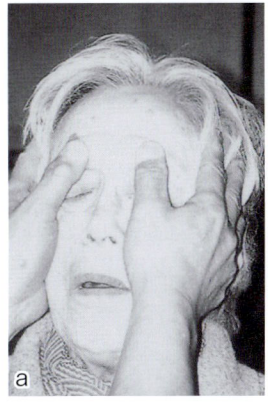

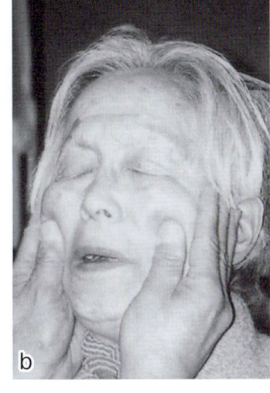

図2-10　三叉神経の圧痛点刺激
a．眼神経（眼窩上切痕）　　b．上顎神経（眼窩下孔）　　c．下顎神経（オトガイ孔）

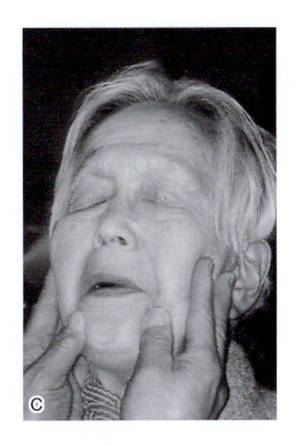

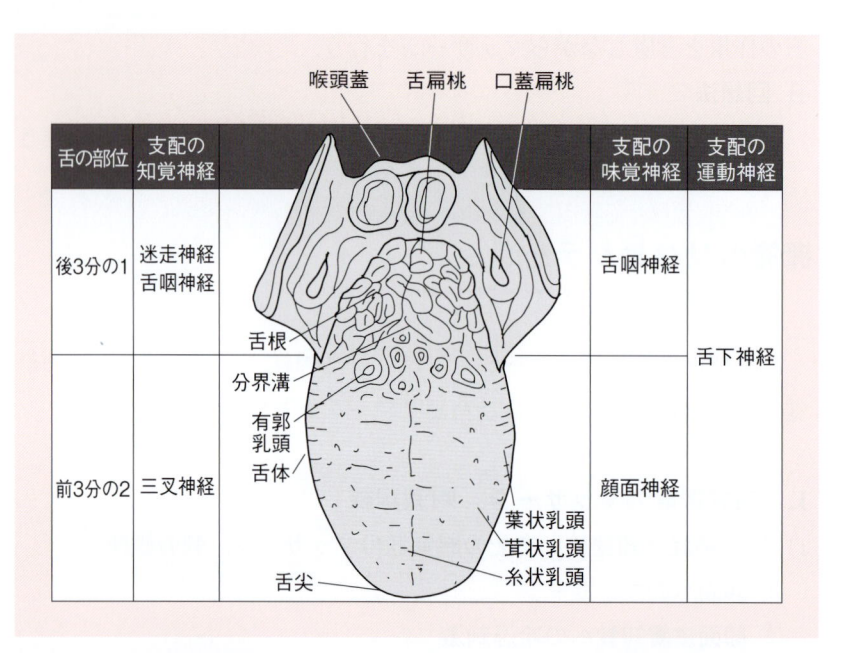

図 2-11　舌の神経支配

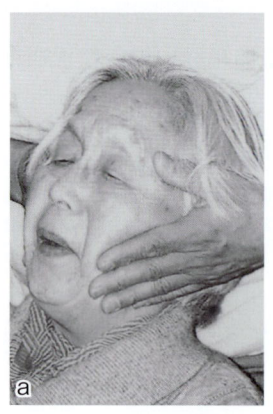

図 2-12　三大唾液腺のマッサージ
a. 耳下腺マッサージ　　　　b. 顎下腺マッサージ　　　　c. 舌下腺マッサージ

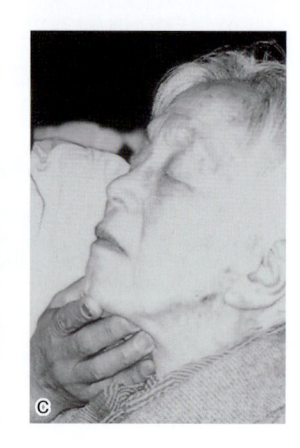

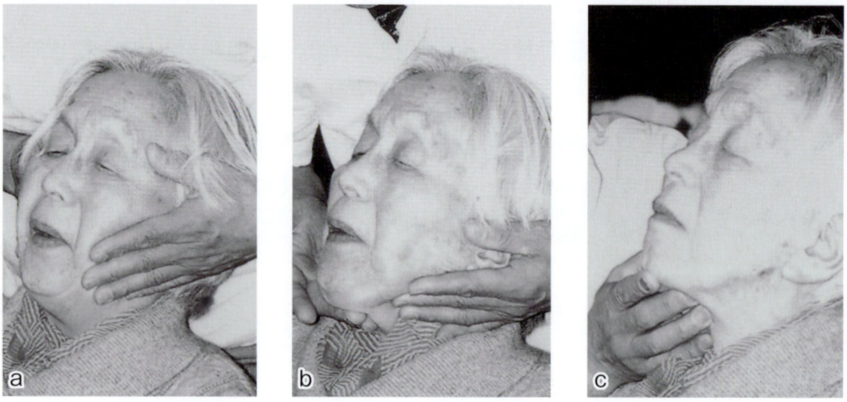

XI 分泌機能のリハビリテーション

　　分泌は，三叉神経，顔面神経と密に関連した自律神経が司っている（Ⅱ編2章参照）．唾液の分泌は，精神や内臓の影響を受けやすい．

1. 分泌機能の訓練，マッサージ，刺激
　　① よく噛んでよく味わう習慣づけ訓練
　　② 三大唾液腺のマッサージ（図2-12）

③ 金魚運動による小唾液腺のしぼり出し刺激
④ 香辛料，酸味料による唾液腺刺激

XII まとめ

① 運動系機能（出力機能）に対しては，くり返し運動，ストレッチング運動，およびマッサージ等を行う．
② 感覚系機能（入力機能）に対しては，マッサージ，刺激等を行う．
③ 歯科領域の解剖学，生理学を学び，その形態と機能，個々の筋やその支配神経についての知識を身につけ，歯科介護で行うリハビリテーションに活かす．
④ 個々の要介護者等の心身の状態・生活の状況を評価し，問題点を選定し，さらに解決すべき課題（ニーズ）を決め，歯科介護計画を作成し，歯科疾患の療養の管理と併せて機能訓練を効果的，継続的に実施する．
⑤ 実施後一定期間（3〜6か月）後に再評価し，必要があれば，計画を見直す．
⑥ 原因が歯科領域の問題ではないものに対しては，原因の治療が同時に行われる必要がある．
⑦ 歯科領域の機能訓練は中枢の活性化につながることが期待できる．

3章 歯科介護の実施手法（手順と方法）

I ケアマネジメント手法と介護保険

1. ケースマネジメント手法

　物事を系統立てて処理する場合，根拠に基づいて，計画的に，加えてその結果を確認できる手法（手順と方法）で行う必要がある．こうした手法を一般にケースマネジメント手法いう．介護にこの手法を用いた場合にはケアマネジメント手法といい，医療に用いた場合にはキュアマネジメント手法となる．

　介護を根拠に基づき計画的に行うには，プロトコール（手順書類）を用いて必要事項を個別的，客観的に評価し，そのなかから問題点を選び，問題点のなかから解決すべき課題（ニーズ）を決め，実施計画を作成し，その計画に基づいて介護を実施し記録する必要がある．「手順」とは仕事を効率よく効果的に進めていくうえでの順序であり，「方法」とはそれぞれの手順を手際よく効率的に進めるための手段である．歯科介護はこの手法によって行う．また，結果を確認できるとは，決められたプロトコール（手順書類）に実施内容を記録することをさす．

　類似の行為に対し医療と介護では異なる用語が用いられているが，医療も介護も同じケースマネジメント手法で実施されており，両者を比較するとマネジメントの基本は同じであることがよくわかる．

　医療は，検査→鑑別→診断→治療計画作成→処置・手術→経過観察の手順で，あらかじめ用意された検査票や診療録に記録していくという方法で進められる．

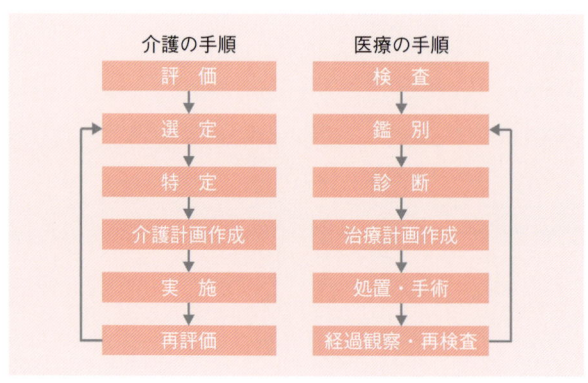

図 3-1　介護と医療の手法の比較

介護の場合は，評価→選定→特定→介護計画作成→実施→再評価の手順で，あらかじめ用意されたプロトコール（手順書類）を用いて進める方法である（図3-1）．介護の手法は，後述のMDS方式が基本となっている．

なお，介護の第一段階である「評価」は，「アセスメント」や「課題分析」とよばれることもある．本章では，米国のMDS方式に関する記載のなかではアセスメントの用語を用い，介護保険に基づく記載のなかでは「評価」の語を用いるようにした．また，歯科介護においては，評価に用いるプロトコール，すなわちアセスメント票のことを課題分析票とよぶ．

2. ケアマネジメント手法の原点（MDS-RAPs-RUGの方式）

1）介護サービス体系

わが国では，介護保険制度を策定するにあたり，米国で開発されMedicare（老人医療保障制度），Medicaid（低所得者医療保障制度）の施設で用いられていたRAI（Resident Assessment Instrument）とよばれる高齢者ケアシステムをモデルとしている．これは，アセスメント（評価）から問題点の特定，そして介護プランの作成までを定められた手順で行う仕組みになっており，日本の介護保険制度も同様のケアマネジメント手法を取り入れている．

RAIは，アセスメントの部分であるMDS（minimum data set）と，ケアプランを作成するうえでの指針となるRAPs（resident assessment protocols）で構成される．MDSは，要介護者の状態を把握し，介護上の課題を明確にするため行うアセスメントの方式の一つである．

2）用語の内容

（1）MDS（Minimum Data Set）

介護を必要とする高齢者のニーズを客観的に把握するのに最低限必要な調査項目を掲げた票で，"アセスメント票"ともいう．アセスメント票の概要を表3-1に示す[1]．

アセスメントにあたっては，客観的な評価を得るために，"アセスメント票基本

表3-1　在宅アセスメント票の概要（モリス，池上，1999[1]）

Ⅰ．利用者の個人情報	G．IADLとADL
Ⅱ．紹介に関する情報	H．排　泄
Ⅲ．支援体制に関する情報	I．疾　患
Ⅳ．援助時間に関する情報	J．健康状態および予防
	K．栄養状態
A．アセスメント情報	L．歯および口腔状態
B．記　憶	M．皮膚の状態
C．コミュニケーション，聴覚	N．薬　剤
D．視　覚	O．治療方針の順守
E．気分と行動	P．過去90日間における全体状況
F．社会的支援と機能	Q．環境評価

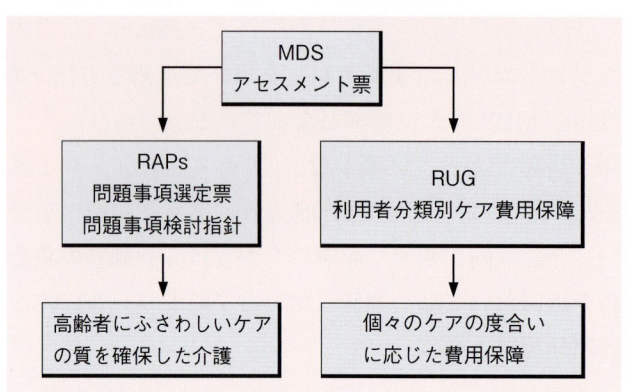

図 3-2 米国の高齢者ケアシステムの図

調査評価基準表"を参照する．アセスメントを行うものが本人や家族，介護担当者から聴取し，また，日常生活や心身の状況を直接観察して，各事項の設問に記録する．これにより，高齢者のニーズの把握と分析を行う．

(2) RAPs（Resident Assessment Protocols）

MDS だけで適切なケアが提供できるわけではない．MDS によって得られた情報に基づき，入所者（Resident）や居宅者（Client）にふさわしい処置や介護を提供するための指針，すなわち手引き書が必要となる．問題事項選定票と問題事項検討指針（問題事項別介護内容説明書）が RAPs に相当し，これらを利用してケアプランを作成する．

MDS や RAPs はもともと施設の入所者のためのものであり，居宅者用に改良されたものを，米国ではおのおの MDS-HC（Minimum Data Set Home Care）および CAPs（Client Assessment Protocols）とよんでいる．

(3) RUG（Resource Utilization Group）

もともと「ケースミックス」とよばれ，Resident や Client の状況に応じてケアに要する費用を指数化した，利用者分類別ケア費用保障（要介護度区分）の表をさす．これに基づいて費用が支払われる（図 3-2）．

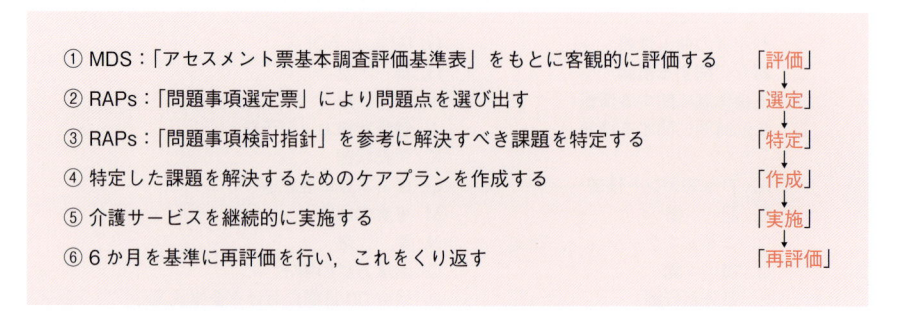

① MDS：「アセスメント票基本調査評価基準表」をもとに客観的に評価する　「評価」
② RAPs：「問題事項選定票」により問題点を選び出す　「選定」
③ RAPs：「問題事項検討指針」を参考に解決すべき課題を特定する　「特定」
④ 特定した課題を解決するためのケアプランを作成する　「作成」
⑤ 介護サービスを継続的に実施する　「実施」
⑥ 6 か月を基準に再評価を行い，これをくり返す　「再評価」

図 3-3　MDS 手法による高齢者ケアプラン作成の流れ

（4） MDS 方式

　MDS は前述の（1）のように本来アセスメントの部分をさすが，アセスメントのための MDS とケアプラン作成上の指針となる RAPs からなる一連のアセスメント・ケアプラン作成ツールを一般に MDS 方式という．

3） MDS 方式によるケアプラン作成

　要介護者のケアプラン（介護計画）作成は，前述の MDS 方式に従って行う．
　アセスメント結果から問題領域を選定し，そのなかからニーズを特定し，介護計画を作成する．具体的には，図 3-3 に示すような手順で行う．評価者によるばらつきが少なく，対象を客観的にとらえることができる科学的手法である．

3．介護保険給付における歯科介護の位置づけ（図 3-4）

　介護保険給付には，都道府県が指定・監督する「介護給付」と「予防給付」，市町村が指定・監督する「市町村特別給付」の3種類がある．「介護給付」には，居宅サービス，居宅介護支援と施設サービスおよび市町村が行う地域密着型サービスがある．
　それぞれのサービスは独自のサービス内容を有し，その内容の充実に努めることになっている．介護保険給付を受ける歯科介護は居宅療養管理指導，介護予防居宅療養管理指導および施設サービスのなかにある口腔機能維持管理として行うことになる．

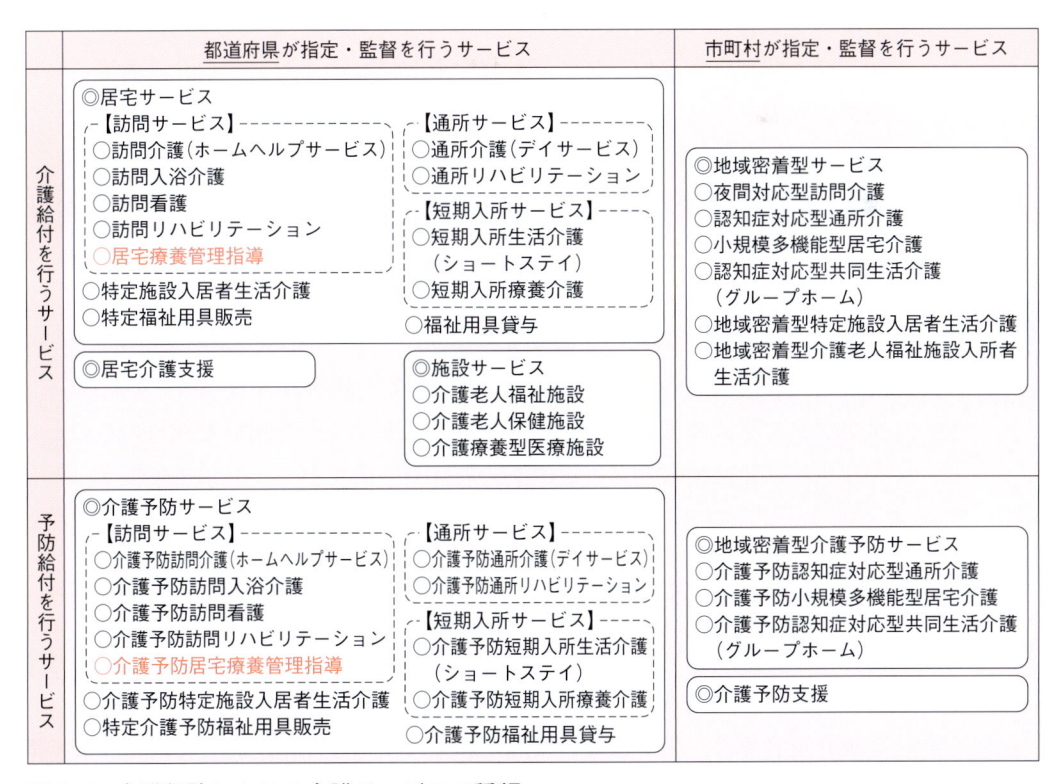

	都道府県が指定・監督を行うサービス		市町村が指定・監督を行うサービス
介護給付を行うサービス	◎居宅サービス 【訪問サービス】 ○訪問介護（ホームヘルプサービス） ○訪問入浴介護 ○訪問看護 ○訪問リハビリテーション ○居宅療養管理指導 ○特定施設入居者生活介護 ○特定福祉用具販売 ◎居宅介護支援	【通所サービス】 ○通所介護（デイサービス） ○通所リハビリテーション 【短期入所サービス】 ○短期入所生活介護 　（ショートステイ） ○短期入所療養介護 ○福祉用具貸与 ◎施設サービス ○介護老人福祉施設 ○介護老人保健施設 ○介護療養型医療施設	◎地域密着型サービス ○夜間対応型訪問介護 ○認知症対応型通所介護 ○小規模多機能型居宅介護 ○認知症対応型共同生活介護 　（グループホーム） ○地域密着型特定施設入居者生活介護 ○地域密着型介護老人福祉施設入所者生活介護
予防給付を行うサービス	◎介護予防サービス 【訪問サービス】 ○介護予防訪問介護（ホームヘルプサービス） ○介護予防訪問入浴介護 ○介護予防訪問看護 ○介護予防訪問リハビリテーション ○介護予防居宅療養管理指導 ○介護予防特定施設入居者生活介護 ○特定介護予防福祉用具販売	【通所サービス】 ○介護予防通所介護（デイサービス） ○介護予防通所リハビリテーション 【短期入所サービス】 ○介護予防短期入所生活介護 　（ショートステイ） ○介護予防短期入所療養介護 ○介護予防福祉用具貸与	◎地域密着型介護予防サービス ○介護予防認知症対応型通所介護 ○介護予防小規模多機能型居宅介護 ○介護予防認知症対応型共同生活介護 　（グループホーム） ◎介護予防支援

図 3-4　介護保険における介護サービスの種類

表 3-2　介護保険制度における 3 段階のアセスメント（評価）

第 1 段階：要介護認定調査	アセスメント 1（介護の量を決める評価） 市町村職員などの認定調査票による評価→ 審査会による要介護認定→要支援 1，2 度，要介護 1～5 度
第 2 段階：介護支援サービス調査	アセスメント 2（介護の質を決める評価） ケアマネジャーの課題分析票による評価→ 介護支援サービス計画書作成
第 3 段階：介護サービス調査 （歯科介護サービス）	アセスメント 3（介護の内容を決める評価） 各職種の課題分析票による評価→ 専門的介護サービス計画書作成

4. 介護保険給付の三つの段階

わが国の介護保険給付は，それまでの措置制度を改正し，サービスに応じた支払いをする保険制度として 2000（平成 12）年 4 月から実施された．民間活力の起用と市場原理の導入により，介護の質の向上，効率化，合理化をはかっている．給付は，次の三つの段階を経て行われる．

第一段階は，申請により要介護・要支援認定を受ける段階である．市町村の職員が"調査票"をもとに認定調査を行い，介護認定審査会による審査・判定を経て市町村が認定する．非該当者のほかは，要支援 1，2 および要介護 1～5 に分けられる．これにより，「介護の量」が決まる．

第二段階は，認定を受けた要介護者等に介護サービス計画を立てる段階である．ケアマネジャーが専用の課題分析票をもとに評価を行い，要介護者等ごとに必要な職種の介護サービスを組み合わせて，計画書を作成する．

これにより，「介護の質」が決まる．

第三段階は，サービス別に各担当者が介護サービス計画を立てる段階である．それぞれの課題分析票をもとに評価を行い，それぞれの介護サービス計画書を作成する．これにより，「介護の内容」が決まり，実際にサービスが提供されることになる．

各段階の評価（調査）を表 3-2 に示す．その手法は，ケアマネジャーの場合も，職種別の各担当者の場合も同じであるが，その課題分析票の項目や問題点，ニーズ，ケアプランを決める方法は職種ごとのプロトコールを用いた独自のものとなる．歯科衛生士による歯科介護もこの手法で行う必要がある．

II　歯科介護の手順と方法

1. 歯科介護の手順（MDS 方式の活用）

要介護者等は，歯科領域の機能や形態に多様な問題を抱えている．この問題を解決するために，歯科介護が提供される．その際，効率的，効果的，継続的に歯科介

① 「歯科介護課題分析票基本調査評価基準表」をもとに，歯科介護課題分析票（アセスメント票）の各項目を客観的にチェックする（どのような状況かを調べる）．

② 「歯科介護問題事項選定票」を用い，「アセスメント票」から得られた情報から問題事項を選定する（どれが問題点かを選ぶ）．

③ 選定された問題事項のなかから，解決すべき課題（ニーズ）を特定する（問題点のなかからニーズを決める）．

④ 解決すべき課題に対し，誰がどのように対処していくかを「検討指針（歯科介護の内容）」をもとに検討し，「歯科介護サービス計画書」を作成する（ニーズにあった計画書をつくる）．

⑤ 計画書に従い歯科介護を提供し，「歯科介護業務実施（実習）記録票」に記録する（計画に基づいて実施し，記録する）．

⑥ 再評価：3～6か月後に再び課題分析票でチェックする（定期的に再評価する）．

評価 → 選定 → 特定 → 作成 → 実施 → 再評価

図 3-5 歯科介護の手順

護を提供していくサービス計画を作成していかなければならない．

歯科介護の手順は，前述の MDS 方式に基づき，次のように順次行っていく（図3-5）．

① 「歯科介護課題分析票基本調査評価基準表」を使用し，歯科領域がどのような状況にあるか，利用者の症状，心身の状況およびその置かれている環境と合わせて的確に「評価」する．

② 「歯科介護問題事項選定票」を使用し，問題点を「選定」する

③ 問題点のなかから解決すべき課題（ニーズ）を「特定」する

④ 課題を解決するための具体的な歯科介護計画書を「作成」する

⑤ 計画に基づき歯科介護を「実施」し，それを「歯科介護業務（実習）記録票」に記録する

⑥ 定期的に「再評価」を行い，くり返していく

2. 居宅療養管理指導の条文にみられる介護の手順

日本の介護保険制度がケアマネジメント手法に基づいていることは前述のとおりだが，こうした手順を踏むよう，法令自体もその条文のなかで規定している．

歯科衛生士の業務は，介護保険法の関連法令である「指定居宅サービス等の事業の人員，設備及び運営に関する基準」の第六章「居宅療養管理指導」に医師，歯科医師，薬剤師，看護職員，管理栄養士と並んで示されている．

居宅療養管理指導の基本方針のなかに上記の手順が条文内に埋め込まれていることがわかる（図3-6）．

図3-7で左に示した1から5の言葉は，これらの条文のなかで使われている文言であるが，この五つの文言は，前項の①から⑥のケアマネジメントの手順とほぼ合致していることがわかる．

指定居宅サービス等の事業の人員、設備及び運営に関する基準（省令）

第六章　居宅療養管理指導
第一節　基本方針

（基本方針）
第八四条　指定居宅サービスに該当する居宅療養管理指導の事業は、要介護状態となった場合においても、その利用者が可能な限り居宅において、その有する能力に応じ自立した日常生活を営むことができるよう、医師、歯科医師、薬剤師、看護職員、歯科衛生士、又は管理栄養士が通院困難な利用者に対して、その居宅を訪問して、その心身の状況、置かれている環境等を把握し【評価】、それらを踏まえて療養上の管理及び指導を行うことにより、その者の療養生活の質の向上を図るものでなければならない。

（指定居宅療養管理指導の基本取扱方針）
第八八条　1　指定居宅療養管理指導は、利用者の要介護状態の軽減又は悪化の防止に資するよう、計画的に行わなければならない【介護計画作成】。
2　指定居宅療養管理指導事業者は、自らその提供する指定居宅療養管理指導の質の評価を行い、常にその改善を図らなければならない【再評価】。

（指定居宅療養管理指導の具体的取扱方針）
第八九条　1　医師又は歯科医師の行う指定居宅療養管理指導の方針は次に掲げるところによるものとする。
一　指定居宅療養管理指導の提供に当たっては、医師又は歯科医師の指示に基づき利用者の心身機能の維持回復を図り、居宅における日常生活の自立に資するよう妥当適切に行う【選定・特定】。
二　指定居宅療養管理指導の提供に当たっては、懇切丁寧に行うことを旨とし、利用者又はその家族に対し療養上必要な事項について、理解しやすいように指導又は説明を行う。
三　常に利用者の病状心身の状況及びその置かれている環境等の的確な把握に努め、利用者に対し適切なサービスを提供する【実施】。
四　それぞれの利用者について、提供した指定居宅療養管理指導の内容について、速やかに診療録を作成するとともに医師又は歯科医師に報告する【記録】。
2　薬剤師、歯科衛生士、又は管理栄養士の行う指定居宅療養管理指導の方針は、次に掲げるところによるものとする。
（一～七まで略）

図 3-6　指定居宅サービス等の基準
【　】は著者の挿入した注．

居宅療養管理指導の基本方針にある文言	歯科介護の実施手順
1. 状況，環境等の的確な把握	①「評価」
2. 自立に資するよう妥当適切に	②「選定」, ③「特定」
3. 計画的に行わなければ	④「介護計画作成」
4. 適切なサービスを提供	⑤「実施」
5. 管理指導の質の評価と改善	⑥「再評価」

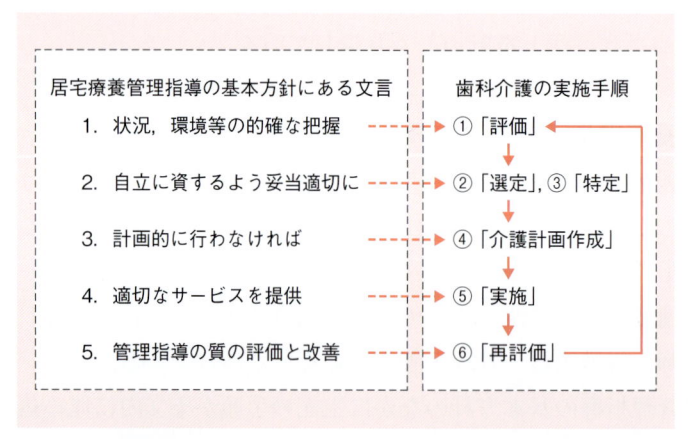

図 3-7　居宅療養管理指導の基本方針と歯科介護の実施手順の対比

3. 歯科介護の方法

　歯科介護の方法は，課題分析票をはじめ各ステップで用いられるプロトコール（手順書類）を用意し，実施に際して，それらを使用し先の図（図3-4）の手順で行う方法である．

　介護する側がいつも同じ方法で業務を行うことには多くの意味がある．他職種との整合性もそのうちの一つである．科学的な見地からは，同じ方法を決めておけば，たとえ介護者が異なっても介護に再現性をもたせることができる．また，こうして均質なデータを積み重ねていけば，ある介護をしたらどのような結果を生むか予測すること，すなわち予見性を得ることができるようになる．

　歯科介護がMDS方式に基づくケアマネジメント手法を取り入れる理由は，MDS方式に学問的な裏づけがあり，効率的，効果的な手法であることが示されていることである．

　また，介護保険制度という制度のなかでケアマネジメント手法による歯科介護を行うことは，継続性，遍在性を保つうえでも重要である．制度に則って行う，すなわち経済的な裏づけのもとで継続して行うことができる．

　ケアプラン作成の際の歯科介護の実施内容については，歯科の知識と技術を生かした，具体的かつ専門的な内容が盛り込まれることになる．

4. 留意事項

　これまで述べてきた手法で介護を行っていく場合の留意事項をあげておく[2]．
　① 要介護者等の個別性の尊重
　② 全人的・総合的評価
　③ 介護の目標の設定
　④ 予測的・予防的介護の提供
　⑤ 継続的介護の提供
　⑥ 提供した介護の評価
　⑦ チームによる介護の確立
　また，表3-3のような人間の基本的欲求を知り，介護に役立てる．

表3-3　マズローの基本的欲求

1. 生理的欲求：快食，快便，快眠
2. 安全性の欲求：転倒などの危険防止
3. 社会的欲求：他人とのつき合い，車椅子移動，風呂，清潔
4. 自我の欲求：自立，生きる意欲
5. 自己実現の欲求：その人らしい生活

4章 歯科介護のプロトコール（手順書類）

　歯科介護の手法は，手順のステップごとに歯科医学的根拠に基づいて作成されたプロトコールを用いて行う方法である．筆者の在籍する明倫短期大学において歯科介護に使用されるプロトコールは，以下のとおりである．
　1）歯科介護課題分析票（アセスメント票）；資料1
　2）歯科介護課題分析票基本調査評価基準表；資料2
　3）歯科介護問題事項選定票；資料3
　4）歯科介護サービス計画書；資料4
　5）歯科介護業務実施（実習）記録票；資料5
　（資料1～資料5はp.184～p.194参照）

I 歯科介護課題分析票：アセスメント票（p.184, 資料1）

　歯科介護課題分析票（アセスメント票）は，歯科領域だけでなく身体的な状態，心理的な状態等の情報を収集し，その情報を分析し，要介護者等の歯科領域に関連する課題（ニーズ）を明らかにし，問題事項を把握・分析するための基本調査票である．調査内容は大項目として①概況調査，②歯科医療調査，③歯科介護基本調査に分かれている．三つの大項目のうち歯科介護に関する"歯科介護基本調査"は，そのなかに中項目が調査項目として取り入れられている．また，要介護認定に使用する認定調査票およびケアマネジャーの使用する課題分析票と連携するように作成されている．

II 歯科介護課題分析票基本調査評価基準表（p.187, 資料2）

　この表は，歯科介護課題分析票の各項目を評価する際の評価基準を定めたものである．この基準に従ってチェックをすることで，要介護者等の状態を客観的・専門的に評価することができる．また，チェックする前に次のことに留意する．
　① 基本調査評価基準表と課題分析票を見比べながら，その構成と内容を理解す

る.
　②課題分析票のチェックは，項目ごとに基本調査評価基準の評価に準拠する．

Ⅲ 歯科介護問題事項選定票 (p.192, 資料3)

　歯科介護課題分析票で評価された誘因項目（課題分析票のなかの＊印のついた項目）は問題点として抽出され，この表に記録することで，問題事項が自動的に選定されるようになっている．選定された問題事項のなかから，必要かつ実施可能な内容を特定する．

Ⅳ 歯科介護サービス計画書 (p.193, 資料4)

　特定した解決すべきニーズに対して，援助目標を設定（長期・短期目標）し，歯科介護の内容を，いつ，誰が，どのように提供していくかを策定・記入し，サービス計画を立てる．

Ⅴ 歯科介護業務実施（実習）記録票 (p.194, 資料5)

　歯科介護を実施した者が，その内容と結果を記録する業務実施記録票である．歯科介護実施内容がどのようになり（効果・結果），どうしようと考えたか（再分析）を記録する．これは再評価のための資料となり，次の歯科介護サービス計画書の質の向上に役立てることができる．

資料1

歯科介護課題分析票（アセスメント票）

担当者　　　　　整理番号

I 概況調査
（記載方法：□内と（ ）内には記載、番号には該当するものに○印）

A 基本的事項

- A1 フリガナ／氏名
- A2 性別　1 男　2 女
- ID番号
- A5 入所日　平成　年　月　日
- A3 生年月日　M T S H　年　月　日生（　歳）
- A6 生活場所　1 自宅　2 施設　3 その他（　）
- A4 自宅住所
- A7 生活状況、生活歴（同居者・配偶者・子・孫・その他）　計　名
- A8 アセスメントの理由　1 自宅　2 新入所（院）　3 再入所（院）　4 定期（1. 半年毎　2. 1年毎　3. 2年毎）　5 状態の著変

B 介護保険サービス体制との連携

- B1 認定調査票との連携：1 あり　2 なし　3 要支援（　度）　4 要介護（　度）
- B2 ケアマネジャーとの連携：1 あり　2 なし
- B3 口腔機能維持管理体制加算
- B4 口腔機能維持管理加算
- B5 施設種別　1 介護老人福祉施設　2 介護老人保健施設　3 介護療養型医療施設　4 その他（　）
- B6 施設スタッフ（　名）　1 医師　2 歯科医師　3 看護師　4 歯科衛生士　5 介護職員　6 生活相談員等　7 理学療法士　8 作業療法士　9 その他（　）　10 総数
- B7 入所者数　1 定員（　名）　2 男（　名）　3 女（　名）
- B8 心身状態（該当する番号に○印）
  1. 視聴覚障害　2. 認知障害　3. コミュニケーション障害　4. うつ病・神経症　5. 呼吸器・循環器系疾患　6. 筋肉・骨格系疾患
- B9 主訴（本人の主訴、家族の要望）

[介護保険の特定疾病]（該当する番号に○印）
7. がん　8. 関節リウマチ　9. 筋萎縮性側索硬化症　10. 後縦靱帯骨化症　11. 骨折を伴う骨粗しょう症　12. 初老期における認知症
13. 進行性核上性麻痺、大脳皮質基底核変性症およびパーキンソン病　14. 脊髄小脳変性症　15. 脊柱管狭窄症　16. 脳血管疾患
17. 多系統萎縮症　18. 糖尿病性神経障害、糖尿病性腎症及び糖尿病性網膜症　19. 早老症　20. 閉塞性動脈硬化症
21. 慢性閉塞性肺疾患　22. 両側の膝関節又は股関節に著しい変形を伴う変形性関節症

[医療器具装着]（該当する番号に○印）
23. 酸素療法　24. 人工呼吸器療法　25. 人工透析　26. 末梢静脈・中心静脈栄養　27. 経管栄養（経鼻胃管、胃ろう、腸ろう）
28. ペースメーカー　29. その他の疾患：　　　　　30. 体温（平熱）：　　　℃　31. 特になし

担当者　1回目　2回目　3回目　記載者所属

II 歯科医療調査

初回記載日：　年　月　日　（摘要）

C. 歯科疾患と対処〈1. 不要　2. 必要（2-1. 通院　2-2. 歯科訪問診療）〉

記入記号　　　記入欄　（右側）　　　　　（左側）

*歯の検査の記号
- 健全歯：／
- う蝕歯：C1〜C4
- 欠損歯：△
- 処置歯：○
- 局部床義歯：PD
- 総義歯：FD

歯の疾患

			8	7	6	5	4	3	2	1	1	2	3	4	5	6	7	8
1回目	月日	上顎																
		下顎																
2回目	月日	上顎	8	7	6	5	4	3	2	1	1	2	3	4	5	6	7	8
		下顎																
3回目	月日	上顎	8	7	6	5	4	3	2	1	1	2	3	4	5	6	7	8
		下顎																

歯科介護課題分析票　No.1
明倫短期大学歯科衛生士学科

4章　歯科介護のプロトコール（手順書類）

資料1のつづき

※ 記載方法： □ は該当する番号を一つ選ぶ，▭ は該当するものをすべて選ぶ

Ⅲ 歯科介護基本調査 　D．口内環境の状況	（調査回数） （月／日）	1回目 ／	2回目 ／	3回目 ／	
D1 口内清掃	1）食物残渣または粘膜垢（痂皮） 　　　　0．ない　　＊1．少しある　　＊2．大分ある 2）歯垢の付着 　　　　0．ない　＊1．歯面1/3の付着　＊2．歯面2/3の付着　＊3．歯面全体 3）舌苔の付着　　　0．ない　　＊1．少しある　　＊2．大分ある 4）うがい動作　　　0．力強くできる　＊1．力が弱い　＊2．できない 5）歯ブラシ操作　　0．できる　＊1．少しできる　＊2．できない 6）口臭の程度　　　0．ない　　＊1．少しある　　＊2．強い 7）口内清掃のADL（手指腕の動き） 　　（1）左手　　0．できる　＊1．できない 　　（2）右手　　0．できる　＊2．できない 8）清掃の意志　　　0．ある　＊1．少しある　＊2．ない　＊3．嫌がる				（補足事項） ＊印は，口内環境整備の検討の誘因項目である。
D2 咬合と義歯	1）咬合の状態（噛み合う歯の数：義歯の歯も含む） 　　0．よい（10歯以上）　＊1．少ない（5歯以上）　＊2．ほとんどない（4歯以下） 2）義歯の有無　　　0．ある　　1．なし　　2．修理・製作中 　　義歯の使用（義歯のある場合） 　　0．有効に使用している　＊1．有効に使用していない　＊2．使用していない 3）義歯の安定　　　0．よい　　＊1．少し悪い　　＊2．大分悪い 4）義歯の咬耗　　　0．ない　　＊1．少し咬耗　　＊2．大分咬耗 5）義歯の着脱 　　　0．上手にできる　＊1．少し困難　＊2．大変困難 6）義歯の清掃 　　　0．よい　＊1．少し悪い　＊2．大分悪い　＊3．食物残渣，歯垢付着　＊4．臭いあり				（補足事項） ＊印は，口内環境整備の検討の誘因項目である。
D3 その他の状況	1）寝たきり度ランク（ADLランク） 　　0．正常 　　1．J1自立　　：交通機関で外出　　※　A1・2：いわゆるHouse bound 　　2．J2　　　　：近隣へ外出　　　　　　B1・2：いわゆるChair bound ＊3．A1準寝たきり：屋内自立，介助で外出　　C1・2いわゆるBed bound ＊4．A2　　　　：屋内自立，外出頻度少 ＊5．B1寝たきり　：屋内要介助，移乗自立 ＊6．B2　　　　：屋内要介助，移乗要介助 ＊7．C1　　　　：寝返り可 ＊8．C2　　　　：寝返り不可 2）認知症度ランク 　　0．正常 　　1．Ⅰ　　：認知症を有するがほぼ自立 ＊2．Ⅱ　　：日常生活に支障をきたす症状・行動が多少みられるが，注意していれば自立できる ＊3．Ⅱa　：家庭外で上記Ⅱの状態がみられる ＊4．Ⅱb　：家庭内でも上記Ⅱの状態がみられる ＊5．Ⅲ　　：日常生活に支障をきたす症状・行動が時々みられ介助を必要とする ＊6．Ⅲa　：日中を中心として上記Ⅲの状態がみられる ＊7．Ⅲb　：夜中を中心として上記Ⅲの状態がみられる ＊8．Ⅳ　　：日常生活に支障をきたす症状・行動が頻繁にみられ常に介助を必要とする ＊9．M　　：著しい精神症状や問題行動，重篤や身体疾患がみられ専門医療を必要とする				（補足事項） ＊印は，口内環境整備の検討の誘因項目である。

歯科介護課題分析票　No.2
明倫短期大学歯科衛生士学科

資料1のつづき

E. 歯科領域の機能評価

		1回目 /	2回目 /	3回目 /	(補足事項)
E1 摂食嚥下機能	1)摂食時の状態 　0.食卓で自立　*1.食卓で介助　*2.ベッド上座位で自立 　*3.ベッド上座位で介助　*4.ベッド上横臥位で介助				
	2)摂食嚥下時の姿勢　　　　　0.よい　　*1.少し悪い　*2.大分悪い				
	3)食事の形態 　0.普通食　*流動食等　（1.きざみ食　2.お粥　3.ミキサー食　4.流動食） 　*5.治療食　*6.経管栄養　*7.経静脈栄養				
	4)食欲　　　　　　　　　　　0.普通　　*1.少ない　　*2.大分少ない				
	5)咀嚼の回数（一口の回数） 　0.よく噛む(30回以上)　*2.少し噛む(5〜29回)　*3.ほとんど噛まない(5回以下)				
	6)摂食関連筋の動き　　　0.よい　　*1.少し悪い　　*2.大分悪い				
	7)嚥下運動の状態　　　　0.よい　　*1.少し悪い　　*2.大分悪い				
	8)食べこぼしの有無　　　0.ない　　*1.少しある　　*2.大分ある				
	9)咳(咳嗽)運動　　　　　0.できる　*1.少しできる　*2.できない				*印は、摂食嚥下機能の検討の誘因項目である。
E2 構音機能	1)言葉の状況　　　　　　　0.明瞭　　*1.少し不明瞭　*2.不明瞭				(補足事項)
	2)会話時の歯や義歯の状態　0.安定　　*1.少し不安定　*2.大分不安定				
	3)会話時の唇舌の動き　　　0.よい　　*1.少し悪い　　*2.大分悪い				*印は、構音機能の検討の誘因項目である。
	4)軟口蓋の動き(開口し、ア、ア、アと発声)　0.よい　*1.少し悪い　*2.大分悪い				
E3 表情機能	1)表情の状況　　　　　　　0.よい　　*1.乏しい　　*2.無表情				(補足事項)
	2)顔面神経(運動)の麻痺、三叉神経(知覚)の麻痺 　　0.ない(運動・知覚)　*少しある(1.運動　2.知覚) 　　　　　　　　　　　　*大分ある(3.運動　4.知覚)				*印は、表情機能の検討の誘因項目である。
E4 感覚機能	1)口腔粘膜知覚の異常　　　0.ない　　*1.少しある　　*2.大分ある				(補足事項)
	2)舌粘膜の萎縮 　　　　　0.ない　*1.少しある(1/3以内)　*2.大分ある(1/3以上)				
	3)舌の痛み・しびれ・味覚の麻痺・苦味等の訴え 　　　　　0.ない　　　*1.少しある　　　*2.大分ある				*印は、感覚機能の検討の誘因項目である。
E5 分泌機能	1)口腔粘膜(口唇・舌・粘膜)の乾燥 　　　　　0.ない　　　*1.少しある　　　*2.大分ある				(補足事項)
	2)薬の服用　　　　　　　0.ない　　*1.ある　・種類(補足欄に記入)				
	3)唾液腺圧迫の反応　　　0.出る　　*1.少し出る　　*2.出ない				*印は、分泌機能の検討の誘因項目である。

F. リハビリテーションの必要性の有無

F1	口内環境整備能力のリハビリテーション 　0.必要なし　*1.テストの必要がある　*2.実施の必要あり　*3.実施している				(補足事項)
F2	摂食嚥下機能のリハビリテーション 　0.必要なし　*1.テストの必要がある　*2.実施の必要あり　*3.実施している				
F3	構音機能のリハビリテーション 　0.必要なし　*1.テストの必要がある　*2.実施の必要あり　*3.実施している				
F4	表情機能のリハビリテーション 　0.必要なし　*1.テストの必要がある　*2.実施の必要あり　*3.実施している				
F5	感覚機能のリハビリテーション 　0.必要なし　*1.テストの必要がある　*2.実施の必要あり　*3.実施している				
F6	分泌機能のリハビリテーション 　0.必要なし　*1.テストの必要がある　*2.実施の必要あり　*3.実施している				*印は、リハビリテーションの検討の誘因項目である。

歯科介護課題分析票　No.3
明倫短期大学歯科衛生士学科

資料2

歯科介護課題分析票基本調査評価基準表

Ⅲ. 歯科介護基本調査
D. 口内環境の状況
D1 口内清掃の評価

評価項目		選択項目	評価基準
	評価目的		口内清掃のよし悪しは、高齢者の自立とQOLに直結している。口のなかは、日常生活で不潔になりやすく、かつ気がつきにくい。常に清潔を保ち、口のなかの汚れから全身への感染や、食物残渣の誤嚥を防ぎ、必要があれば機能訓練を行い、健康寿命の延伸と生活の質の向上に役立てる。
	評価項目の定義		食物残渣、痂皮、歯垢の付着、舌苔の付着、うがい操作、歯ブラシ操作、口臭の程度、口内清掃のADL、清掃の意思等を評価し口内清潔につなげる項目である。
D1 口内清掃	1) 食物残渣または痂皮(粘膜垢)		定義:食べた物の残り状態(食物残渣)または、粘膜に付着した代謝物(粘膜垢)や分泌物の状態をみて評価する。
		ない	口内の食物残渣または粘膜垢が認められない場合
		*少しある	口内の食物残渣または粘膜垢が少し認められる場合
		*大分ある	口内の食物残渣または粘膜垢が多量に認められる場合
	2) 歯垢の付着		定義:歯の唇・舌面、歯間部に歯垢が溜まっている状態をみて評価する。
		ない	歯面に歯垢を認めない場合
		*歯面の1/3の付着	歯面を探針等で探り、歯面1/3に歯垢を認める場合
		*歯面の2/3の付着	歯面を探針等で探り、歯面2/3に歯垢を認める場合
		*歯面全体	歯面を探針等で探り、歯面全体に歯垢を認める場合
	3) 舌苔の付着		定義:舌を観察して評価する。
		ない	舌苔がない場合
		*少しある	舌苔が舌の1/3未満に認められる場合
		*大分ある	舌苔が舌の1/3以上に認められる場合
	4) うがい動作		定義:1口分の適量(約20〜30mL)の水を口に含みうがいができるかどうかを評価する。「ブクブクペー」と声をかけながら行う。
		力強くできる	力強くうがいができて、口のなか全体に(水が)いきわたる場合
		*力が弱い	うがいはできるが、口のなか全体に(水が)行きわたらない場合
		*できない	全体介助。洗浄・吸引器が必要
	5) 歯ブラシ操作		定義:歯ブラシはきちんと持てるか、正しい歯ブラシ操作が行えるかを評価する。
		できる	歯ブラシ操作が上手で、歯牙に付着した歯垢、食物残渣が除去できる場合
		*少しできる	歯ブラシ操作があまり上手でないが、手首支え法や声かけがあれば清掃ができる場合
		*できない	歯ブラシが使えず、口のなかが汚れているため、前支え、後抱え等の方法で全面介助が必要な場合
	6) 口臭の程度		定義:会話をするとき、側にいる人に感ずる口臭があるかどうかを評価する。調査対象者に3秒間"アー"と発声してもらい、口もとから30cm離れた位置で、臭いを嗅いで評価する。
		ない	30cmの距離で口臭がない場合
		*少しある	30cmの距離で少し口臭がある場合
		*強い	30cmの距離で強く口臭がある場合
	7) 口内清掃のADL(手指腕の動き)		定義:コップ、歯ブラシ、(箸、スプーン)を持ったり、歯みがき粉をつけるときに上手に手指腕を動かせるかどうかを評価する。
		左手できる	親指合わせ、指折り、手首回転、腕の上げ下ろしができる場合
		*左手できない	上記の運動ができない場合
		右手できる	親指合わせ、指折り、手首回転、腕の上げ下ろしができる場合
		*右手できない	上記の運動ができない場合
	8) 清掃の意思		定義:その必要性を自覚し、自ら口内清掃をするかどうかを家族等の介護者から聞き取り、または日常の様子で評価する。
		ある	自分で熱心にみがいている場合
		*少しある	自分で簡単にみがいている場合
		*ない	自分でみがこうとしない場合
		*嫌がる	口内清掃の介護を嫌がる場合
	(補足事項)		

歯科介護課題分析票基本調査評価基準表
明倫短期大学歯科衛生士学科

資料2のつづき

D2 咬合と義歯の評価

評価目的	咬合の状態は摂食嚥下、構音、表情の機能を左右する。介護の質を向上させるために咬合の状況を把握する。使用している義歯は常に安定よく、咀嚼できるようにして快適な日常生活に役立てる。				
評価項目の定義	天然歯、義歯を含めての咬合状態、咀嚼能力を評価し、摂食機能の保持改善に役立てる情報を得るための項目である。				
評価項目	選択項目	評価基準	選択項目	評価基準	
D2 咬合と義歯の状況	1) 咬合の状態	定義：噛み合っている歯を数えて評価する。義歯を入れた状態では、何歯が噛み合っているかの状態である。	4) 義歯の咬耗	定義：義歯の人工歯の臼歯咬合面の減りは、義歯の安定、咀嚼力を低下させる。義歯の咬耗の程度を評価する。	
	多い（10歯以上）	義歯と天然歯を含め、10歯以上咬合している場合	ない	人工歯の咬耗が認められず咬合状態がよい場合	
	*少ない（5歯以上）	義歯と天然歯を含め、5歯以上咬合している場合	*少し咬耗	人工歯の臼歯部に咬耗が少し認められる場合	
	*ほとんどない（4歯以下）	義歯と天然歯を含め、4歯以下咬合している場合	*大分咬耗	人工歯の臼歯部に咬耗が多い場合	
	2) 義歯の有無と使用状況	定義：義歯の有無、あるいは修理・製作中であるか、また持っている義歯を有効に使用しているかどうかを評価する。	5) 義歯の着脱	定義：着脱の要領は、本人または介助者が義歯の着脱が要領よくできるかどうかを評価する。	
	有効に使用している	義歯を有効に使用している場合	上手にできる	着脱に困難がない場合	
	*有効に使用していない	義歯はあるが有効に使用していない場合	*少し困難	着脱に少し困難がある場合	
	*使用していない	義歯が必要であるが持っていない場合	*大変困難	着脱に苦労するができない場合	
	3) 義歯の安定	定義：摂食時、会話時に義歯が安定しているかどうかを評価する。	6) 義歯の清掃	定義：義歯の清掃が行われ、清潔に保たれているかどうかを評価する。	
	よい	食事、会話時に安定している場合	よい	義歯が清潔な場合	
	*少し悪い	食事、会話時に不安定である場合	*少し悪い	義歯の一部が汚れている場合	
	*大分悪い	食事、会話時にはずれる場合	*大分悪い	義歯の全面が汚れている場合	
	（補足事項）		*食物残渣、歯石付着	長期間、清掃をしていない場合	
			*臭いあり	義歯が10cmの距離で臭う場合	

D3 寝たきり度・認知症度の評価

評価目的	ADL、IADL、栄養状態、認知症は口内環境に影響するので調査し、歯科介護に役立てる。				
評価項目の定義	口内環境を整備するのに影響の大きい事項を調査する項目である。日常生活自立度、認知症は厚生労働省の基準を用いる（資料参照）。				
評価項目	選択項目	判定基準	選択項目	判定基準	
D3 その他の状況	1) 日常生活自立度	：日常生活で何らかの障害を有する人のランクである。	2) 認知症度	：日常生活に支障を来すような症状・行動や意思疎通の困難さがみられる人のランクである。	
	（寝たきり度ランク）			※厚生労働省の認知症老人の日常生活自立度の判定基準に基づく	
	(1) 生活自立	※厚生労働省の障害老人の日常生活自立度（寝たきり度）の判定基準に基づく（資料1参照）	（認知症度ランク）		
	正常		正常		
	J1		I	（自立）	
	J2		* II	要支援：多少みられる …… 誰かが注意していれば自立	
	(2) 準寝たきり	要支援：いわゆるHouse bound	* IIa	：家庭外で多少みられる	
	* A1		* IIb	：家庭内で多少みられる	
	* A2		* III	要介護：時々みられる …… 介護を必要とする	
	(3) 寝たきり	要介護：いわゆるChair bound	* IIIa	：日中に時々みられる	
	* B1		* IIIb	：夜中に時々みられる	
	* B2	要介護：いわゆるBed bound	* IV	：頻繁にみられる …… 常に介護を必要とする	
	* C1		* M	：専門医療が必要	
	* C2				
	（補足事項）				

歯科介護課題分析票基本調査評価基準表
明倫短期大学歯科衛生士学科

資料2のつづき

E. 歯科領域の機能評価
E1 摂食嚥下機能の評価

評価目的	よく噛んで、楽しく、おいしく食べるようにして心身の健康につなげ、生活の質の向上に役立てる。
評価項目の定義	摂食嚥下機能の状態を評価し、その保持改善に役立てる情報を得るための項目である。

E1 摂食嚥下機能の状況

選択項目	評価基準	選択項目	評価基準
1) 摂食時の状態	定義:どこで、どんな状態で食べているかを評価する。	5) 咀嚼の回数 （一口の回数） 定義:一口の食塊を何回噛んでからのみ込むかを評価する。	
食卓で自立	食卓で自分で食べる場合		
*食卓で介助	食卓で介助を受けて食べる場合	よく噛む（一口 30 回以上）	咀嚼が良好と認められる場合
*ベッド上座位で自立	ベッド上で自分で食べる場合	*少し噛む（一口 5～29 回）	咀嚼誘導が必要な場合
*ベッド上座位で介助	ベッド上で介助を受けて食べる場合	*ほとんど噛まない（一口 5 回以下）	咀嚼訓練が必要な場合
*ベッド上横臥位で介助	ベッド上横臥位で介助を受けて食べる場合		
2) 摂食嚥下時の姿勢	定義:食事時にのみ込みやすく、誤嚥のない姿勢がとれているかどうかを評価する。	6) 摂食関連筋の動き	定義:食事中に摂食関連筋が力強く、かつ左右バランスよく動いているかどうか評価する。
よい	誤嚥のない下向き姿勢がとれている		
*少し悪い	上を向いたり、下を向いたりして一定しない	よい	咀嚼時に咀嚼筋、表情筋、頸部筋が力強く左右バランスよく動いている場合
*大分悪い	上を向いて嚥下する、下が向けない場合	*少し悪い	同上の筋があまり動かない場合（筋萎縮のおそれがある）
3) 食事の形態	定義:栄養のバランスはよいか、要介護者の咀嚼能力に適した食事形態の食事をしているかを評価する。	*大分悪い	同上の筋がほとんど動かない場合（筋萎縮がある）
普通食	普通食～経静脈栄養は通常の分類によるきざみ食、お粥、ミキサー食、流動食等	7) 嚥下運動の状態（舌骨・甲状軟骨の動き） 定義:水か唾をのみ込んだときの舌骨・甲状軟骨の動きの滑らかかどうかで評価する。	
*流動食等			
*治療食		よい	嚥下時に舌骨、甲状軟骨が順序よく動いている場合
*経鼻栄養		*少し悪い	嚥下時に舌骨、甲状軟骨が順序よく動いていない場合
*経静脈栄養		*大分悪い	嚥下時に舌骨、甲状軟骨がほとんど動いていない場合
4) 食欲	定義:出された食事をどの程度食べるか、その食べる量で評価する。	8) 食べこぼしの有無	定義:食事中に食べこぼし食べ流しがあるかどうかを評価する。
普通	出された食事をすべて食べる場合	ない	咀嚼中に口唇から食物がこぼれない
*少ない	出された食事を少し残す場合	*少しある	咀嚼中に口唇から食物が一部こぼれる
*大分少ない	出された食事を半分以上残す場合	*大分ある	咀嚼中に口唇から食物が半分以上こぼれる
（補足事項）		9) 咳（咳嗽）運動	定義:空咳が力強くできるかどうかを評価する。
		できる	力強く咳が出せる場合
		*少しできる	力強く入らない場合
		*できない	咳をすることができない場合

E2 構音機能の評価

評価目的	歯科領域の構音機能を保持改善することを目的とする。日常会話が明瞭にできるようにし、生活の質の向上に役立てる。
評価項目の定義	構音機能の状態を評価し、その保持改善に役立てる情報を得るための項目である。

E2 構音機能の状況

選択項目	評価基準	選択項目	評価基準
1) 言葉の状態	定義:会話のなかで、言葉が明瞭であるかどうかを評価する。	3) 会話時の唇舌の動き	定義:唇舌が会話時によく動いているかどうかを評価する。（唇・舌音評価）
明瞭	話している言葉がはっきりわかる場合	よい	構音に合った動きをしている場合
*少し不明瞭	話している言葉があまり明瞭でない場合	*少し悪い	会話時に口唇の動きが悪い場合
*不明瞭	話している言葉が不明瞭な場合	*大分悪い	会話時に口唇がほとんど動かない場合
2) 会話時の歯や義歯の状態	定義:会話時に歯や義歯が動いて、支障をきたしていないかどうかを評価する。	4) 軟口蓋の動き	定義:軟口蓋を観察して評価する。
安定	歯や義歯が会話時に、気にならない場合	よい	「ア、ア、ア」の発声時によく動く場合
*少し不安定	会話時に歯や義歯が動いて、気になる場合	*少し悪い	「ア、ア、ア」の発声時に動きが少し悪い、または片寄る場合
*大変不安定	義歯を入れると、会話ができない場合	*大分悪い	「ア、ア、ア」の発声時に動きがほとんどない場合
		（補足事項）	

歯科介護課題分析票基本調査評価基準表
明倫短期大学歯科衛生士学科

資料2のつづき

E3　表情機能の評価

評価目的	表情を豊かにすることは心身を賦活する。また、周囲とのコミュニケーションにとっても大切である。表情機能を活性化して健康寿命の延伸と生活の質の向上に役立てる。				
評価項目の定義	表情機能の状態を評価し、その保持改善に役立てる情報を得るための項目である。				
評価項目	選択項目	評価基準	選択項目	評価基準
E3 表情機能の状況	1) 表情の状態 　定義：日頃の表情が豊かかどうかを評価する。（性格評価）		2) 顔面神経（運動）の麻痺、三叉神経（知覚）の麻痺 　定義1：パチクリ・タコ運動が力強くできるか評価する。 　定義2：目を閉じ頬部に手を触れた感じが、分かるかどうかを評価する。	
	よい	喜怒哀楽を正常に表す場合	ない（運動・知覚）	麻痺の状態がない場合
	*乏しい	喜怒哀楽をあまり表わさない場合	*少しある（運動・知覚）	麻痺の状態が少しある場合
	*無表情	喜怒哀楽を表すことがなく、声かけをしても表情に変化がない場合	*大分ある（運動・知覚）	麻痺の状態が強い場合
	(補足事項)			

E4　感覚機能の評価

評価目的	歯・口・顎顔・顔面の領域は触覚、痛覚、味覚等の感覚器の集中領域である。これらの保持改善に努め、生活の活性化に役立てる。				
評価項目の定義	感覚機能の状態を評価し、その保持改善に役立てる情報を得るための項目である。				
評価項目	選択項目	評価基準	選択項目	評価基準
E4 感覚機能の状況	1) 口腔粘膜知覚の異常　定義：冷水、温水をつけた歯ブラシやピンセットの先で触診の反応を評価する。		5) 舌の痛み・しびれ・無味・苦味等の訴え 　定義：本人に聞いて評価する。	
	ない	冷温、触診等の反応が正常である場合	ない	老化現象の一つとしてこのような訴えがあるので、ある場合は具体的に「（補足事項）」欄に記入をする。
	*少しある	冷温、触診等の反応が弱い場合	*少しある	
	*大分ある	冷温、触診等の反応がほとんどない場合	*大分ある	
	2) 舌粘膜の萎縮　定義：舌を観察して評価する。		(補足事項)	
	ない	舌粘膜が正常な場合		
	*少しある（1/3未満）	萎縮が舌の1/3未満に認められる場合		
	*大分ある（1/3以上）	萎縮が舌の1/3以上に認められる場合		

E5　分泌機能の評価

評価目的	唾液の分泌は、摂食嚥下、構音、感覚機能に関連し、健康寿命の延伸、生活の質に影響する。この機能の保持改善に役立てる。				
評価項目の定義	分泌機能の状態を評価し、その保持改善に役立てる情報を得るための項目である。				
評価項目	選択項目	評価基準	選択項目	評価基準
E5 分泌機能の状況	1) 口腔粘膜（口唇・舌・粘膜）の状態 　定義：口唇、舌のひびわれ、口内ネバネバ、乾燥、被膜形成等を評価する。		2) 薬の服用　定義：本人か家族に聞いて記入する。 　　　　　　※種類（補足欄に記入）	
			ない	薬を服用していない場合
			*ある	薬を服用している場合
	ない	口唇、口内の乾燥が認められない場合	3) 唾液腺圧迫の反応 　定義：三大唾液腺を圧迫して唾液が出るかを評価する。	
	*少しある （口唇・舌・粘膜）	口唇部に乾燥が認められる場合	出る	耳下、顎下、舌下腺を圧迫して開口部からの唾液の流出をみて決める。
	*大分ある （口唇・舌・粘膜）	口唇、口内ともに乾燥が認められる場合	*少し出る	
			*出ない	

歯科介護課題分析票基本調査評価基準表
明倫短期大学歯科衛生士学科

資料2のつづき

F． リハビリテーションの必要性の有無

評価目的	歯科領域のリハビリテーションは、老化や障害によって低下した口内環境顔面領域の機能（摂食嚥下、構音、表情、感覚、分泌の機能）を対象に、その保持・改善および介護予防を目的としたリハビリテーションを行い、健康寿命の延伸と生活の質の向上に役立てる。
評価項目の定義	口内環境整備の ADL、IADL および摂食嚥下、構音、表情、感覚、分泌機能のリハビリテーションの必要性を評価する項目である。高齢者の場合は現状維持、介護予防を目的にするので、ほとんどの人が必要となる。

評価項目	選択項目	評価基準	評価項目	選択項目	評価基準
F1	口内環境整備のリハビリテーション		F4	表情機能のリハビリテーション	
	必要なし	リハビリテーションができない場合、あるいは効果が認められないと思われる場合		必要なし	リハビリテーションができない場合、あるいは効果が認められないと思われる場合
	＊テストの必要がある	「D．口内環境の状況」の検討の結果では、不十分でさらに調査が必要な場合		＊テストの必要がある	「E3 表情機能の状況」の検討の結果では、不十分でさらに調査が必要な場合
	＊実施の必要あり	「D．口内環境の状況」項目調査の結果からリハビリテーションの効果が認められる場合		＊実施の必要あり	「E3 表情機能の状況」の検討の結果からリハビリテーションの効果が認められる場合
	＊実施している	リハビリテーションを実施している場合		＊実施している	リハビリテーションを実施している場合
F2	摂食嚥下機能のリハビリテーション		F5	感覚機能のリハビリテーション	
	必要なし	リハビリテーションができない場合、あるいは効果が認められないと思われる場合		必要なし	リハビリテーションができない場合、あるいは効果が認められないと思われる場合
	＊テストの必要がある	「E1 摂食嚥下機能の状況」の検討の結果では、不十分でさらに調査が必要な場合		＊テストの必要がある	「E4 感覚機能の状況」の検討の結果では、不十分でさらに調査が必要な場合
	＊実施の必要あり	「E1 摂食嚥下機能の状況」の検討の結果からリハビリテーションの効果が認められる場合		＊実施の必要あり	「E4 感覚機能の状況」の検討の結果からリハビリテーションの効果が認められる場合
	＊実施している	リハビリテーションを実施している場合		＊実施している	リハビリテーションを実施している場合
F3	構音機能のリハビリテーション		F6	分泌機能のリハビリテーション	
	必要なし	リハビリテーションができない場合、あるいは効果が認められないと思われる場合		必要なし	リハビリテーションができない場合、あるいは効果が認められないと思われる場合
	＊テストの必要がある	「E2 構音機能の状況」の検討の結果では、不十分でさらに調査が必要な場合		＊テストの必要がある	「E5 分泌機能の状況」の検討の結果では、不十分でさらに調査が必要な場合
	＊実施の必要あり	「E2 構音機能の状況」の検討の結果からリハビリテーションの効果が認められる場合		＊実施の必要あり	「E5 分泌機能の状況」の検討の結果からリハビリテーションの効果が認められる場合
	＊実施している	リハビリテーションを実施している場合		＊実施している	リハビリテーションを実施している場合

歯科介護課題分析票基本調査評価基準表
明倫短期大学歯科衛生士学科

資料3

歯科介護問題事項選定票

問題事項									
各項目のチェック欄	9 リハビリテーションの選択	8 分泌機能の検討が必要	7 感覚機能の検討が必要	6 表情機能の検討が必要	5 構音機能の検討が必要	4 摂食嚥下機能の検討が必要	3 身体・精神障害への配慮	2 咬合と義歯の取扱い介護の検討が必要	1 口内清掃介護の検討が必要

＊印にチェックのある場合、下段アルファベットに○印

歯科介護アセスメント票項目	コード									
D. 口内環境の状況	D1〜D3を下の欄でチェックする									
D1. 口内清掃の状況	D1の＊にチェックの場合	→	D1							D1
D2. 咬合と義歯の状況	D2の＊にチェックの場合	→	D2						D2	
D3. 寝たきり度・認知症の状況（身体・精神障害）	D3の＊にチェックの場合	→	D3					D3		
E. 歯科領域の機能の状況	E1〜E5を下の欄でチェックする									
E1. 摂食嚥下機能	E1の＊にチェックの場合	→	E1				E1			
E2. 構音機能	E2の＊にチェックの場合	→	E2			E2				
E3. 表情機能	E3の＊にチェックの場合	→	E3		E3					
E4. 感覚機能	E4の＊にチェックの場合	→	E4	E4						
E5. 分泌機能	E5の＊にチェックの場合	→	E5	E5						
F. リハビリテーションの必要性の有無	F1〜F6を下の欄でチェックする									
F1. 口内環境整備のリハビリテーション	F1の＊にチェックの場合	→	F1							
F2. 摂食嚥下機能リハビリテーション	F2の＊にチェックの場合	→	F2							
F3. 構音機能リハビリテーション	F3の＊にチェックの場合	→	F3							
F4. 表情機能リハビリテーション	F4の＊にチェックの場合	→	F4							
F5. 感覚機能リハビリテーション	F5の＊にチェックの場合	→	F5							
F6. 分泌機能リハビリテーション	F6の＊にチェックの場合	→	F6							

∴歯科介護問題事項選定票の使用手順
1) 「歯科介護課題分析票」の項目の中には、問題点のあることを示唆する誘因（トリガー項目）があり、＊印がつけてある。この「歯科介護問題事項選定票」は、チェックされた誘因項目から、どの事項に問題や課題があるのかを表頭の9つの問題事項から選び出す票である。
2) コードの項の指示に従い、右の欄のアルファベットを○印で囲み、さらに、その上欄の問題事項の番号を○印で囲むとその項目が歯科介護問題事項として選定される。選定された問題事項を検討し、実施事項を特定する。
3) 特定した実施事項を「歯科介護サービス計画書」に記入し、計画書を作成する。

歯科介護問題事項選定票
明倫短期大学歯科衛生士学科

4章　歯科介護のプロトコール（手順書類）

資料4

歯科介護サービス計画書

(No.　　　)

施設名	対象者	フリガナ		生年	M T S　年　月　日	性別	1 男　2 女	作成日	年　月　日	担当者	

援助目標（長期目標：最終的に目指す目標）

援助目標（短期目標：1カ月で到達することが望ましい目標）

（実施時間：　　年　月　日 ～　年　月　日　　時　分 ～　時　分）

歯科介護内容

アセスメント票の結果と歯科介護の知識と技術をもとに"○○をしてほしい"、"○○をしたい"の形式で検討し、歯科介護で解決すべき課題（ニーズ）を選定し、内容を特定し記入する。

ニーズ：選定する事項の番号に○印

		観察（管理）	誘導（指導）	援助	リハビリテーション
D 口内環境の整備	1. 介護導入（すべてに実施）				
	2. 口内清掃の介護				
	3. 義歯の取り扱いの介護				
E 歯科領域の機能	4. 摂食嚥下機能の介護				
	5. 構音機能の介護				
	6. 表情機能の介護				
	7. 感覚機能の介護				
	8. 分泌機能の介護				
F リハビリ	9. リハビリテーションの選択	※各問題事項に合わせて、リハビリテーション欄に記入する。			

歯科介護サービス計画書
明倫短期大学歯科衛生士学科

資料5

歯科介護業務実施（実習）記録票　　（No.　　）

施設名		対象者	フリガナ	生年	M T S　　年　月　日生	性別	1 男 2 女

実施日	介護の種類	歯科介護実施内容				

平成　年　月　日	バイタルサインチェック 1.異常なし　2.異常あり	1.体温	2.脈(血圧)	3.呼吸	4.顔色	5.舌診	6.含嗽	7.意識レベル	検印	検印
		（何をした：実施内容）			（どうなった：効果・結果）			（どうしたらよいか：再評価・再分析）		
	1 介護導入（握手、挨拶）									
	2 口内環境整備									
	3 摂食嚥下機能									
	4 構音機能									
担当者	5 表情機能									
	6 感覚機能									
	7 分泌機能									
	8 リハビリテーション									

平成　年　月　日	バイタルサインチェック 1.異常なし　2.異常あり	1.体温	2.脈(血圧)	3.呼吸	4.顔色	5.舌診	6.含嗽	7.意識レベル	検印	検印
		（何をした：実施内容）			（どうなった：効果・結果）			（どうしたらよいか：再評価・再分析）		
	1 介護導入（握手、挨拶）									
	2 口内環境整備									
	3 摂食嚥下機能									
	4 構音機能									
担当者	5 表情機能									
	6 感覚機能									
	7 分泌機能									
	8 リハビリテーション									

〈指導事項〉

歯科介護業務実施（実習）記録票
明倫短期大学歯科衛生士学科

V編

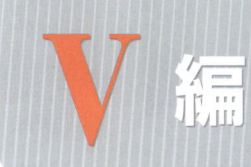

歯科介護の実践に役立つ知識

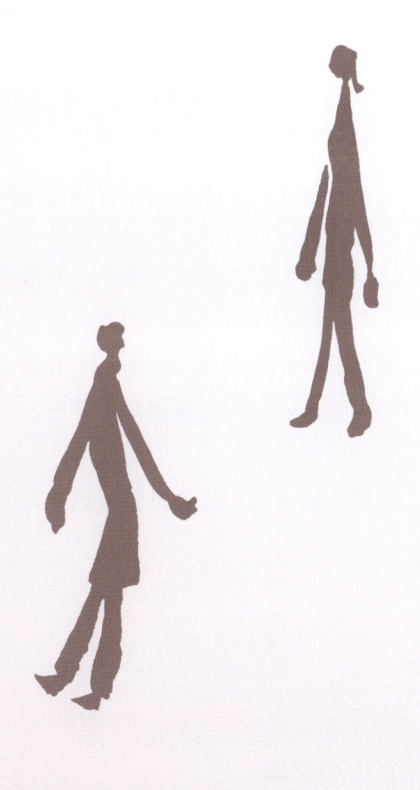

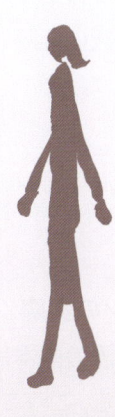

1章 介護の基本と実際

Ⅰ 介護とは何か

　わが国では従来，病人や障害者のお世話を「介助」といってきた．明治時代になり，ナイチンゲール著の「Nursing」が「看護」と訳されたが，「介護」という言葉を使うようになったのは老人福祉法制定時からである．福祉の分野でいう介護は，"看護師ではない者による世話"としている．しかし現在では，病人や療養者の世話・援助・手助け・介助をする人は看護師だけではなく，介護者という名称も用いられるようになってきており，看護と介護は広義には同じ概念と考えてよい．ただしわが国での看護は，医療介助が入っている．

　看護・介護とは，その人の持てる力が発揮できるような生活援助であり，とても広い概念である．生活とは，日々の暮らしそのものであり，衣食住は欠かせない．また，生活という概念は人間の生から死までの暮らしであり，さまざまな人々のかかわりを含んでいる．

　看護と介護の相違点をあげるとすれば，看護は，医療従事者である看護師が，病気の治療や健康管理と密接にかかわる日常生活の援助を行うことであり，介護は介護福祉士や訪問介護員（ヘルパー）など，種々の福祉関係者や家族が衣食住にかかわる介助を中心とした身辺援助を行うことと考えてよいだろう．しかし，看護における日常生活の援助は，介護と必然的に重なり合うものであり，職種間のチームワークの重要性と必要性もここにある．

　本章では，こうした介護の実際について，他章で扱っている歯科領域以外の内容を中心にまとめてみたい．

Ⅱ 介護の知識と実際

1. コミュニケーションの実際：信頼関係と心の交流

　対人サービスである介護の基本は，コミュニケーションである．
　家を訪問して掃除をする，このことを例にしてみよう．そこには人が住んでいる．

すぐ床みがきをすればよいというわけにはいかない．まず玄関で挨拶をし，家のなかに通してもらわなければならない．すなわち，イニシアチブは先方がもっている．これが介護のスタートである．本人のコミュニケーション手段に合わせた介護が求められる．

今後，コミュニケーション機器の開発も進むと思うが，コミュニケーションの基本は，本人が伝えたいと思うこと，それを受けとめようと思う人がいて成り立つ．相互の人間関係づくりとコミュニケーション技術の向上が求められている．

たとえば言語障害患者では，全失語の人もいれば，聞いて理解できるが自分からは伝えられないという人もいる．言葉は発せられるが，自分の意思と関係ないことをいってしまう人もいる．言語障害の程度と反応をみながらかかわりをもつとよいだろう．

聴力障害者では，高音がキャッチできないが，低音ならば聞き取れるという人もいる．補聴器によって改善がみられるという人もいれば，補聴器装具者でも不自由している人もいる．たとえば，右耳は聞こるが，左が聞こえにくいという人には，聞こえる側から話しかける．また，筆談，アイコンタクトなど，本人の可能な能力を見いだしてかかわり合うことが大切である．

認知症の高齢者では，言語伝達がむずかしい場合でも，感情や喜怒哀楽は十分保たれており，相手を軽んずるような言動や態度は禁句である．感情面はより敏感になっていると思って対応したほうがよいだろう．

2. 排せつの介護

排せつは，生命維持のための物質代謝の結果生じた老廃物を体外に排出することであり，排せつ状態を知ることは生命維持および健康状態を把握することにもなる．

日本人は「下の世話だけは受けたくない」，「不潔・汚い・恥ずかしい」という感覚が根強く，高齢者では排せつの世話を受けるようなら死んだほうがましだという人もいるほどである．その気持ちを察して，排せつ介助はさりげなく接することが必要である．次に本人の排せつリズムをチェックし，それに合わせて介護するのがコツである．

ここでは排せつ介護の方法と排せつ用具について述べる．

1）排　便

食物は消化吸収され，直腸内圧が 40〜50 mmHg になると便意を催し，大脳の排せつ中枢の命令で体外に排せつされる．

第一に，便意の有無の確認が必要である．そして介助が必要な人であれば排便困難な原因を把握する．次にトイレまで行けるかどうか，歩行・移動は安全か，用をすませる過程はどの程度自立しているか，いつ，どのような介助が必要なのかをチェックする．トイレの使用が不可能ならば居住環境の点検と排せつ用具の見直し

をする．

　排せつ用具には，移動可能なポータブルトイレ，便器，おむつがある．その選択は，大きさ，形，デザイン，使用のしやすさ，後始末のしやすさ，使用する場所など，総合的に検討し，本人と介護者両者が使えるものを選ぶ．

　便意があれば，できる限りおむつの着用は避ける．本人と介護者が安心であれば夜間だけおむつを使用するのも一つの方法である．便意がなくとも日常生活のリズムに合わせて排便時間を決めて習慣づけるとよい．

(1) 便　秘

　便秘が習慣的になると，食欲不振，腹部膨満感，腹痛，排便時の不快感，排便痛，さらに不安や不快による便意の抑制，それに伴う低栄養，体力低下を引き起こすことがある．早めの対策が必要である．

　対応として①便秘の始まりの頃の生活変化，食事内容・量，疾患，服用薬，歯と口内の状態，運動量，睡眠状況，悩みごとなどを把握し，②対策として腹部まわりの運動マッサージ，温罨法を試みる．食事内容・時間，運動量，昼間の過ごし方，人間関係を再度見直し，気分転換の方法も考えて介護する．

　常に便秘状態であれば，医師に診断・治療方針を依頼する．座薬，浣腸，摘便が必要な人であれば医師および看護師の管理監督に従って行う．

(2) 下　痢

　下痢は，大便中の水分が増加し，泥状便または水様便（85％以上の水分）を呈する状態をいう．高齢者では免疫機能の低下により感染しやすく細菌性の下痢を起こしやすい（急性下痢）．慢性下痢は非感染性のものが多いが，いずれにしても本人

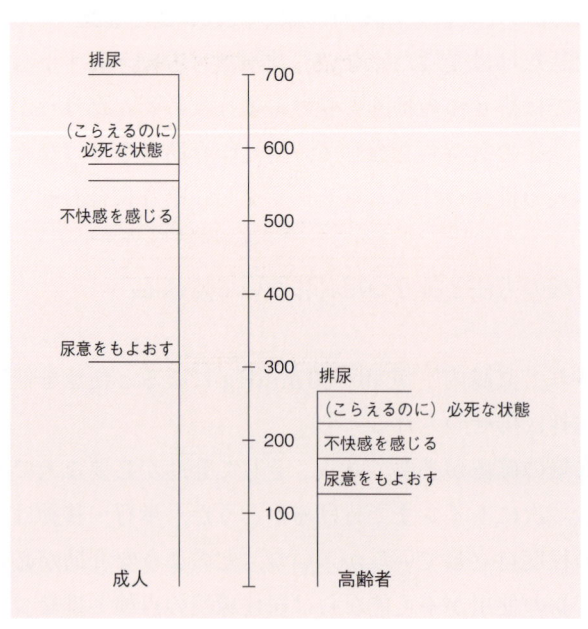

図 1-1　膀胱メカニズム
（田中監修，大竹訳，1984[2]）

が苦痛で介護者が大変であれば医師に相談する．下痢では水分補給を忘れてはならない．

2）排　尿

腎臓で1分間に1〜2mL生成された尿は，腎盂から尿管の蠕動運動により膀胱に送られる．膀胱の容量が250〜300mL以上になると膀胱内圧が上昇して尿意が起こり，大脳の命令により尿道を経て排せつされる（図1-1）．高齢者では100〜120mLで尿意を感じる人もいる．尿が出ないことは致命的である．飲食量が変わらず，排尿回数・量が減少したときは，すぐ訪問看護師か医師に連絡する．

3. 身体の清潔

入浴，洗面，歯みがき，整容親からしつけられ日常的に習慣的に行っている行為である．自分でできることが生活のリズムをつくることになる．

身体の清潔は身体的に感染・疾病予防，健康維持，免疫力を高め健康維持増進に必要である．身体が不潔でも，命に別状はないという人もいるが，爽快感が得られ，気分をよくする．さらに，社会では清潔が守れないと，人間関係や社会生活に支障をきたす．介護者は清潔の意義を理解し，清潔を保つ介護を行うようにする．

1）入浴・シャワー浴

浴槽は滑って転倒のないよう点検する．滑り止めマット，手すり，椅子の活用も役立つ．浴室と湯加減の確認，本人および介護者の安全確保のために支えが必要であれば前もって用意しておく．一人で入浴が可能な場合であれば，途中で声かけをして安全の確認をする．

入浴後はゆったりしたところで水分補給をし，20〜30分は様子をみる．浴室では突発的に予想外のことが起こることもあるので，安全第一にする．

浴槽よりシャワーのほうが介護が安全であれば，浴室の室温とシャワーの湯を適温にしてシャワー浴にする．湯は足と手，身体という順に，全身を温めてから洗うとよい．介護者が常時介助しなくとも，シャワーの湯の流れ，柄の長い浴用ブラシ，ボディシャンプーの工夫と使用で本人が少しでも自立できることが望ましい．安全の確認は必要である．

2）部分浴，部分洗浄

手，足，陰部，肛門の部分を短時間で清潔にする方法として部分浴がある（図1-2）．足浴は足の清潔ばかりか，気持ちのよいもので，全身の血行もよくなる．就寝前にも効果がある．陰部・肛門洗浄は，おむつ使用や下痢が続いたときに粘膜が傷つきやすいので微温湯で洗い流し，水分を拭き取る．

3）全身清拭・部分清拭

体調が悪い，入浴は控えたいというときに身体を清潔にする方法として清拭がある．蒸しタオルで身体を拭くだけでも血行をよくし，皮膚の観察もできる．脱衣後

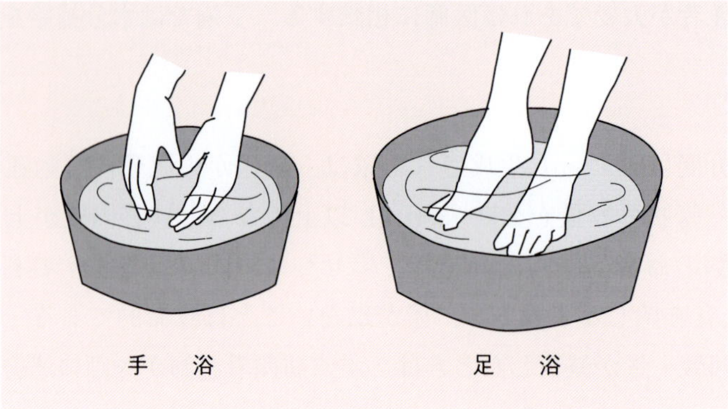

図 1-2 部分浴

は，バスタオルやタオルケットで身体を覆い，余分な露出は避け保温に注意する．

(1) 頭髪の清潔

頭髪の清潔は，洗髪がもっとも効果的であるが，ドライシャンプー，蒸しタオルで拭く方法もある．ブラッシングも効果的である．

(2) 歯・義歯・口内の清潔（Ⅲ編2章参照）

(3) 爪切りや耳の清掃（表1-1）

定期的に観察し，今までどおりのやり方で行う．それで不可能であれば看護師に相談する．皮膚を傷つけないようヤスリの利用がすすめられている．

(4) 老人性皮膚掻痒症

老人特有の乾燥した皮膚に起き，ちょっとした刺激でも皮膚が敏感に反応してか

表 1-1　その他の部分の清潔方法

部位	特徴	清潔方法	留意点
爪	表皮の角質は常に成長している．伸びると垢や埃がたまって不潔になり，皮膚を傷つけ感染を起こしやすくなる．	爪を切る．	加齢とともに肥厚，変形するため入浴後あるいは温湯に浸したあと切ると楽になる．深爪にならないようにする．爪切りの種類もいろいろあるので使いやすいものを選ぶ．
目	目ヤニがたまりやすい．	洗浄綿で拭く．	目頭から目尻にかけて拭く．1回拭くごとに洗浄綿を変える．目ヤニが多いとき，充血しているときは専門医を受診する．
耳	耳垢がたまる．耳垢がたまりすぎると難聴の原因になる．	耳かきで取り除く．	明るい場所で行う．汚れがひどいときは，オリーブ油で少しずつ綿棒で拭き取る．
鼻	鼻の内部は毛細血管が多く，少しの刺激で傷つき出血しやすい．	鼻をかませる．鼻毛を切る．	片方ずつ鼻を押さえてかませる．鼻の通りが悪いときは，蒸しタオルで温めてから行う．
髭	髭は硬く，伸びが速い．高齢者の皮膚は弾力性に乏しくしわが多く，でこぼこしている．	蒸しタオルを当てる．髭そりを使う．	髭そり用クリームを使用する．傷をつけないよう，皮膚を伸ばしながらそる．そったあとは化粧水やクリームで水分や油分を補給する．

ゆくなる．特に外気の湿度が低下し，汗をかきにくい冬に顕著にみられる特徴がある．かゆみを予防するため，日常生活では次のようなことに注意する．

① 入浴後植物性の油（オリーブ油など）やコールドクリームなどを塗って，皮膚に油分を補う．
② 肌着は木綿で身体を締めつけないゆるやかなものを着用する．

4. 衣服の着脱

　毎日衣服を着替えることは身体と環境を清潔に保つばかりか，朝起きて生活のリズムをつくり，気分転換にもなる．洋服を着替え，オシャレをすることが気分を高揚させることもある．日々，生活の変化が乏しい人であればなおさらである．

　自分で着替えがまったくできない人であれば全介助になり，介護しやすい衣服の工夫が必要である．多くは何らかの障害により，洋服の着替えにも介護が必要となることもある．手を貸す前に，洋服の選択，ボタン，ファスナー，自助具の活用により本人が自分でできれば本人のためにもよい（**図 1-3, 4**）．

　ここでは障害のある場合の介護の基本を述べる．

1) 片麻痺の場合

　麻痺側（患側）から通し，麻痺側から脱ぐ．片手でのボタン取りはずしは，小さめより大きめのボタンであればできる人もいる．ファスナーは大きくつかみやすい工夫があれば自分で可能な人もいる．

5. 姿勢保持・体位変換・移動の介護

　日常生活でみていて安心できる姿勢は，内臓の機能を維持し健康のためにもよい．普段，人間は2本足で立ち，歩き，走る．睡眠中でも，無意識的に体動，寝返りを

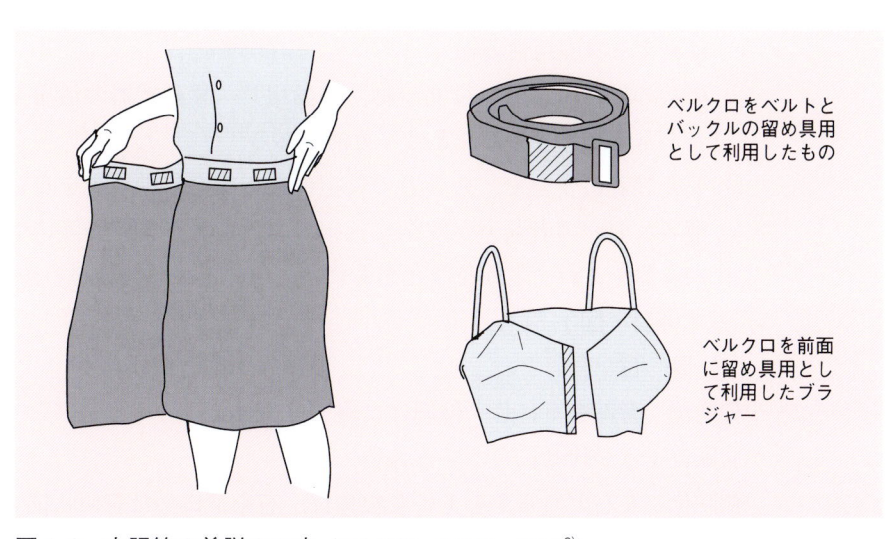

図 1-3　衣服等の着脱の工夫（田中監修，大竹訳，1984[2]）

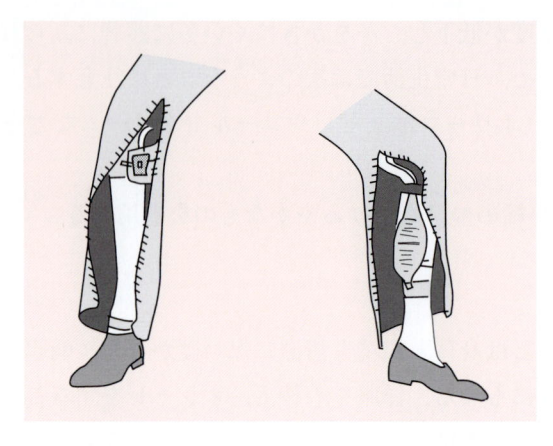

図1-4 衣服の工夫（排尿）
（田中監修，大竹訳，1984[2]）

15分に1回程度の割合でするといわれている．それほど身体を動かすということは健康的に日常生活を営むうえで必要なことであり，生命維持，健康維持にとっても欠かせない．

　最近では，運動が長寿や健康維持・増進にとって重要であることが強調されてきている．特に高齢者では運動の効果が発表されている．

　病気や障害（上肢および下肢の障害，視覚障害，認知障害など）により，姿勢・体位・歩行が困難になれば，本人の心身の苦痛ばかりか介護者の生活にも影響する．たとえば，長いこと背中が前屈であれば肺・心臓・胃が圧迫され深呼吸がしにくく消化吸収にも影響する．寝たきり状態で同じ姿勢でいれば，血行障害により褥瘡（床ずれ）ができ，また一度褥瘡ができると治りにくい．感染症にもかかりやすい．

　褥瘡予防は，栄養管理と体位交換が基本である．

　以上より，姿勢の保持・移動の介護のポイントをまとめると以下のとおりである．

① 残った能力を十分発揮できる姿勢・移動の介護が必要である．使わない機能は衰える（廃用性萎縮）．
② 姿勢の保持・移動に役立つ物，移動用具，移動機器の活用を検討する．介護者が常時，付き添うことは不可能である．
③ 要介護者に安全で，介護者の負担にならない移動技術を身につけること．介護者・要介護者双方が安全で負担のないことがよい介護につながる．介護者が身体をこわすようなことがあれば，何のための介護かわからない．

1）基本姿勢（図1-5）

(1) 臥　位

仰臥位：背部を下にし，仰向けに寝ている体位
腹臥位：うつ伏せに寝ている体位
側臥位：左右どちらかを下にした体位．右を下にした右側臥位，左を下にした左側臥位

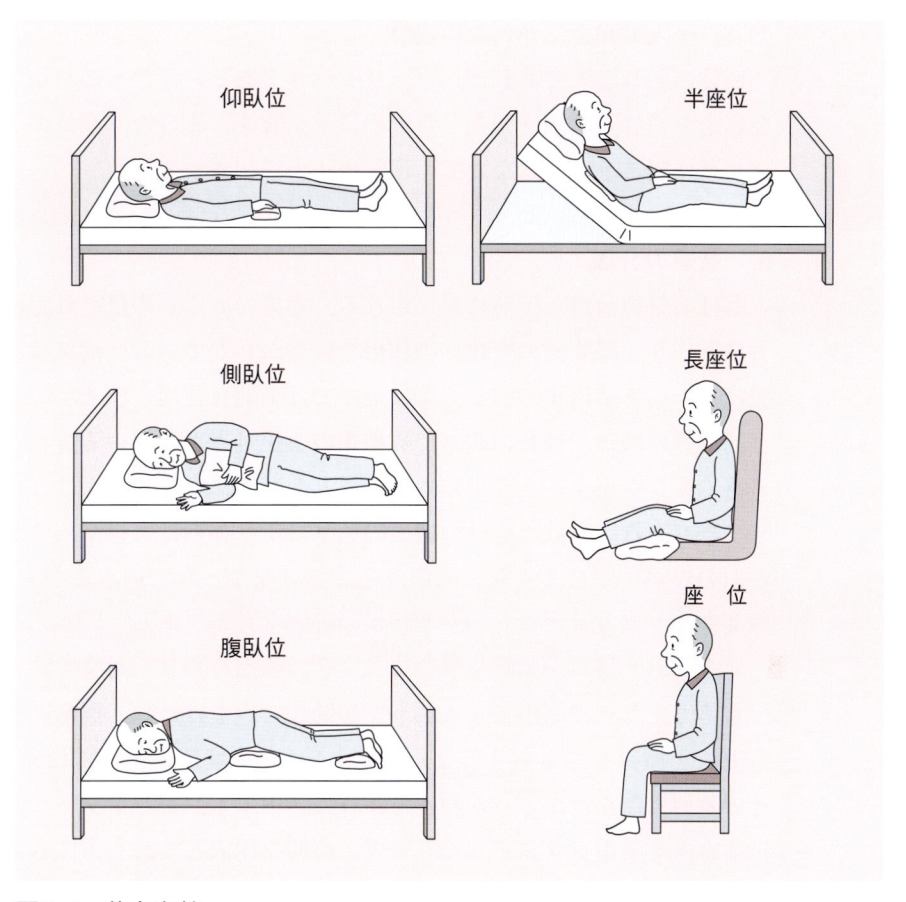

図1-5 基本姿勢
姿勢を保つために枕を使うと楽になる．大・中・小の枕を用意しておくと便利である．

(2) 座　位
長座位：足を伸ばしたまま座る体位
半座位：上体を起こした体位
座　位：椅子に腰掛ける．その際，本人に合った椅子を選ぶようにする．

2) 体位の変換
(1) 仰臥位から側臥位になる方法
　側臥位になるほうに頭を向け，側臥位になるほうの足は伸ばし，一方の足を組ませる．介護者は肩と腰に手をかけ，側臥位になるほうに寄せる．もう一つの方法として，手すりに上になるほうの手で上半身を引いてもらう方法もある．
(2) 片麻痺のある場合
　順序は上記と同様だが，麻痺側が下にならないようにする．それでは常時同じ姿勢になりやすいので，枕の大きさを大・中・小と揃えて肩，腰，足と足の間に添えて安定させ，少しずつ体位が変化するようにする．

(3) 一人で起き上がれない場合

座位のとれる人であれば，ギャッジベッドあるいはひもの利用で座位をとる．必要に応じて肩，腰の安定をとるために手を貸す．まったく座位のとれない人であれば無理に起こそうとしないで，理学療法士に相談する．

6. 服薬の介護

薬は病気の治療・予防に用いられる．効果のあるものはそれだけ害があり，服薬方法を守り，服薬後の変化，副作用の観察が必要である．病気はあくまでも本人の免疫力を高めて治すもので，薬は最小で効果的な使用が望ましい．

高齢者の場合，複数の病気で数種類の薬が処方されている場合がある．薬に対する感受性も変化する．そのため薬の組み合わせによる思いがけない副作用，薬の効きすぎもある．吸収と排せつ機能の低下により体内に蓄積することもある．また薬が口のなかにとどまり数日間飲み込んでいなかったということもある．服薬時間，服薬方法，処方量が正しいかどうかの確認も必要である．

処方どおり服用が困難な場合には，その原因を知り，対応方法を考える．どうしても処方どおりに服用できるような援助ができなければ，医師にその旨を話し，処方方法を検討してもらう．また，飲み忘れ，2度飲みを防ぐために，必ずその日，その時間に飲んだかどうかわかるようにメモする，カレンダーに記入する，あるいは前もって薬ボックスをつくり日付・時間を記入しておく方法もある．副作用については，日々の服薬変化を観察しておく．そのときには早く医師に連絡をとる．高齢者では口腔乾燥を引き起こす薬も多い．

7. 緊急時の対応

大災害が起こる可能性は決して低くはない．いざというときあわてないために，緊急時の対応を考えておく．かかりつけ医との連絡方法，緊急時の連絡方法，健康保険証，障害者手帳，病気にかかわる手帳（糖尿病手帳等）の置き場所を確認しておく．

突発的な事故や急変時に遭遇したとき，まずはじめに本人のおかれた状況を観察する．連絡，報告に欠かせないこととして，意識があるかないか，声かけに反応はあるかどうかを確認する．意識がなければすぐ，救急車か医師に連絡をする．次に呼吸，脈，けがの程度，出血，手・足の動き，顔色，訴え方などの確認をし，人を呼んだほうがよいと思ったら一人で対処しようと思わず，人の手を借りる．臨機応変に判断する必要がある．

1) 誤　嚥

高齢者では多い．食物が誤って気管に入ると，それを防御しようとむせたり咳き込んだりする（注；高齢者ではむせのない不顕性誤嚥も多い）．

応急処置として，①口を下に向けて背中を叩き（タッピング），咳を誘発して咳

とともに吐き出させる，②お腹に手をまわして，胸を突き上げるようにして吐き出させる（ハイムリック法）（図1-6），③吸引器（掃除機でもよい）で吸引する方法がある．これでうまくいかず，意識がないときは救急車をよぶ．

　誤嚥しやすく，窒息事故につながりやすい食品には，液体，粘度の高い餅，粘膜につきやすい海苔やワカメ，パサパサしたパンやカステラ，弾性が強すぎるコンニャクなどがある．調理法の工夫と食事介護時の注意が必要である．

2）骨　折

　高齢者になるとちょっとしたことでつまずいたり，骨折しやすい．激痛を訴えることがなかったりするため，症状がはっきりせず見過ごしやすい．無理に動かさず動きの具合を観察する．骨折と思ったら医師に診てもらうように対処する．

3）痙攣（ひきつけ）

　痙攣の発作中，介護者はあわてやすいが，まず，楽に呼吸ができるように衣服をゆるめる．顔を横に向け吐物で窒息しないようにする．押さえつけたり，揺り動かしたり，名前を読んだりして大騒ぎをせず冷静に対処する．ひきつけを起こす人は既往歴がある場合が多いので，あらかじめ確認し，その対処方法を聞いておく．

4）出　血

　手や足の場合は，その部分を心臓より上に上げる．直接出血部位を圧迫する方法と前後の関節部位を圧迫し止血する方法がある．

8. 医療機関とのかかわり

　主治医のいる人は，日々の健康相談を受けさせるのがよい．慢性疾患を抱える人が多くなった現在では，医師を病気や健康の相談者と思ってみるのもよいだろう．介護を受ける人は，何らかの病気や障害が予測されるので，本人とかかわりのある医師，医療機関を知っておく．ない場合であれば，保健所に相談できる．

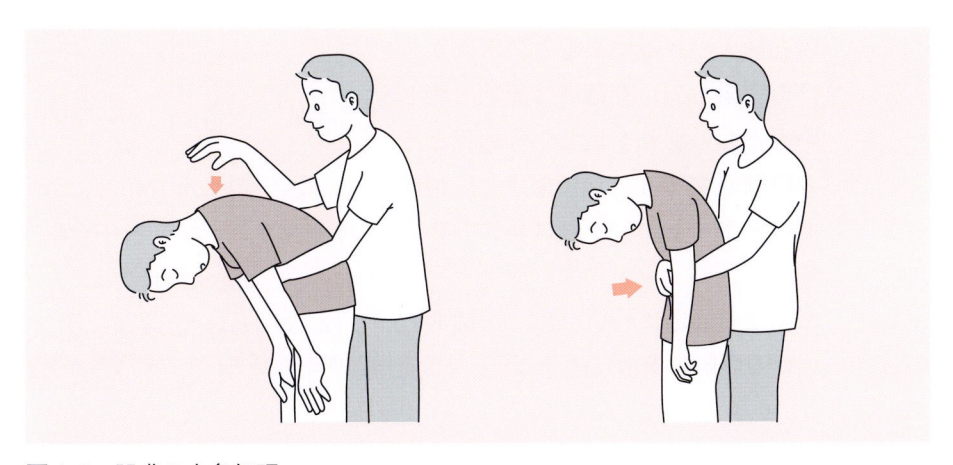

図1-6　誤嚥の応急処理
左：背部打法（タッピング），右：腹部圧迫法（ハイムリック法）

外来の付き添いでは毎日の生活ぶりと，症状の変化を書いて（メモ程度でよい）持っていく．待ち時間は無理に話しかけずとも，側につくだけでも安心感を与える．

医師に訪問を頼むこともできる．看護師とチームを組んで訪問医療チームを組んでいる病院もある．地域のネットワークを把握しておくことも必要である．

9. 家族への介護

近年，家族がいても介護を頼む人が増えている．同居家族が高齢であったり，病気がちだったり，買い物に行けないという人が増えている．子どもがいても介護まで頼めない事情の人もいる．誰かが介護を必要とする家庭では，精神的に心労があるものである．そのことも察し，家族への介護は，精神的，身体的疲労の軽減，自由時間の確保，，心身疲労の回復・気分転換のアドバイスなども忘れてはならないだろう．そのためには介護にかかわる専門職自身が心身ともに健康で，ストレス解消方法を身につけておかねばならないだろう．

10. 終末期の介護

終末期では，身体に変化を生じる．体温が低下する，手足が冷たくなる，血圧が低下し聴診器では測定不能になる，皮膚は蒼白，口唇，爪は青紫色になる，手足などの末梢から浮腫がみられる，筋肉が弛緩し口唇がゆるんで下顎が下垂する，尿や便の失禁がみられる，すべての反射機能が消失するなどの症状が出やすい．聴力は最後まで残るといわれており，不用意な言葉は慎しまなくてはならない．

死亡診断は心臓停止・呼吸停止・瞳孔散大の三徴候をもとに医師が告げる（図1-7）．介護者は家族と親しい人たちの別れを惜しむ雰囲気とその時間がもてるように配慮し，情緒面のサポートができれば望ましいだろう．

死後の対応については，医師あるいは看護師の指示に従う．

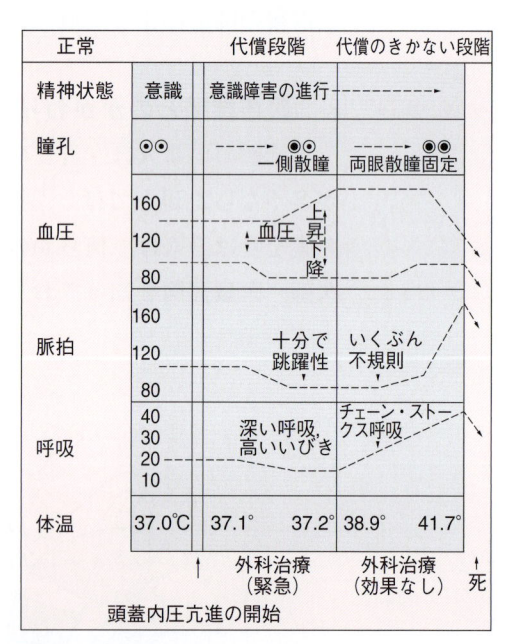

図1-7 神経系のチェック
頭蓋内圧亢進に伴う精神状態，瞳孔，バイタルサインの変化を示している．

2章 歯科介護の実践の場

I はじめに

　1961（昭和36）年に国民皆保険として医療保険制度が施行され，1981（昭和56）年に老人保健制度，2000（平成12）年4月には介護保険制度が発足し，わが国の社会保障制度の主要な部分が確立したかに思われた．しかし，予想外の少子高齢化の進展や疾病構造の変化で，これらの制度の持続が危ぶまれるようになった．そこで国は，2005（平成17）年に「健康増進法」を制定して，2000年に発足した「二十一世紀における国民健康づくり運動（健康日本21）」を単なる推奨運動から法的に国民に義務づけた実施運動に転換させた．

　他章で述べたように2012（平成24）年には，「二十一世紀における第二次国民健康づくり運動〈健康日本21（第二次）〉」が発表され，新たな健康づくり運動が本格的に動きはじめた（図2-1）．

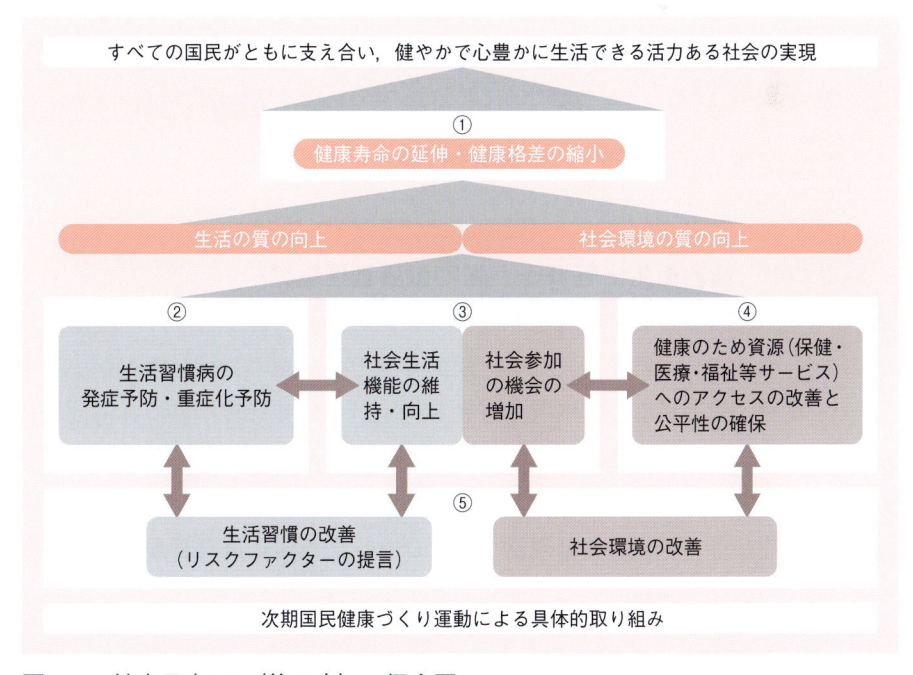

図2-1　健康日本21（第二次）の概念図

従来からの制度や新たな運動のなかに歯科領域疾患の予防および歯科領域の介護，介護予防の指導や処置が新項目としてとりあげられており，ここに本書Ⅳ編にある歯科介護を実践する場がある．以下，その実践の場について具体的に示していく．

Ⅱ 医療保険制度における実践の場

1．訪問歯科衛生指導

　医療保険の給付に，「訪問歯科衛生指導」がある．訪問歯科衛生指導とは，訪問歯科診療を行った歯科医師の指示に基づき，歯科衛生士が訪問して療養上必要な指導として，患者またはその家族等に対して当該患者の口のなかの清掃または有床義歯にかかわる実地指導を行うことである．

　訪問歯科衛生指導を行う場合には，歯科衛生士は実地指導に係る記録を作成し，患者の氏名，訪問先，指導の実施時刻，指導の要点，主訴の改善，食生活の改善等に関する要点を記載し，そのうえで実地指導を行った歯科衛生士が署名し，歯科医師に報告することと規定されている．

2．周術期専門的口腔衛生処置

　「訪問歯科衛生指導」および「周術期専門的口腔衛生処置」の規定に，歯科介護の実施内容および手法は適合しており，これらの指導や処置は歯科介護の実践の場の第一である．具体的内容はp.19の表2-4に掲載してある．

Ⅲ 介護保険制度における実践の場

1．歯科衛生士等が行う居宅療養管理指導

　介護保険給付の居宅サービスに歯科衛生士等が行う「居宅療養管理指導」と「介護予防居宅療養管理指導」があり，その実施の方針・内容が，省令として指定居宅療養管理指導の基本取扱方針と指定居宅療養管理指導の具体的取扱方針に定められている（Ⅳ編3章参照）．

　歯科介護の実施内容および手法は，この省令に適合したものであり，歯科衛生士等が行う居宅療養管理指導および介護予防居宅療養管理指導は歯科介護の実践の場の第二である．

2. 歯科衛生士等が行う口腔機能維持管理

　2012年に介護報酬改定が行われ，介護保険施設の入所者に対する歯科管理の取り組みを充実させる観点から，歯科衛生士が入所者に直接口のなかのケアを実施した場合の評価を行うことになった．

　歯科衛生士が施設の入所者に対して口のなかのケアを行う場合のこの名称を「口腔機能維持管理」という．

　「口腔機能維持管理」は歯科介護の実践の場の第三であるといえる．

Ⅳ 老人保健制度・老人福祉制度における実践の場

1. 老人保健制度・老人福祉制度とのかかわり

　これらの制度においては，歯科介護予防に関連する給付の規定はない．しかし，社会福祉制度の事業において歯科に関連したサービスを行う場合に，歯科介護予防を実施することで高齢者の福祉の増進に貢献できる．

Ⅴ 健康増進法改正と第二次健康日本21運動における実践の場

1. 健康増進法改正と第二次健康日本21運動

　前述したように2012年に健康増進法の「国民の健康の増進の総合的な推進を図るための基本的な方針」の全部が改正された．

　少子高齢化や疾病構造の変化が進む今日のわが国において，社会保障制度を持続可能なものにすることが一つの課題となっている．そのためには，生活習慣および社会環境の改善を通じて，子どもから高齢者まですべての国民がともに支え合いながら希望や生きがいをもち，ライフステージに応じて，健やかで心豊かに生活できる活力ある社会を実現しなくてはならない．2013（平成25）年度から2022（平成34）年度までの予定で計画された健康日本21（第二次）はその推進運動であり，健康増進法はその運動に法的根拠を与えるものである（Ⅰ編4章参照）．

　この基本方針の改正に伴い，「二十一世紀における第二次国民健康づくり運動〈健康日本21（第二次）〉」の具体的取り組みが示され，そのなかの一つに，歯・口への健康の保持に関する正しい知識の普及を定めている．さらに健康な歯科領域の形

〔ミニメモ〕
＊ライフステージとは，乳幼児期，青壮年期，高齢期等の，人の生涯における各段階をいう．

態と機能を生涯にわたり維持することができるよう，う蝕予防，歯周病予防および歯の喪失防止に加え歯科領域の形態と機能の維持・向上について新しい目標を設定している．そこでは，健康寿命の延伸や生活の質の向上に大きく影響するよい口内環境の保持と歯科領域の機能の活用を，生活習慣として身につけるよう強調されている．

2. 第二次健康日本21運動における歯科衛生士の参加

このように，国が歯科領域の環境の保持と機能の活用の重要性を認識するようになり，それを実践するよう健康増進法に規定し，健康日本21運動に取り入れたこと，および健康増進を担う人材のなかに歯科衛生士を明記していることは，歯科界，特に歯科衛生士にとって大変喜ばしいことである．

しかし，この運動を実現するためには，市区町村ごとに立案した健康増進計画に基づき行う健康増進運動に，その地域の歯科医師，歯科衛生士が積極的に参加することが必要である．具体的には，地域の市町村と連携・協力してう蝕および歯周病等の歯科健診や歯科保健指導，歯科教育講座等の事業を実施することであり，特に歯科衛生士にとって必須の課題となっている．この運動にも歯科介護の実施内容と手法が大きな役割を果たすことができる．歯科介護実践の場の第四は第二次健康日本21運動のなかにあるといえる．

Ⅵ 歯科口腔保健の推進に関する法律

歯科口腔保健の推進に関する法律（歯科口腔保健法）は，2011（平成23）年8月2日に国会で成立したが，残念ながら推進に関する理念法であり，歯科保健を実施する規則や基準を定めるまでには至っていない．今後，健康増進法と照らし合せて実施法へ改正し，歯科介護の実践の場規定していくことが課題であろう．

Ⅶ 今後の取り組み

1. 今後の課題

「歯科衛生士等が行う居宅療養管理指導」，「口腔機能維持管理」，および「訪問歯科衛生指導」は制度上の取り扱いや名称は異なるが，実施内容や手法については同じような規定があり，また，「健康日本21運動」と歯科介護にも，通底する理念がある．いずれの場にも歯科介護の実施内容および手法で応用することができる．

21世紀における制度改革のなかで，歯科衛生士は主体性を堅持し，自主性を発

2章　歯科介護の実践の場

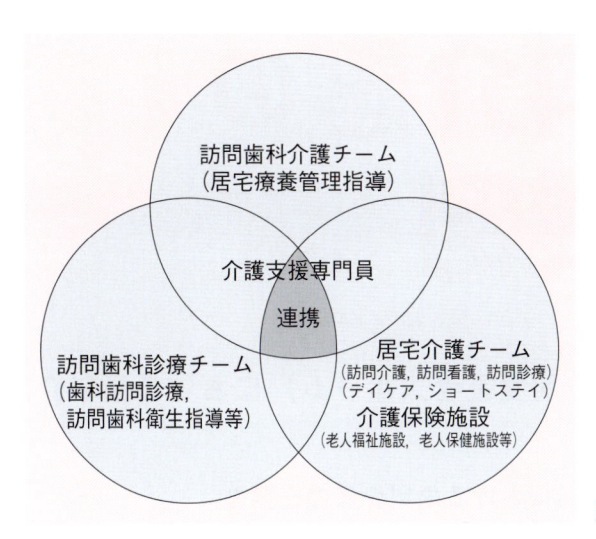

図 2-2　各職種の連携

揮して他職種と連携し，その専門業務を果たしていくことが強く求められている．
そこで今後の課題として次のことがあげられる．

① 歯科介護の正しい知識の普及，実践の場の充実・拡大
② 歯科介護チームの編成と訪問歯科介護センターの設立
③ 他職種との連携システムの構築（図 2-2）
④ 歯科介護研究会および学会活動

2. 訪問歯科介護ステーションの設立

　こうして歯科衛生士が多様な状況に積極的に対応し，健康寿命の延伸と QOL の向上に深くかかわるためには，歯科衛生士等による「訪問歯科介護ステーション」の設立が望ましい．
　訪問歯科介護ステーションが介護保険制度における，既存の「訪問看護ステーション（指定居宅サービス基準第 60 条 1 項 1 号に規定）」と同じように位置づけられれば，歯科衛生士等による居宅療養管理指導や訪問歯科衛生指導，あるいは口腔機能維持管理，第二次健康日本 21 運動での活動が，包括的かつ身近なサービスとして利用しやすくなり，その利用頻度が増加することが見込まれる．それは高齢者の健康寿命の延伸に，また QOL の向上に，さらには健やかで心豊かに生活できる活力のある社会の実現（図 2-1 参照）に多大な貢献をするばかりでなく，歯科界全体の発展を促進することは疑う余地がない．

3章 歯科介護の実践例

I 介護老人福祉施設（特別養護老人ホーム）における歯科介護

1. 介護老人福祉施設における歯科介護の必要性

　1963（昭和38）年に制定された老人福祉施設法第20条による特別養護老人ホームは，1997（平成9）年制定の介護保険法により，開設者の申請に基づき，2000（平成12）年4月より介護老人福祉施設となった．また，2006（平成18）年4月に介護保険法の見直しがされ，改正介護保険法が施行されて「介護予防」が導入された．このように，介護をめぐる環境の変化を考慮し制度の見直しが行われていくなかで，歯科介護の必要性がますますクローズアップされだしている．

2. 介護老人福祉施設とその役割について

　介護老人福祉施設は，居宅で介護サービスを受けることが困難な場合に，入所して介護サービスを受け，生活を安定させることを目的とし，利用者本人の希望によって選択されるサービスの一つで，さまざまな状態の要介護者が長期の生活を営む施設である．また，施設機能の地域への開放により，地域の福祉課題の改善，施設利用者の社会関係の拡大の役割も同時に担っている．

　介護老人福祉施設における施設サービスの内容は，「施設サービス計画に基づいて行われる入浴，排せつ，食事等の介護その他日常生活上の世話，機能訓練，健康管理及び療養上の世話」と定められている．

　介護保険法では，保健・医療サービスおよび福祉サービスにかかわる給付が行われるので，多職種が共同連帯の理念をもって連携し，要介護者等の療養上の管理，生活の世話をしなければならない．介護老人福祉施設は施設の人員基準に従い，医師，生活相談員，介護職員，看護職員，栄養士，機能訓練指導員，介護支援専門員などが施設サービスを担っている．施設の性格から人員基準に歯科衛生士を加えることが強く望まれるところである．

II 歯科介護教育プログラムの実践例―明倫短期大学の場合―

　筆者が在籍する明倫短期大学は，1998（平成10）年より新潟市内5か所の介護老人施設において，歯科介護の臨地実習を行っている．そのなかより，介護老人福祉施設（特別養護老人ホーム）「うちの桜園」における歯科介護実習の取り組みについて紹介する．教育プログラムの全体は別に述べる（Ⅵ編2章参照）．

1. うちの桜園の概要と協力連携機関

1) 施設の概要（図3-1）
　（1）名　　称：特別養護老人ホーム　うちの桜園
　（2）経営主体：社会福祉法人　にいがた寿会
　（3）所 在 地：新潟市西区内野潟端2090番地
　（4）開　　設：2000年11月
　（5）入所定員：特別養護老人ホーム入所定員　　100名
　　　　　　　　短期入所定員　　　　　　　　　30名
　　　　　　　　通所介護定員　　　　　　　　　30名
　　　　　　　　認知症対応通所介護定員　　　　 5名
　　　　　　　　ケアハウス定員　　　　　　　　50名
　（6）建物，居室：建坪　8,718.98 m^2
　　　　　　　　居室　53室（4人部屋21室，2人部屋14室，個室18室）
　　　　　　　　ショートステイ30名含む
　　　　　　　　静養室，医務室，食堂，相談室，浴室，他
　（7）職　　員：園長1名　非常勤医師1名　事務職員3名　ケアマネジャー5名
　　　　　　　　生活相談員7名　看護師9名　介護職59名　歯科衛生士2名　言語聴覚士2名　栄養士1名　調理員13名　他2名

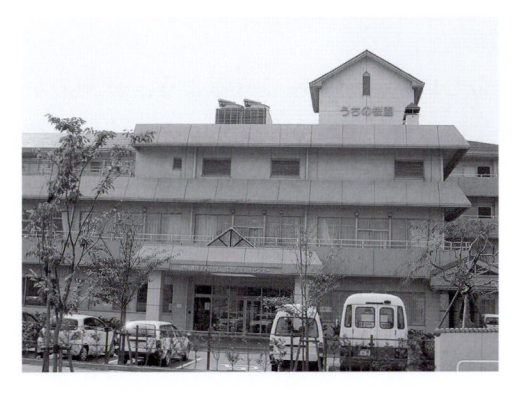

図3-1　施設の外観

2) 協力連携機関
   (1) 医療法人仁成会　とやの中央病院
   (2) 学校法人明倫学園　明倫短期大学附属歯科診療所

3) 入所者の状況〈2012（平成24）年度〉
　入所者は，居宅で介護困難な要介護者で，うちの桜園の2012年度の入所者の状況は次のとおりである．
   (1) 年齢・性別：平均年齢86.0歳　80歳以上約8割，男性12名，女性69名
   (2) 要介護度：要介護度1（0名），要介護度2（2名），要介護度3（13名），要介護度4（33名），要介護度5（46名）
   (3) 疾病状況：脳血管障害（22名），認知症（15名），パーキンソン病（5名），てんかん（5名），その他（20名）
   (4) 死亡状況：7名（原因；肺炎，老衰，心不全，脳血管障害，その他）
　　　　　　　　平均年齢　85.5歳，平均在園期間　32.5か月
   (5) 提供食事状況：主食（ご飯14名，粥43名，ミキサー粥19名）
　　　　　　　　　　副食（常菜21名，刻み33名，極刻み2名，ミキサー20名）
　　　　　　　　　　経管栄養14名

4) 事業内容
   (1) 健康管理，衛生管理
   ① 定期的健康診断の結果活用
   ② 健康状況のきめ細かい把握と異常の早期発見
   ③ 協力医療機関との連携強化
   ④ 施設内感染の発生予防の徹底，日常の衛生管理の励行

   (2) サービスの向上
   ① アセスメントとケアプランの充実化をはかり，個別的な介護サービスの提供に努める．
   ② 入居者およびその家族との情報交換やカンファレンス，インフォームドコンセントを行い，安心できる施設サービスの提供に努める．
   ③ 看取り介護の実践により，いつまでも住み慣れた場所で生活が継続できるよう努める．
   ④ 認知症の入居者も自分らしい生活を継続できるよう，日々のかかわりや生活環境の充実化に努める．
   ⑤ 集団リハビリや作業療法，音楽療法，学習療法等の機能訓練サービスの充実化をはかり，入居者の意欲の向上と日中の生活の活性化，生活習慣が確立できるように努める．
   ⑥ いつまでも，口からおいしく食事を摂取することができるよう支援していく．歯科衛生士，言語聴覚士が中心となり，入居者の口のなか，摂食嚥下機能のスクリー

ニングを行い，状態に合った個別訓練を実施することで，口のなか，摂食嚥下機能の向上に努める．

⑦ レクリエーションやクラブ活動の充実により，生きがいのもてる生活が継続できるように努める．

⑧ ボランティアの慰問や外出行事を充実させ，入居者が積極的に社会との交流が持てるように支援をしていく．

⑨ 家庭通信「さくら通信」，「機能たより」等の広報活動を充実させ，地域の人が安心してサービスを利用できるように努めていく．

(3) ボランティア，実習生の受け入れ
ボランティアの積極的受け入れ，各種実習生の受け入れ・指導体制の充実．

(4) サービスの種類
長期入所生活介護，短期入所生活介護（ショートステイ），通所介護（デイサービス），認知症対応型通所介護，軽費老人ホーム（ケアハウス），居宅介護支援サービス．

(5) 課題分析と介護計画の策定
集団での介護が画一的にならないように，また各自に適切なサービスを提供するために，課題分析によって，その人のできること，できないことを的確に把握し，それをもとに介護計画を策定し，状態に応じた介護を効果的に実施する．

(6) 自立の支援
介護をするにあたり重要なことは，自立支援の視点である．

心身が虚弱な状態になっても自分でできる能力が残されている場合は，その残存能力をみつけてそれを引きだし，自分でできるように援助するという自立の支援に心がける．

2. 歯科介護の実際

1) 歯科介護チームの編成と実施期間
1チーム2名の編成で実施し，1チームの実施期間は6週間で，毎週月〜木曜の4日間を実施日とし，毎日8時30分〜17時（昼食時間を含む）まで行う．実習生1人あたり30人前後の入所者の歯科介護を担当している．また，利用者の昼食後は施設職員による"口腔ケア"を一緒に短時間で実施しているが，ここで実習生は歯科衛生士の行う歯科介護の口内清掃との違いを知り，歯科介護の実施内容・手法で行うことの必要性を理解する．

2) 歯科介護の内容と手順
(1) 歯科介護課題分析票による調査を，第1週目から2週目に行い（「歯科介護課題分析票」p.184参照），入所者一人ひとりの歯科領域の機能の状況を把握し，各自が抱えている歯科領域の問題を解決する歯科介護計画を立てる．

(2) 歯科介護計画に基づく介護の実施．その内容は，まず歯科介護の導入として，握手と挨拶から入り，バイタルサインをとり，その日の体調，精神状態を把握する．

次いで，各自の歯科介護計画書に従って，口内清掃および義歯取り扱いの誘導，援助，さらには，摂食嚥下，構音，表情，感覚，分泌などの機能の障害からくる生活の支障に対する介護やリハビリテーションのうち，その人に必要でかつ適切である歯科介護を実施する．

(3) 5週目から6週目にかけて第2回目の歯科介護課題分析調査を行い，歯科介護の実施結果において効果の有無を確認し，次の班に引き継ぎをして改善を重ねながら継続していく．

3) 事例：81歳女性（○山○子さん）

(1) 歯科介護課題分析票による評価（アセスメント）

① 毎週月曜日の全職員のカンファレンスに出席し，各職種とともに担当分野の状況の報告，意見の交換をする．

② 歯科介護課題分析票で概況調査を行う．この調査では，生活の状況，心身の状態，歯科介護に影響する全身疾患がチェックされる（p.220, 221参照）．

対象者は，数年前から施設に入所しており，日常生活の自立度は，寝たきり度B1，認知度Ⅲaである．急性，重症の疾病はない．

③ 次いで，歯科医療調査基本調査を行う．歯科介護により解決すべき問題がチェックされた（p.221「口内環境の状況」の1回目の欄）．

　a. 当初は口を開けてくれなかったため，歯科用のミラーとピンセットの柄を使用し，要領よく口のなかを観察する．
　b. 残存歯も多く食物が残留しやすく，口内清掃がむずかしい状態である．歯ブラシの選択もよくない．
　c. 歯肉は発赤腫脹し出血がある．歯石も沈着し口臭が強い．
　d. うがい操作はできない．水を飲んでしまう．
　e. 食物残渣は多く誤嚥の可能性が大きい．粘膜垢が認められる．
　f. 歯ブラシ操作はできないが，手，指，腕は動くので，ある程度できるようになる可能性がある．
　g. 口唇，口のなかに乾燥がみられる．

(2) 課題分析の結果から問題を選定し，介護サービス計画書を作成（p.222参照）

① 歯ブラシ清掃介護のときに嫌がって歯ブラシを噛んでしまうので，毎日の挨拶，スキンシップで信頼を得るように心がけ，受け入れてくれるようにアプローチする．

② 残存歯の口内清掃法に適した歯ブラシを選択する．介護を通して，口内清掃の意思喚起をはかり，歯肉炎や口臭をなくす努力をする．

③ うがい動作を強化し，食物の残留を減らすためにブクブクペーの運動，舌の

回転運動を行う．
④ 介護の前後には会話を交わしながら，構音，表情機能の活性化もはかる．
⑤ 歯肉の発赤，腫脹，出血を軽減させる．
⑥ 口内清掃方法については，歯ブラシの選択はもちろん，歯間ブラシやデンタルフロス，ガーゼなども併用し，前支え法，後ろ抱え法で効果的な口内清掃をする．清掃中の誤嚥には常に注意を払う．
⑦ 口唇，口のなかに乾燥が認められたときには，保湿剤を綿棒やスポンジブラシにつけて塗る．
⑧ 手指腕のADLを活性化する．

(3) 介護サービス計画書に基づく歯科介護の実施，記録，再評価（図3-2～6）

① 月～木曜の毎日，午後の30分を歯科介護にあてる．
② 介護の導入として，挨拶・握手，スキンシップ，顔面マッサージから入り，バイタルサインをとる．
③ 残存歯，歯並びに合った歯ブラシを選択し，車イス上では前支え法，洗面所の座位では後ろ抱え法で歯ブラシ清掃介護を馴らしながら実施する．
④ 最初は水を飲んでしまい吐き出すことができなかったが，頭を強く前に押し出すようにして「出して，出して」と声かけをして，水を吐き出すことができるようになった．
⑤ 月～木曜の4日間で口内清掃介護を実施して気づいたことは，金～日曜の3日間休んだあとの月曜は非協力的であるが，午前中に話しかけをしておくと，午後からはスムーズにできるようになるということである．
⑥ 摂食嚥下関連筋のリハビリテーションとして，ブクブクペーなどの口輪筋，舌筋，頰筋の機能訓練を，手指腕のADLのリハビリテーションとして指折り運動，じゃんけんを続けた（図3-4）．
⑦ その他
　摂食嚥下，構音，表情，感覚，分泌の各機能は日常生活に支障をきたすような障害はみられなかったが，衰えが認められたので，残存機能の維持を目的とし，表情筋，舌筋，咽頭筋，さらに口腔粘膜，唾液腺などの運動やマッサージを継続した（図3-5）．
⑧ 半年後の再評価（図3-6）では，次のような改善がみられた（p.221，口内環境の状況の3回目の欄）．
　a. 信頼が得られ，挨拶・握手には快く応じてくれるようになっただけでなく，歯科介護の時間を楽しみに待つようになった．
　b. 口内清掃介護の回数を重ねながら，リハビリテーションを続けたことで，自分で歯ブラシを持つようになり，自立心がよみがえった．手首支え口内清掃介護ができるようになった．

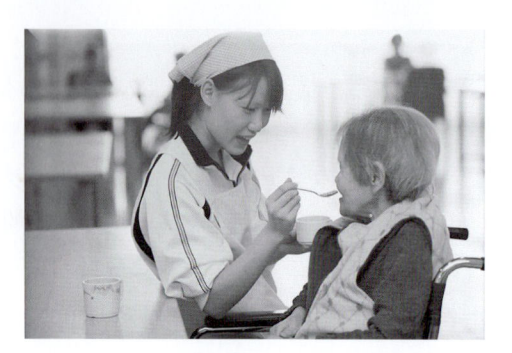

図3-2　歯科介護実習1（食事介助）

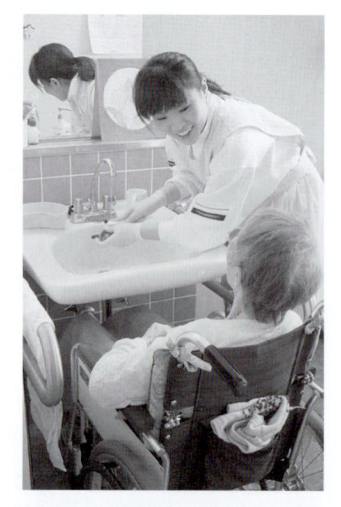

図3-3　歯科介護実習2（義歯の清掃）

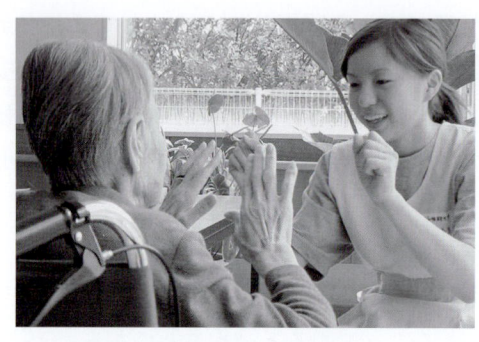

図3-4　歯科介護実習3（手指のリハビリ）

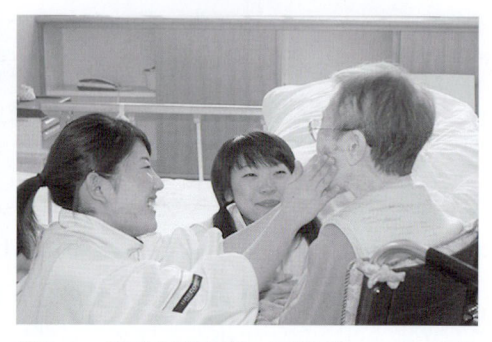

図3-5　歯科介護実習4（唾液腺マッサージ）

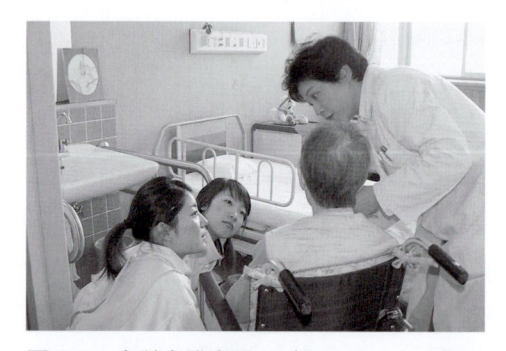

図3-6　歯科介護実習5（アセスメント調査の指導）

　　c. 歯肉からの出血がなくなり，口臭が少なくなった．
　　d. 家族が，口内清掃介護の様子をみて大変喜び，歯ブラシの使い方をよく観察しながら質問し，積極的に指導を受け，協力するようになった．
　　e. 表情もよくなり，意識レベルおよびADLに改善がみられ，看護師，介護福

祉士などの多職種のメンバーも共感した．

　以上は，一つの事例であるが，個々にアセスメントし，歯科介護計画書を作成して実施することで，多くの事例に自立の支援とQOLの向上が認められる．歯科の専門職が施設の多職種と連携して生活状況，心身の状態を全人的に捉え，歯科の知識と技術を応用した介護を実施していくことには大きな意義がある．

（4）効　果

① 要介護者に現れる効果には，口のなかの清潔，生活意欲や習慣の改善，会話やスキンシップに対する喜びと期待，自立の傾向，QOLの向上などの面にみられたことがあげられる．

② 歯科介護チームに現れる効果には，高齢者への理解，職業に対する自覚，喜びの共有，また介護保険制度と指定介護老人福祉施設に対する理解を深めることができたことがあげられる．

（5）歯科介護の展望

　特別養護老人ホームうちの桜園における歯科介護は，開始以来8年を経過し，口内環境の整備および摂食嚥下，構音，表情，感覚，分泌の機能障害による生活の支障に対する介護により，寝たきり状態の改善，認知症の予防と自立の援助として効果があることが実感できた．今後は，その経験をとおして知識，技術面の進歩をはかり，スタッフ間，多職種との連携等についても，さらに充実をはかっていきたいと考えている．また今後の展開にあたり次の課題の解決が望まれる．

① 歯科介護を施設の介護サービス体系の一翼を担う介護サービスとして組み入れる．

② 歯科介護課題分析票による歯科領域の機能障害，能力低下の状況調査と課題分析を徹底させ，ニーズを十分把握したうえで，介護サービス計画を立て，効率よく効果的に実施する．

③ 多職種との連携をより密にし，共同連帯の介護を実現する．

3．歯科医療機関との連携協力

　これからの介護老人福祉施設の保健・福祉サービスは，医療サービスとの連携が欠かせない．歯科介護をとおして，歯科医療サービスの必要なときはすみやかに歯科医療機関に連絡をし，早期治療に努めることが大切である．今後は，連携協力機関である歯科診療所の搬送システム診療や訪問診療チームと連携を密にし，要介護者の自立とQOLの向上につなげていきたいと考えている．

歯科介護課題分析票（アセスメント票）記入例

歯科介護課題分析票 （アセスメント票）

担当者：
整理番号：○×××××

I 概況調査
（記載方法：□内と（ ）内には記載、番号には該当するものに○印）

A 基本的事項

A1 氏名（フリガナ）	○山○子	A2 性別	1 男　②女	ID番号
A3 生年月日	M ⓣ S H ○年 △月 ×日生（81歳）	A6 生活場所	1 自宅 ②施設 3 その他（　　）	A5 入所日 平成 ××年 ○月 ×日
A4 自宅住所	新潟市西区小針○丁目○番○号	A7 生活状況、生活歴（同居者・配偶者・子・孫・その他）　計　名		

A8 アセスメントの理由： 1 自宅　2 新入所（院）　3 再入所（院）　4 定期（1. 半年毎 2. 1年毎 3. 2年毎）　5 状態の著変

B 介護保険サービス体制との連携

B1 認定調査票との連携：①あり　2 なし　3 要支援（　度）　4 要介護（○度）　　B2 ケアマネジャーとの連携：①あり　2 なし
B3 口腔機能維持管理体制加算　　　　　　　　　　　　　　　B4 口腔機能維持管理加算
B5 施設種別　　1 介護老人福祉施設　2 介護老人保健施設　3 介護療養型医療施設　4 その他（　　　　）
B6 施設スタッフ（名）　1 医師　2 歯科医師　3 看護師　4 歯科衛生士　5 介護職員　6 生活相談員等　7 理学療法士　8 作業療法士　9 その他（　　）　10 総数
B7 入所者数　1 定員（　名）　2 男（　名）　3 女（　名）
B8 心身状態　（該当する番号に○印）
　1. 視聴覚障害　2. 認知障害　③コミュニケーション障害　4. うつ病・神経症　5. 呼吸器・循環器系疾患　6. 筋肉・骨格系疾患
B9 主訴（本人の主訴、家族の要望）

［介護保険の特定疾病］（該当する番号に○印）
　7. がん　8. 関節リウマチ　9. 筋萎縮性側索硬化症　10. 後縦靭帯骨化症　11. 骨折を伴う骨粗しょう症　⑫初老期における認知症
　13. 進行性核上性麻痺、大脳皮質基底核変性症およびパーキンソン病　14. 脊髄小脳変性症　15. 脊柱管狭窄症　16. 脳血管疾患
　17. 多系統萎縮症　⑱糖尿病性神経障害、糖尿病性腎症及び糖尿病性網膜症　19. 早老症　20. 閉塞性動脈硬化症
　21. 慢性閉塞性肺疾患　22. 両側の膝関節又は股関節に著しい変形を伴う変形性関節症

［医療器具装着］（該当する番号に○印）
　23. 酸素療法　24. 人工呼吸器療法　25. 人工透析　26. 末梢静脈・中心静脈栄養　27. 経管栄養（経鼻胃管、胃ろう、腸ろう）
　28. ペースメーカー　29. その他の疾患：　　　　　　　　　30. 体温（平熱）：　　　℃　　31. 特になし

担当者：1回目 ○/12 星野　2回目 ○/18 田澤　3回目 ○/7 大角　　記載者所属　○○○歯科診療所

II 歯科医療調査

初回記載日：×× 年 ○○月 ○○日　（摘要）

C. 歯科疾患と対処〈1. 不要　2. 必要（2-1. 通院　②-2. 歯科訪問診療）〉

記入記号
* 歯の検査の記号
健全歯：／
う蝕歯：C1～C4
欠損歯：△
処置歯：○
局部床義歯：PD
総義歯：FD

			記入欄		
			（右側）	（左側）	
1回目	月 日	上顎	△ ○ ○ ○ ○ ○ ○	○ ○ ○ ○ ○ ○ △	
			8 7 6 5 4 3 2 1	1 2 3 4 5 6 7 8	
		下顎	△ △ △ △ △ ／	△ ○ △ △ △ △	
2回目	月 日	上顎	△ ○ ○ ○ ○ ○ ○	○ ○ ○ ○ ○ ○ △	
			8 7 6 5 4 3 2 1	1 2 3 4 5 6 7 8	
		下顎	△ △ △ △ △ ／	△ ○ △ △ △ △	
3回目	月 日	上顎	△ ○ ○ ○ ○ ○ ○	○ ○ ○ ○ ○ ○ △	
			8 7 6 5 4 3 2 1	1 2 3 4 5 6 7 8	
		下顎	△ △ △ △ △ ／	△ ○ △ △ △ △	

歯科介護課題分析票
明倫短期大学歯科衛生士学科

※ 記載方法 : □は該当する番号を一つ選ぶ, □は該当するものをすべて選ぶ

III 歯科介護基本調査
D. 口内環境の状況

	(調査回数)	1回目	2回目	3回目	(補足事項)
	(月／日)	○/12	○/18	○/7	

D1 口内清掃		1回目	2回目	3回目	
1) 食物残渣または粘膜垢 (痂皮)　　0. ない　*1. 少しある　*2. 大分ある		2	1	1	
2) 歯垢の付着　0. ない　*1. 歯面1/3の付着　*2. 歯面2/3の付着　*3. 歯面全体		3	2	1	
3) 舌苔の付着　　0. ない　*1. 少しある　*2. 大分ある		2	1	0	
4) うがい動作　　0. 力強くできる　*1. 力が弱い　*2. できない		2	1	0	
5) 歯ブラシ操作　　0. できる　*1. 少しできる　*2. できない		2	2	1	
6) 口臭の程度　　0. ない　*1. 少しある　*2. 強い		2	1	1	
7) 口内清掃のADL (手指腕の動き) 　　(1) 左手　0. できる　*1. できない 　　(2) 右手　0. できる　*2. できない		1,2	0	0	*印は、口内環境整備の検討の誘因項目である。
8) 清掃の意志　　0. ある　*1. 少しある　*2. ない　*3. 嫌がる		3	1	1	

E. 歯科領域の機能の状況

		1回目	2回目	3回目	(補足事項)
		/	/	/	

E2 構音機能	1回目	2回目	3回目	(補足事項)
1) 言葉の状況　　　　　　0. 明瞭　*1. 少し不明瞭　*2. 不明瞭	1	1	0	妄想時に多言になるが、正常な会話はほとんどない
2) 会話時の歯や義歯の状態　0. 安定　*1. 少し不安定　*2. 大分不安定	0	0	0	*印は、構音機能の検討の誘因項目である。
3) 会話時の唇舌の動き　　　0. よい　*1. 少し悪い　*2. 大分悪い	1	0	0	
4) 軟口蓋の動き (開口し、ア、ア、アと発声) 0. よい　*1. 少し悪い　*2. 大分悪い	ー	ー	ー	

F. リハビリテーションの必要性の有無

	1回目	2回目	3回目	(補足事項)
F1 口内環境整備能力のリハビリテーション 　　0. 必要なし　*1. テストの必要がある　*2. 実施の必要あり　*3. 実施している	2	3	3	
F2 摂食嚥下機能のリハビリテーション 　　0. 必要なし　*1. テストの必要がある　*2. 実施の必要あり　*3. 実施している	2	3	3	
F3 構音機能のリハビリテーション 　　0. 必要なし　*1. テストの必要がある　*2. 実施の必要あり　*3. 実施している	2	3	3	
F4 表情機能のリハビリテーション 　　0. 必要なし　*1. テストの必要がある　*2. 実施の必要あり　*3. 実施している	2	3	3	
F5 感覚機能のリハビリテーション 　　0. 必要なし　*1. テストの必要がある　*2. 実施の必要あり　*3. 実施している	2	3	3	
F6 分泌機能のリハビリテーション 　　0. 必要なし　*1. テストの必要がある　*2. 実施の必要あり　*3. 実施している	2	3	3	*印は、リハビリテーションの検討の誘因項目である。

歯科介護課題分析票
明倫短期大学歯科衛生士学科

歯科介護サービス計画書記入例

歯科介護サービス計画書

(No.　　)

施設名	特別養護老人ホーム　うめの桜園							
対象者	フリガナ　○○ヤマ　○○コ ○山　○子	生年月日	M ⓣ S　○年 △月 ×日	性別	1男 ②女	作成日	××年 ○月 ○○日	担当者	星野　妙子
							××年 ○月 ○○日 ～ ××年 ○月 ○○日 (実施時間:　　時　分 ～　　時　分)		
援助目標	(長期目標:最終的に目指す目標) 歯ブラシ操作を上手に行えるようにする。								
	(短期目標:1カ月で到達することが望ましい目標) 歯みがきの種類から清掃感覚をもってもらう。								

		歯科介護内容		
		観察(管理)	誘導(指導)	援助

アセスメント票の結果と歯科介護の知識と技術をもとに"○○をしてほしい""○○をしたい"の形式で検討し、歯科介護で解決すべき課題(ニーズ)を選定し、内容を特定し記入する。

ニーズ:選定する事項の番号に○印

		観察(管理)	誘導(指導)	援助	リハビリテーション
D 口腔内環境の整備	1.介護導入(すべてに実施) 歯科疾病への対応 (歯科的訪問診療先への連絡依頼)	呼びかけ、握手			
	2.口内清掃の介護	うがい操作の状態の確認	1.ブクブクうがい指導 2.手首支え清掃介護法による指導	自立のへの歯磨清掃介護	歯ブラシ操作の機能訓練
	3.義歯の取り扱いの介護				
E 歯科領域の機能	4.摂食嚥下機能の介護				視聴覚合わせ運動 手首回転運動
	5.構音機能の介護		話しかけの誘導	口内の環境整備の援助	
	6.表情機能の介護				口唇・頬の筋肉の訓練 (タコ・ヒョットコ・フグ運動)
	7.感覚機能の介護				
	8.分泌機能の介護				唾液腺マッサージ
F リハビリ	9.リハビリテーションの選択	※各問題事項に合わせて、リハビリテーション欄に記入する。			

歯科介護サービス計画書　明倫短期大学歯科衛生士学科

3章 歯科介護の実践例

歯科介護業務実施（実習）記録票記入例

歯 科 介 護 業 務 実 施 （ 実 習 ） 記 録 票　　（No.　　）

施設名	特別養護老人ホーム うらの桜園	対象者	フリガナ ○山 ○子	生年	M・Ⓣ・S ○年 △月 ✕日生	性別	1 男 / ② 女

実施日	介護の種類	歯科介護実施内容								
平成 ✕年 ○月 ✕日	バイタルサインチェック 1.異常なし 2.異常あり	1.体温	2.脈(血圧)	3.呼吸	4.顔色	5.舌診	6.含嗽	7.意識レベル	検印	検印
		1	1	1	1	1	1	2		

（何をした：実施内容） ／ （どうなった：効果・結果） ／ （どうしたらよいか：再評価・再分析）

介護の種類	実施内容	効果・結果	再評価・再分析
1 介護導入（握手、挨拶）	1. 握手・挨拶	握手の力が弱い	握手に力が入るように指導していきたいです。
② 口内環境整備	2. 本人によるブラッシング	まず、本人に磨いて頂きましたが、なかなか汚れを落とすといったような動きまではいきませんでした。途中手を添えながら行いました。うがいは1回しかできませんでした。ブクブクペーは最初に比べると、だいぶ力強くできるようになりました。唾液腺マッサージをしたら、ニコニコと気持ちよさそうな顔をしました。親指合わせ、指折り運動は今日から始めましたが、ほとんどできませんでした。	これからは歯みがきの習慣化ができたらよいと思います。表情筋、唾液腺マッサージ、手指筋のリハビリも取り入れたいです。
3 摂食嚥下機能	3. 手首支え清掃介護		
4 構音機能	4. 点検清掃介護		
⑤ 表情機能	5. ブクブクペー・タコ運動		
6 感覚機能	6. 唾液腺マッサージ		
⑦ 分泌機能	7. 親指合わせ、指折り運動		
⑧ リハビリテーション			

担当者：星野

実施日	介護の種類	歯科介護実施内容								
平成 年 月 日	バイタルサインチェック 1.異常なし 2.異常あり	1.体温	2.脈(血圧)	3.呼吸	4.顔色	5.舌診	6.含嗽	7.意識レベル	検印	検印

介護の種類	実施内容	効果・結果	再評価・再分析
1 介護導入（握手、挨拶）			
2 口内環境整備			
3 摂食嚥下機能			
4 構音機能			
5 表情機能			
6 感覚機能			
7 分泌機能			
8 リハビリテーション			

〈指導事項〉

歯科介護業務実施（実習）記録票
明倫短期大学歯科衛生士学科

Ⅲ 歯科介護教育プログラムの実践例―福岡医療短期大学の場合―

　福岡医療短期大学歯科衛生学科では，専門的口腔ケア（歯科介護）を提供できる歯科衛生士の養成を目的として，歯科介護教育に取り組んでいる．教育プログラムは2年次から3年次にかけて実施し，2年次では基礎教育として，高齢・障害者歯科学1単位，口腔介護論1単位，全身疾患の病態・生理2単位，看護学総論1単位，倫理学または心理学2単位の講義科目を計7単位，口腔介護技術2単位，食育1単位，歯科保健指導2単位などの実習・演習科目計5単位，選択科目として介護職員初任者研修（旧訪問介護員養成研修2級課程）4単位の合計16単位（400時間）を実施している．また，肢体不自由児特別支援学校での体験実習（1日）を行っている．これらの基礎教育を行ったあと，実践教育として3年次に，キャンパス内に併設された介護老人保健施設と介護老人福祉施設において臨地実習を行っている．学生は実習期間中，入所者1名を配当され，コミュニケーションをはかり生活支援を行うなかで，歯科介護に関する問題点や改善点を模索しながら全人的なかかわりを学ぶ．以下にその概要を紹介する．

1. 臨地実習の概要

1）教育目標と到達目標

　要介護高齢者の歯科保健管理を行うために必要な知識と技術の習得を教育目標とし，到達目標は以下のとおりである．

① 介護施設における歯科衛生士の役割を理解する．
② 歯科介護を実践できる．
③ 「口腔ケアプラン」を作成できる．
④ 「口腔機能の維持・向上」支援のための歯科領域のリハビリテーションを実施できる．
⑤ 生活介護・身体介護技術をある程度実施できる．
⑥ 他（多）職種との連携の重要性を理解できる．
⑦ 要介護高齢者の支援システムを理解できる．

2）実習内容

　実習内容は以下のとおりである．

① 他（多）職種との連携をはかり，要介護高齢者の「口腔保健管理」を行う．
② 歯科介護技術ならびに生活介護・身体介護技術を実施する．
③ 歯科介護に必要なアセスメントとスクリーニングを行う．
④ 「口腔ケアプラン」の立案と実施，ならびにその評価を行う．
⑤ 個人を対象に「口腔機能の維持・向上」を目的とした歯科領域のリハビリテー

ションを実施する．

⑥ 集団を対象に「口腔機能の維持・向上」を目的としたレクリエーションを立案し，実施する．

また，学生は実習期間（前半期8日間，後半期6日間）中の前半に，歯科介護に関するアセスメントおよび「口腔ケアプラン」の立案を，実習の後半に，歯科領域機能の維持・向上を目指して歯科領域のリハビリテーションやレクリエーションを実施する．

アセスメントの内容は，フェースシートと基本調査票を兼ねたもので，アセスメントシート1では，現病歴・既往歴・服用薬剤に関する医学的情報のほか，心身機能・身体構造，背景因子・個人因子，活動・参加状況などの生活や身体に関する情報を聴取する．シート2では，「口腔内の状況」，OCI（Oral health Care Index），義歯の使用状況と汚れの付着状態，「口腔ケア（歯科介護）」の実施状況・BDRの指標ならびに食事に関する観察を行う．シート3では，「口腔内の保湿状況」，RSST（反復唾液嚥下テスト），発音の明瞭性ならびに巧緻性（オーラルディアドコキネシス），頰の膨らましなどを測定し，歯科領域機能を評価する．

なお，本学で作成した「アセスメントシート1（生活状況・身体状況）」，「同2（口腔内の状況）」，「同3（口腔機能評価）」ならびに「口腔ケアプラン」の記入例を図3-7～10に示す．

3）実習方法

3年次学生を1班6名前後の小グループに編成し，毎年4月～7月の前半期に8日間，9月～11月の後半期に6日間（計14日間），1日8時間（8：30～17：30）の計112時間の臨地実習を行っている．実習施設は介護老人保健施設と介護老人福祉施設で，各施設の特性を踏まえて，前半期と後半期では異なる施設で実習できるようにしている．

4）実習指導担当者

介護施設の各フロアあるいは各ユニットに実習生を1～2名配属し，歯科介護の指導は施設の常勤歯科衛生士（各施設に1名）が担当する．生活介護や身体介護に関する指導は施設に勤務する介護スタッフが担当する．また，施設実習全体の取りまとめは施設勤務の歯科衛生士が担当し，本学の教員と連携をはかりながら学生指導をサポートしている．

5）施設実習の1日の流れ

表3-1に示すように，朝の申し送りから始まり，朝食後の「口腔清掃」，昼食介助，昼食後の「口腔清掃」，歯科衛生士による歯科介護の見学・介助，おやつの準備・介助，歯科領域のリハビリテーション（健口体操）やレクリエーションの実施（実習期間中に3～4回実施）のほか，生活支援に参加し，夕方は実習日誌，歯科介護記録および「口腔ケアプラン」の立案，報告会に参加して1日の実習が終了する．

アセスメントシート1 （生活状況・身体状況）

調査実施日：平成　年　月　日（　）　　　　　　　　　　実習最終日に提出
（　　）班　学籍番号（　　　）　記載者氏名（　　　　　　）

シティ	101 号室	入所者氏名（イニシャルで明記）姓　名	男・⊙女	生年月日　明治・大正・㊣昭和
プラザ	丁目　番地	A・A 氏		6 年　2 月　28 日（80 歳）

現病歴（主病名）
脳血管性認知症　高血圧症　多発性脳梗塞
パーキンソン症候群　躁うつ病

既往歴
17歳頃　肺結核　　25歳頃　腹膜炎
平成18年　左視床脳梗塞

服用薬剤名（形状）
冠血管拡張剤：ノルバスク（5mg）錠　　　　尿酸合成阻害薬：アロチーム（100mg）
抗血小板薬：バイアスピリン（100mg）　　　便秘治療剤：シンラック
意欲低下改善薬：サワチオン錠　　　　　　パーキンソン症候群治療薬：シンメトレル（50mg）錠
不眠症治療薬：ミンザイン（0.25mg）錠　他

【心身機能・身体構造】

要介護認定	日常生活自立度判定（ADL）	認知症の周辺症状
要介護3	A-2	■なし　□幻視・幻聴　□妄想　□昼夜逆転　□暴言 □あり　□暴行　□介護への抵抗　□徘徊 　　　　□不潔行為　□異食行動　□他

認知度判定（厚生労働省）		その他障害
Ⅱ-b		■なし　□失語　□失行 □あり　□その他（　　　　　　　　　　　）

1. 利き腕	■右　□左
2. 歩行	□自立歩行（□可　□不可）　■一部介助（■杖　□歩行器　□その他　　　） □車椅子（□自立　□一部介助　□介助）
3. 座位保持	■可能　□不可　□リクライニング　□ベット上ギャッチアップ　□ベット仰臥位
4. 麻痺	□右上肢（□軽度　□中等度　□重度）　□左上肢（□軽度　□中程度　□重度） □右下肢（□軽度　□中程度　□重度）　□左下肢（□軽度　□中程度　□重度） ■その他（部位：左手の握力が弱い　　　　　■軽度　□中程度　□重度）
5. 失調・不随意運動	・上肢　□右　□左　・下肢　□右　□左　□その他 部位（　　　　　）
6. 皮膚疾患	■なし　□あり（部位　　　　　　　　　　　）
7. 視力	■普通　□弱視　□盲（□左　□右　□両方）
8. 聴力	■普通　□やや難聴　□難聴（□左　□右　□両方）　□補聴器使用（□左　□右　□両方）
9. 発語	□明瞭　■やや不明瞭　□不明瞭
10. 文字の理解	■良好　□やや理解できない　□理解できない

【背景因子・個人因子】

11. 性格	おとなしい
12. 趣味・特技	6年ぐらい前までボーリングをされており、マイシューズ、マイボールを持っていらした。
13. 生活歴等	毎日1回は、リハビリのためフロア内を散歩される。また、フロアのレクにも参加されている。

【活動・参加】

14. コミュニケーション　自分から積極的に交流を図ることは少ないが、会話は成立する。
基本的に頷きが多く、声は小さい。話の内容によっては、色々と話してくれることがある。

15. 対人関係
　○ 基本的な対人関係　■問題なし　□問題あり（状況：　　　　　　　　　　　）
　○ 身体接触　　　　　■問題なし　□問題あり（状況：　　　　　　　　　　　）

16. レクレーション参加状況
　　■積極的に参加　□促されて参加　□拒否

17. 指示への反応
　　■良好　□時々拒否　□拒否
　　状況：

18. その他気になる点（必須）気分の浮き沈みが多少あるが、大きな問題はない。気分が沈んでいる時などは少し大きな声でお話をすると良い。

福岡医療短期大学・歯科衛生学科

図3-7

3章 歯科介護の実践例

口腔介護 アセスメントシート2 （口腔内の状況）

調査実施日：平成　年　月　日（　）　　　実習最終日の朝、提出
（　　）班　学籍番号（　　）　記載者氏名（　　　　　）

| シティプラザ | 101号室 丁目　番地 | 入所者氏名（イニシャルで明記） 姓　名 A・A 氏 | 男・⼥ | 生年月日 明治・大正・㊙昭和 6年 2月 28日（80歳） |

◆口腔内状況

◆歯式　　　　現在指数 26

[上顎] 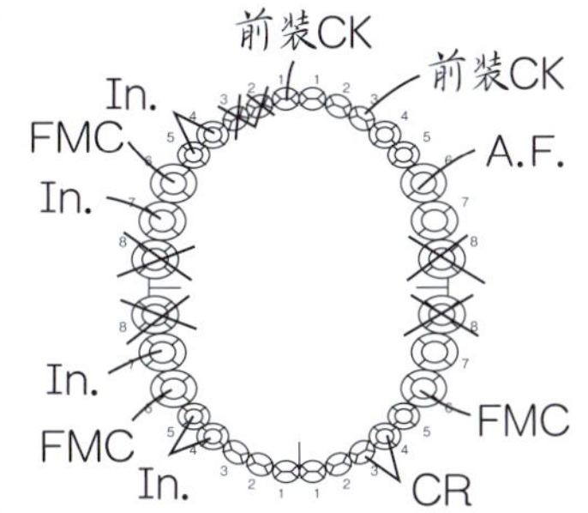
前装CK / 前装CK
In. / A.F.
FMC
In.
FMC / FMC
In. / CR
[下顎]

歯垢	□なし	■少しある	□ある
歯石	□なし	■少しある	□ある
食物残渣	□なし	■少しある	□ある
口腔乾燥	■正　常：口腔乾燥唾液の粘性亢進はない。 □軽　度：やや唾液が少ない。 □中程度：唾液が極めて少ない。細かい泡が見られる。 □重　度：唾液がほとんど粘膜上に見られない。
開口障害	■なし	□ある
舌の動き	□よく動く	■動きにくい（前・右・左・㊤下・回転）
口臭	■なし	□少しある	□ある
舌苔	□なし	■少しある	□ある
流涎	■なし	□少しある	□ある

その他特記事項：

◆食物残渣の付着状況

※食渣の部分を赤で囲み記入

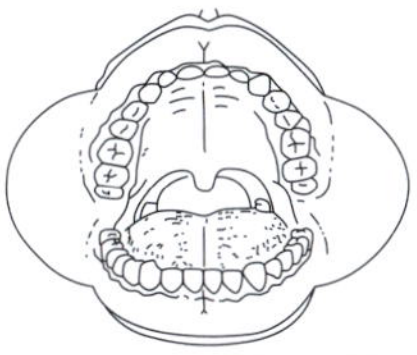

OCI（Oral health Care Index）
P：歯垢 / R：食物残渣 / G：歯肉の炎症を観察評価する

	右側臼歯部 (P/R/G)	前歯部 (P/R/G)	左側臼歯部 (P/R/G)	
上顎	1/1/1	1/1/1	1/1/1	上計 3/3/3
下顎	1/1/1	1/1/1	1/1/1	下計 3/3/3

P+R=（ 12 ）　　P+R+G=（ 18 ）　合計 6/6/6

評価ポイント
P：歯垢の付着状態
0：なし　1：1/3未満
2：1/3～2/3
3：2/3以上の付着
R：食物残渣の付着状態
0：なし　1：1ヵ所　2：2ヵ所
3：3ヵ所
G：歯肉の炎症状態
0：なし　1：軽度
2：中度　3：重度

その他特記事項：臼歯部の隣接部に食渣がたまりやすい。

◆義歯の状態と汚れの付着状況

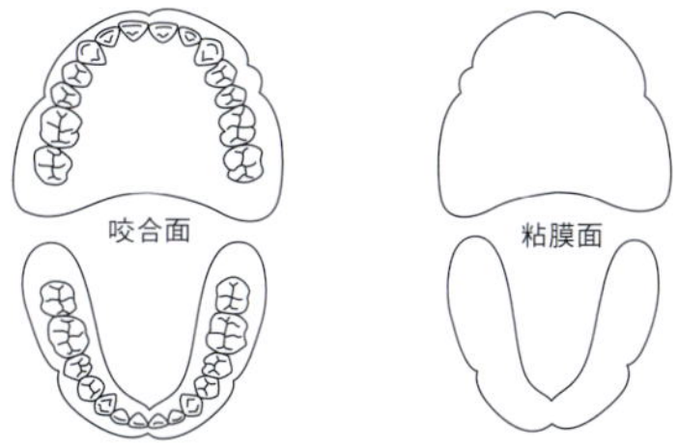

咬合面／粘膜面

		有・無	有（□PD　□FD）　無（■必要　□必要）
上顎	使用状況		□使用している　■使用していない □食事のときのみ　□食事以外で使用
下顎	使用状況	有・無	有（□PD　□FD）　無（■必要　□必要） □使用している　■使用していない □食事のときのみ　□食事以外で使用

◆口腔ケア　　　　　　　　　　　　　　　◆食事の摂取状況

口腔ケアの自立度	■自立	□一部介助	□介助
口腔ケアの拒否	■ない	□時々ある	□ある
口腔ケアの自発性	□ある	□時々ある	■ない
義歯の着脱	□不使用	□できる	□できない
座位保持	■安定	□不安定（右・左・前・後）
口唇閉鎖	■できる	□なんとかできる	□できない
うがい	■できる	□ときどきむせる □飲んでしまう　□口から出る
口腔内での水分保持	■できる	□ときどきむせる □飲んでしまう　□口から出る

食事の自立度	■自立	□一部介助	□介助
水分摂取	□液体	□とろみ	□ゼリー
食事の道具	■箸（使用可能）	□スプーン等	□手づかみ
食形態	■普通	□キザミ	□ペースト
食欲	■ある	□あまりない	□ない
食事中のムセ	■ない	□時々ある	□常にある
食べこぼし	■ない	□時々ある	□常にある
食事のため込み	■ない	□時々ある	□常にある
食事の時間	■普通	□速い	□遅い
姿勢の保持	■安定	□不安定（右・左・前・後に傾斜）

その他特記事項
ブクブクうがいに要する時間が短い。歯頚部にブラシの毛先が
当たりにくいため、歯肉に軽度の炎症が見られる。

BDR指標
B：a-1　　自発性：a
D：なし　　習慣性：b-1
R：a　　　有効性：a

福岡医療短期大学・歯科衛生学科

図 3-8

口腔介護 アセスメントシート 3 （口腔機能評価）

実習最終日の朝、提出

前半期：6～8日目　後半期：4～6日目に実施　調査日　平成　　年　　月　　日（　）調査時間

サンシャイン シティ（学生用）　　101 号室　　氏名　A ・ A　氏

測定者　　　　　班　学籍番号　　　　　　氏名

評価項目	測定結果	備考
① 口内の保湿度　食前体操の実施前　　正常範囲：25%以上　　境界：23 以上～25 未満　　軽度乾燥：20 以上～23 未満　　重度乾燥：20 未満 [1,2]	舌： 25.2 （平均値） 右頬側： 27.9 （平均値） 左頬側： 27.6 （平均値）	1回目　2回目　3回目 舌前　25.4 ： 25.0 ： 25.3 右前　28.9 ： 27.8 ： 27.0 左前　26.4 ： 28.8 ： 27.8
② 反復唾液嚥下テスト　30 秒間　　測定は積算時間で行う。　30 秒間に 3 回以上であれば OK	水分補給なし　1回目： 10 秒 → 2回目： 15 秒 → 　　　　　　　3回目： 33 秒 → 4回目：　　 秒 水分補給あり　1回目： 6 秒 → 2回目： 12 秒 → 　　　　　　　3回目： 28 秒 → 4回目： 38 秒	
③ 口内の保湿度　食前体操の実施後　　正常範囲：25%以上　　境界：23 以上～25 未満　　軽度乾燥：20 以上～23 未満　　重度乾燥：20 未満 [1,2]	舌：　　　　（平均値） 右頬側：　　　（平均値） 左頬側：　　　（平均値）	1回目　2回目　3回目 舌前　　　：　　： 右前　　　：　　： 左前　　　：　　：
④ 発音の明瞭性　ゆっくり、一語ずつ発音　1 回以上の聞き取り	パ ☑( )　タ ☑( ) ン ☑( )　カ ☑( ) ダ ☑( )　ラ ☐(ダ) ノ ☑( )　モ ☑( ) 　　　　　ノ ☑( )	パ→ファ：口唇閉鎖不全 パ→マ：軟口蓋挙上不全 ダ→ア：舌尖挙上不全 ダ→ナ：軟口蓋挙上不全 ノ→オ：舌尖挙上不全 カ→ア：奥舌挙上不全 ラ→ア：舌尖挙上不全 モ→オ：口唇閉鎖不全
⑤ オーラル ディアドコ　キネシス　　測定時間：10秒間　特定高齢者の場合の標準値　パ：5.1回/1秒　タ：4.9回/1秒　カ：4.8回/1秒	パ　3.8 回　速い☐ 遅い☐ ゆっくり☑ リズム一定☐　リズム不規則☑ はっきり☐ 声が小さい☑ タ　3.6 回　速い☐ 遅い☐ ゆっくり☑ リズム一定☐　リズム不規則☑ はっきり☐ 声が小さい☑ カ　3.6 回　速い☐ 遅い☐ ゆっくり☑ リズム一定☐　リズム不規則☑ はっきり☐ 声が小さい☑ ラ　2.8 回　速い☐ 遅い☐ ゆっくり☑ リズム一定☐　リズム不規則☑ はっきり☐ 声が小さい☑	
⑥ 頬のふくらまし	左右十分可能　☐ やや十分　☐ 不十分　☑	不均一の場合 右：強い☐　弱い☐ 左：強い☐　弱い☑
⑦ 気分の高揚	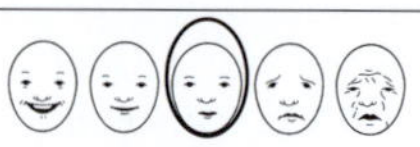 😀 🙂 ◉😐◉ 🙁 😣	

福岡医療短期大学・歯科衛生学科

図 3-9

口腔ケアプラン表(清書用)

作成日:平成　年　月　日(　)
入所者イニシャル：A・A 氏
シティ　101号室
年齢：77才　性別：男・女
作成者：
班　　番　氏名
検印

主病名：
脳血管性認知症　高血圧症
多発性脳梗塞　パーキンソン症候群　躁うつ病

服用薬剤：
冠血管拡張剤：ノルバスク(5mg)錠　尿酸合成阻害剤：アロチーム(100mg)
抗血小板薬：バイアスピリン(100mg)
便秘治療薬：シンラック
食欲低下改善薬：サワチオン錠　パーキンソン症候群治療薬：シンメトレル(50mg)錠
不眠症治療薬：ミンザイン(0.25mg)錠　他

長期目標：
ブクブクうがいが上手にできる。確実に歯面に歯ブラシを当てて、プラークの付着を減らす。

要介護認定	認知度の判定
要介護 3	Ⅱ－b

ADLの判定	BDRの指標
A－2	B：a-1　自発性：a D：なし　習慣性：b-1 R：a　有効性：a

問題点	短期目標	ケア内容	いつ	どこで	担当者	実施状況および評価 日付　評価　実施状況
1. ブクブクうがいの時間が短い	頬の膨らましが十分にできる。	・水を含まずに、空ブクブクで頬の膨らましを練習する。 ・鏡を見ながら、頬の膨らましを確認する。(左右均等の力が入る) ・呼吸を持続させるため、砂時計などを利用して時間の目安をつける。	食事前	洗面所	介護者	
2. ブラッシング時間が短い	左側にも歯ブラシを当てる。	・声かけをしながら歯ブラシを当てる場所の確認をする。 ・気分が沈んでいる時には、手を添えて一緒に磨く。 ・砂時計などを利用して時間の目安がつくようにする。	毎食後	洗面所	介護者	
3. 歯頸部に毛先が到達していない	鏡を見ながら、ブラシの毛先を当てる。(はじめは前歯部のみ)	・声かけをしながら、できるだけ自分で当てられるようにする。 ・手を添えて位置の確認をする。 ・タフトブラシを使って1本ずつ確実に当てる。 ・染色して汚れの付着場所を確認する。	毎食後	洗面所	歯科衛生士	
4. 歯間部にブラークが付着する	歯間ブラシの操作に慣れる。	・鏡を見ながら、前歯部の隣接面に歯間ブラシを通す練習を繰り返す。	毎食後	洗面所	歯科衛生士	

＊評価の欄の書き方・・・ケアプランどおりできたら：○　半分できたら：△　できなかったら：×

図 3-10

福岡医療短期大学・歯科衛生学科

表 3-1　臨地実習の 1 日の流れ

時刻	内容
8：15	短大にて出席確認
8：25	各施設へ移動
8：30	職員ミーティング・朝の申し送りに参加
9：00	朝食後の「口腔ケア」，生活支援（入浴介助，ベッドメーキングなど） 歯科衛生士による「専門的口腔ケア（歯科介護）」の見学・介助
11：00	昼食介助，食後の「口腔ケア」の実施
13：00	学生昼食・休憩
14：00	歯科領域のリハビリテーション（健口体操）を含むレクリエーションの実施（集団対象）
14：50	おやつの準備と介助
15：30	バイタルサインの測定，担当入所者のアセスメントならびにスクリーニングの実施 歯科領域のリハビリテーション（健口体操）の実施（担当入所者対象）
16：00	実習日誌，歯科介護記録用紙，「口腔ケアプラン」プランの計画・評価などの記録を作成 夕方の申し送りに参加し，入所者の生活状況の報告
17：00	施設実習終了後，短大に戻り報告会の実施
17：30	翌日の準備を行い解散（最終日は 16：30 より次班との引き継ぎ）

　なお，短大での報告会ならびに次班との引き継ぎ（情報交換会）の指導は，短大教員が輪番制で担当している．

6） 教育の効果

　介護施設における臨地実習は，学生個々に担当入所者が配当され，14 日間という短い期間ではあるが主体的に実習を行うことができる．その内容は，入所者に合わせた歯科介護を立案するためのアセスメントの実施，実習班で協力し歯科領域のリハビリテーションを含むレクリエーションの実演，高齢者の生活に密着したサポートなど全人的なかかわりが学べるため，病院実習では体験することのできない貴重な実践的教育の場となっている．

4章 歯科介護に役立つ器材

I 介護用具についての基本的な考え方

　福祉用具は，身体障害者が使用する特殊な用具という印象もあったが，要介護高齢者のために開発されたものも多い．快適な暮らしと自立のための，日常生活における必需品となっているので，歯科介護を行ううえで，介護用具としての福祉用具についての理解も欠かせない．

　1994（平成6）年12月に高齢者介護自立支援システム研究会では，「重度の障害を有する高齢者であっても，たとえば車椅子で外出し好きな買い物ができ，友人に会い，地域社会の一員としてさまざまな活動に参加するなど，自分の生活を楽しむことができるような自立した生活の実現を，積極的に支援することが介護の基本理念として置かれるべき」とうたいあげられた[1]．

　また，1999（平成11）年12月の老人福祉法の改正で，第13条の2（研究開発の推進）において「国は，老人の心身の特性に応じた介護方法の研究開発並びに，老人の日常生活上の便宜を図るための用具及び機能訓練のための用具であって，身体上又は精神上の障害があるために日常生活を営むのに支障がある者に使用させることを目的とするものの，研究開発の推進に努めなければならない．」と，国の義務として明記されている．障害を有する高齢者の生活を心身の面で支援すると同時に，「できることは自分でする」という姿勢を大切にしながら，快適で充実した生活が送れるよう，種々の介護用具も開発，活用されなければならない．

II 福祉用具の定義

　福祉用具とは，福祉用具の研究開発および普及の促進に関する法律において，「心身の機能が低下し，日常生活を営むのに支障のある老人または，身体障害者の日常生活上の便宜を図るための用具及び，これらの者の機能訓練のための用具並びに補装具をいう．」とされている[2]．

　介護保険では，居宅で生活をする要介護者等を対象とする福祉用具を「貸与」と

「購入」に分け，それぞれに厚生労働大臣が種目を定めている．法的にはさまざまな定義づけがされているが，本人・家族の希望や環境をふまえた適切な用具を選定し，その際に本人がかかわりのある医療関係者，介護福祉関係者との連携をはかり，援助，調整などを行い要介護状態等の軽減，悪化の防止，要介護状態となることの予防，介護者の負担の軽減をはかることを目的とする．

福祉用具導入にあたっては，使用目的，効果を具体的にし，明確に利用計画を立て，可能なかぎり実際の使用場所で試用し，有効性を確認したうえで利用を決定するのが好ましい．要介護者の残存機能を活かすとともに，介護者の知識と技術，体力，介護する時間などを考慮して適切な用具を選ぶことで，介護者の負担が軽減し，要介護者のQOLが向上する．

III 介護用具の種類と選ぶポイント

介護用具には，使用目的に合わせて多種類のものがある．そのなかで歯科介護を行う場合は，要介護者の心身状態や居宅の状況を含めた生活全般を考慮し，また介護者が無理なく使用できる介護用具を選ぶことが重要である．実施する際には，体位についても配慮する必要がある．そこで座位および臥床時で実施できる介護用具を一部紹介する．

1. ベッド

歯科介護の実施時には，要介護者の口のなかが観察できる体位を考えて，安全かつ楽な姿勢で行い，効果的な方法を選択する必要がある．

ベッドは，「身体を起こす」，「座る」，「立つ」，「移動する」など日常の基本的な動作（ADL）を支援する介護の中核となるものである．ベッドの機能には背上げ，脚上げ，高さ調整機能があり操作方法も手動，電動がある．寝返りや起き上がりの補助として使うベッド用手スリ，ベッド棚あるいは立ち上がりや車椅子への移乗に使用する移動用バーも，要介護者の身体機能に適したものを選ぶ（図4-1）．

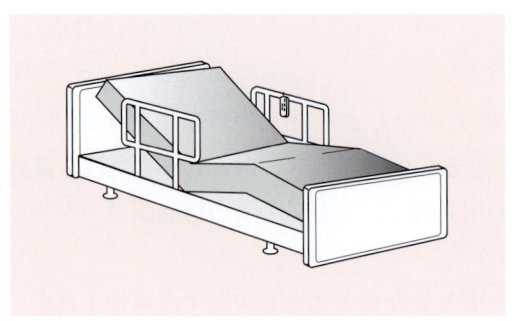

図4-1 要介護者の上半身を適当な角度に起こし座位を保てるギャッジベッド

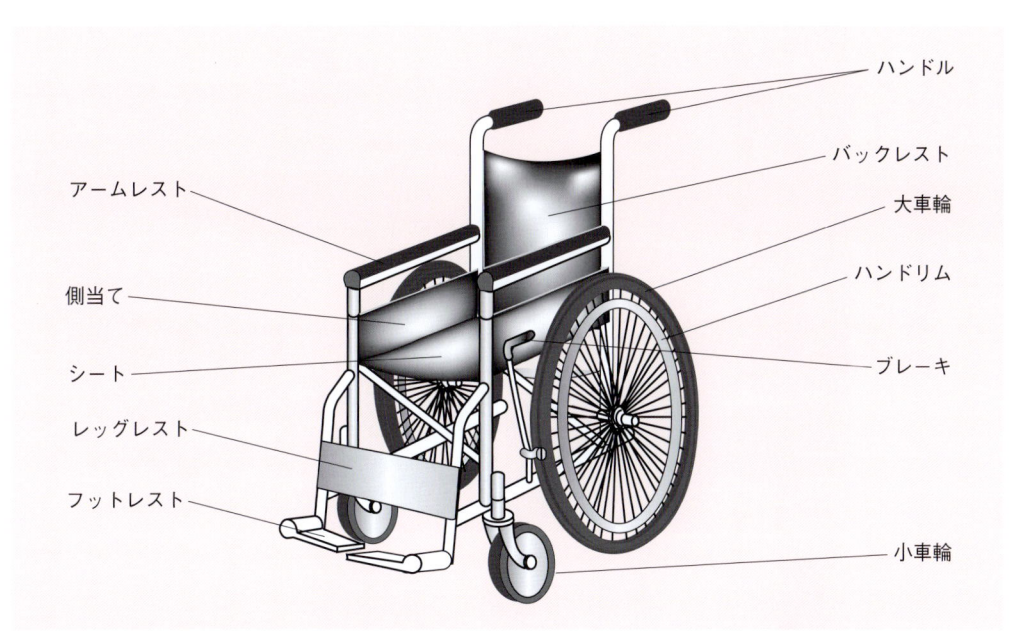

図 4-2　車椅子各部の名称（自走用車椅子）
このほか種類はいろいろあるが，障害の内容とレベルを考えて選ぶ．

2. 車椅子

　寝たきりを予防し自立度を高めるために，歩けなくても移動は大切で，そのための介護機器として車椅子がある．利用者に意欲があり残存機能で自力操作が可能なら，自走用車椅子を検討する．介助用車椅子は自走用に比べると後輪が小さく全長が長いため，狭い場所での操作は自走用より容易である．直進だけでなく回転できるスペースや段差解消，シートベルトの装着や介護の十分な理解や配慮が必要である（図 4-2）．

3. 特殊な歯科介護用椅子：安頭台つき回転介護用座椅子（起き上がり小椅子）

　歯科の治療椅子からヒントを得てつくられたもので，歯科介護の実施時に頭部を安定させる安頭台と座部が回転し，どの位置からでも介護を行うことができ，また背部がリクライニング式で，好ましい位置で自由に行える安頭台つき回転介護用座椅子がある．使用する場所はベッド上，畳の上，机の上などで，乗り降りが容易で歯科介護を行う際に楽な座位がとれる．この座椅子を使用することで介護者も自由な位置で歯科介護を行えるため，効率的，効果的な動きができる（図 4-3）．

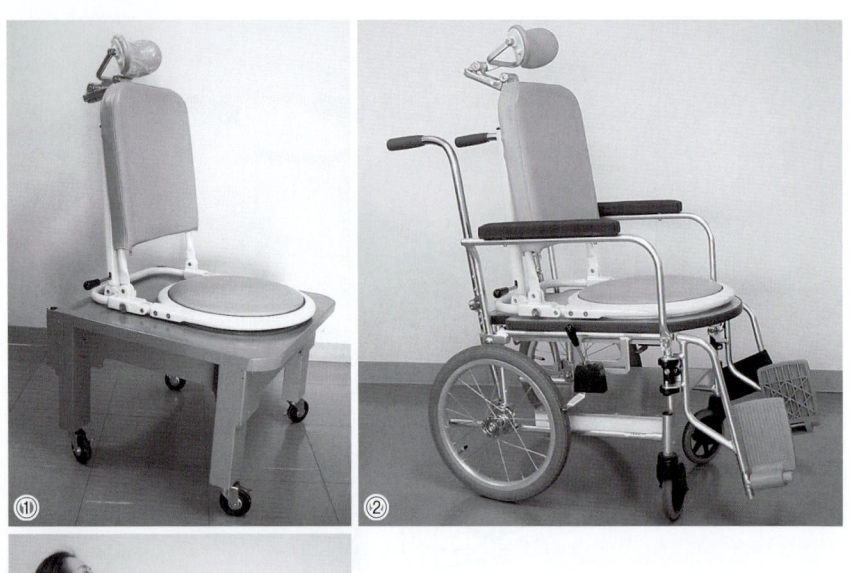

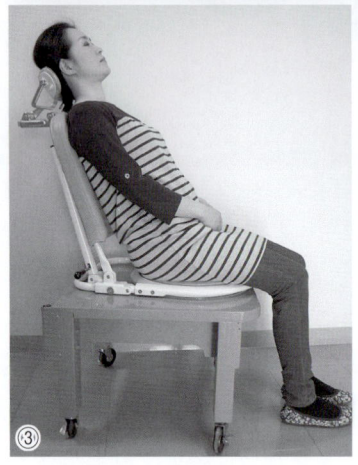

図 4-3 安頭台つき回転介護用座椅子（起き上がり小椅子）
①テーブル上に設置，②車椅子上に設置，③背板と安頭台を好ましい位置に合わせた状態

Ⅳ 歯科介護に必要な器材

　歯科衛生士が行う歯科介護の支援は，医療保険ならびに介護保険のなかで実施されている．その際に，歯科介護計画に基づいて効率的，効果的，継続的に実施するためには独自に歯科介護技術を工夫し，必要な器具，材料を利用することが重要である．
　最近は，居宅用のニーズに応じた医療・介護器材が数多く開発され活用されている．このことは，高齢者の自立とQOLの向上に大きな効果をあげることができる．
　介護器材は，医療器材と異なり日常生活のなかで使用するので，より安全で簡便なものが求められる．以下に歯科介護用器材について，現在使用されているもの，開発中のものなどについて，歯科介護の内容に対応しながら解説する．

1. 歯科介護用基本器材

歯科介護用基本器材は，歯科介護の実施時に必ず必要となる器材セットである．

① トレー（ステンレス・プラスチック・紙製）：介護用基本器材を入れる容器．
② 歯科用ミラー
③ 歯科用ピンセット
④ 探　針：う窩，歯間部の食物残渣の除去等に使用する．
⑤ 歯ブラシ
⑥ ガーゼ，綿花，ティッシュペーパー：歯，歯肉，舌，口腔粘膜の清掃と口内残留物の除去，唾液の吸引等に使用する．
⑦ コップ，洗口水，水差し
⑧ グローブ（ゴム手袋）：口内清掃介護時に適時，使用する．
⑨ タオル，ペーパータオル

2. 居宅用歯科介護の特用器材

要介護者の状態や居宅の状況に応じて使用する特用器材である．

1）ペンライト，懐中電灯

口のなかの照明としてペンライトや懐中電灯を使用し，居室に特設の照明灯がなくても，片手に持って十分に口内を明るくして，観察を行うことができる．

2）全介助者用口内清掃装置

全介助による口内清掃の介護時に使用する．図4-4は，電動歯ブラシと給水・吸引を同時に行うことができる口内清掃用装置．

3. 歯科介護導入時の器材

① 歯科介護に必要なプロトコール（Ⅳ編4章参照）
② 消毒液（速乾性擦式手指消毒剤）
③ カットコップおよびガーグルベースン（図4-5）
④ 手鏡，秒針つき時計（バイタルサインの確認に使用する）

4. 口内環境整備の介護器材

1）歯ブラシ（図4-6）

(1) 歯の清掃ブラシ

歯ブラシ清掃介護においては，歯ブラシの選択，その使用法が介護の質を左右する．現在，多種の歯ブラシがあるが，自分で歯ブラシ清掃ができる人に対する歯科保健指導とは違って，介護者が要介護者のブラッシングの介護をする視点に立って歯ブラシを選択する．また，自分で保持しやすいように歯ブラシの柄にさまざまな工夫をする（図4-7）．

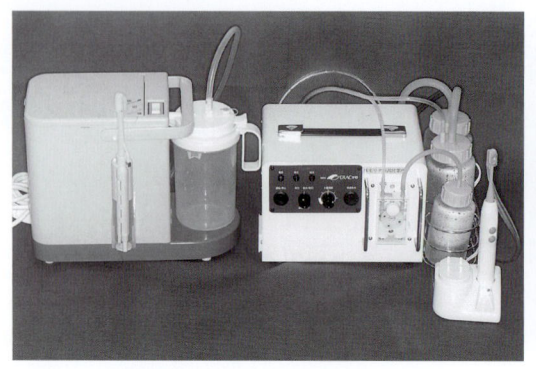

図 4-4　全面介助用口内清掃装置
電動・注水・吸引歯ブラシ

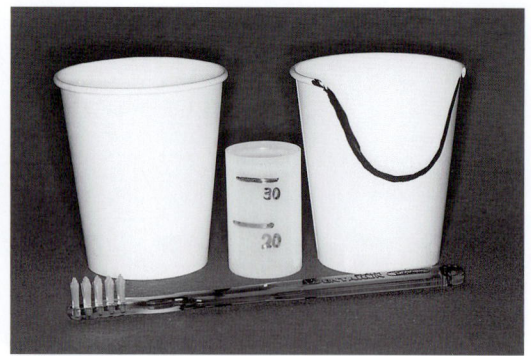

図 4-5　歯科介護導入時の器材
手前：カットコップ（左の紙コップをカットしたもの）
奥：うがい水の計量器

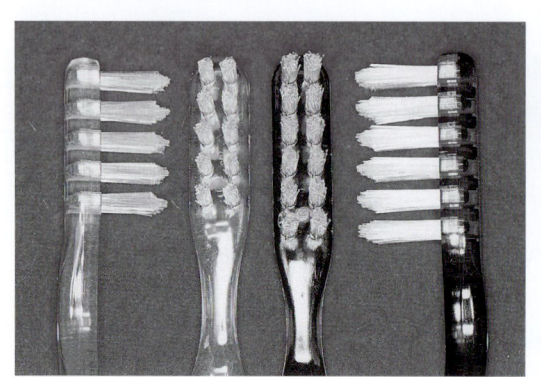

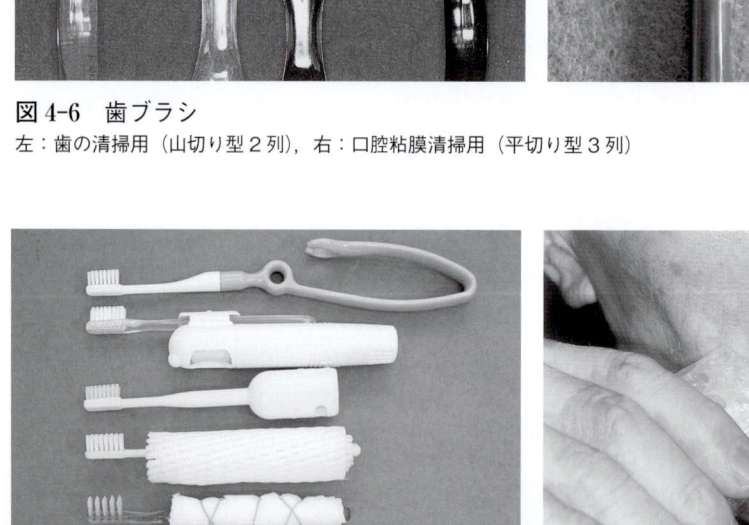

図 4-6　歯ブラシ
左：歯の清掃用（山切り型 2 列），右：口腔粘膜清掃用（平切り型 3 列）

図 4-7　工夫された介護用歯ブラシ
柄を太くして握りやすくしたり，柄の先を曲げみがきやすくしたもの．

4章　歯科介護に役立つ器材

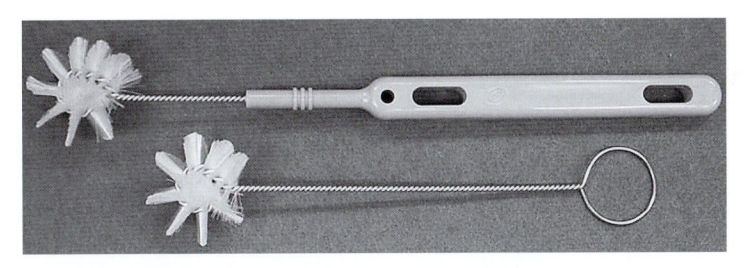

図4-8　口腔粘膜の清掃ブラシ（くるリーナブラシ）

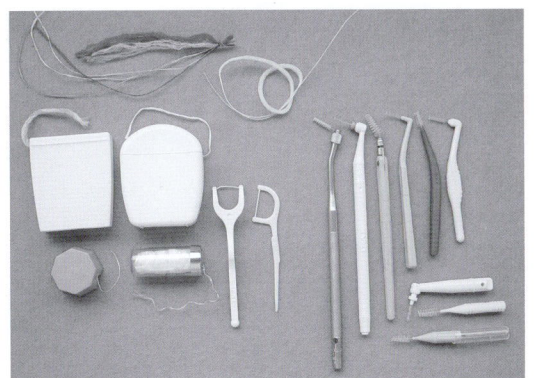

図4-9　歯間ブラシ・デンタルフロス

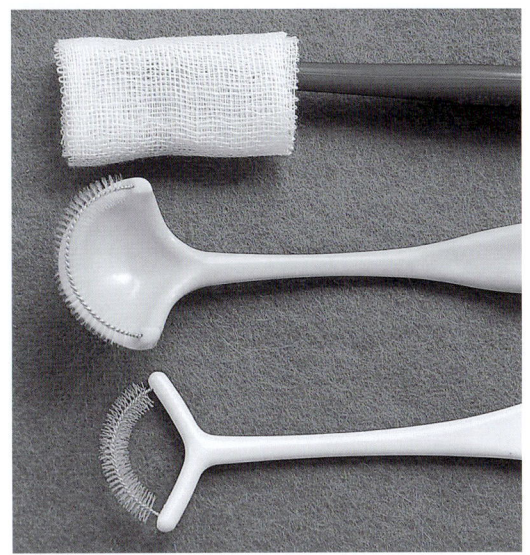

図4-10　舌ブラシ
上：歯ブラシにガーゼを巻いて舌清掃をする．

(2) 口腔粘膜清掃ブラシ（図4-8）
　ブラシの毛先が球状になっており，くるくる回転させながら口唇，頰面，舌や口蓋面などに付着している食渣や粘膜垢，痰などを除去する専用のブラシである．また，平切り型の軟らかな歯ブラシで，歯肉，舌，口腔粘膜の清掃，刺激，マッサージを行う．

2) 歯間ブラシ・デンタルフロス（図4-9）
　歯間ブラシは，歯間空隙のある隣接歯間部や，ブリッジの基底面などの歯ブラシが届きにくい部位の清掃用具で，歯間空隙の大きさに合わせて数種類のサイズがある[2]．デンタルフロスは歯ブラシでは取り除くことができない，隣接面や歯肉ポケット内のプラーク除去の清掃用具である．

3) 舌ブラシ（図4-10）
　舌の表面に付着した舌苔を軽くこすり清掃をする専用の舌ブラシである．

237

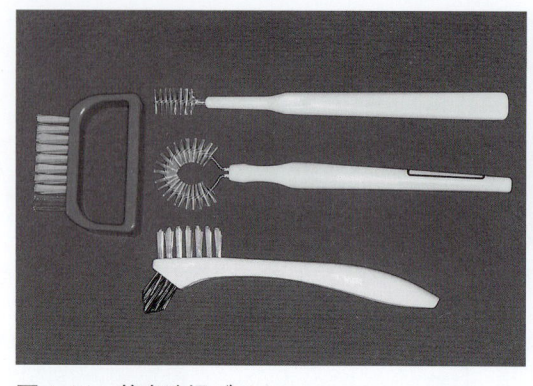

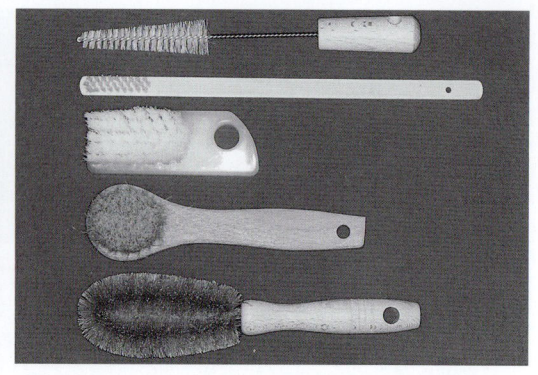

図4-11 義歯清掃ブラシ
左：義歯専用ブラシ，右：日用雑貨のブラシも利用できる．

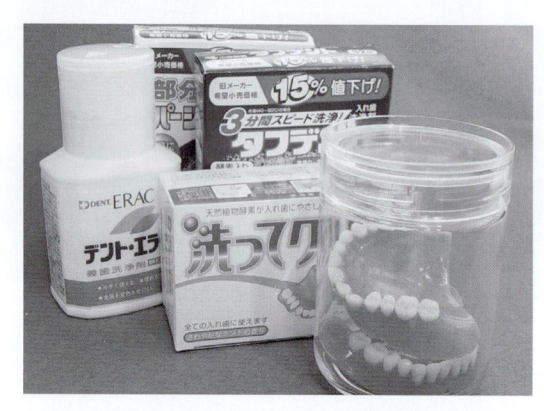

図4-12 義歯洗浄剤

4) 義歯清掃ブラシ・義歯洗浄剤

　義歯の清掃は専用のブラシを使用したり，日頃家庭で使用している日用雑貨の清掃用具を利用し，人工歯，義歯床，クラスプなどの清掃をする（図4-11）．使用する際は強く擦らないように注意する．また，市販されている義歯洗浄剤は，多種類あるので義歯の種類や材質に合わせて選択する（図4-12）．

5) 含嗽剤，口内洗浄剤

　アズレン，ネオステリングリーン，イソジンガーグル等．

6) AE式開口竹ヘラ，万能開口器

　口が十分開けられない場合に使用する．竹製の開口ヘラ（図4-13）と万能開口器（図4-14）．

7) 両側口角鉤

　前支え，後ろ抱え口内清掃介護法を行うときに，口唇排除の目的で使用する（図4-15）．

4章　歯科介護に役立つ器材

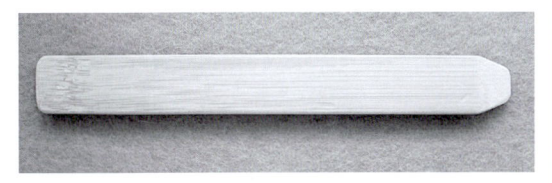

図4-13　AE式開口竹ヘラ
開口が上手にできない場合に用いる開口ヘラ．歯の舌側清掃時に使用する．

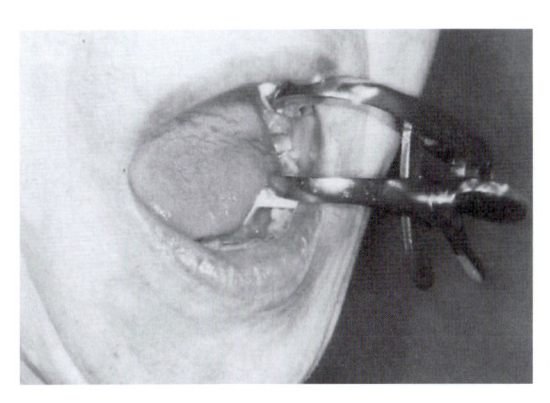

図4-14　万能開口器

5. 摂食嚥下機能の介護器材

1) 各種の箸，スプーン，フォーク

　　手指や腕のリハビリテーション時に使用する．

2) ストロー

　　軟口蓋筋の機能訓練時に使用する（ブローイング訓練）．

3) バイトプレート（咀嚼補助装置）

　　咀嚼筋のリハビリテーション，摂食時の歯の安定保持，咀嚼力の補強などに使用する（図4-16）．

4) スポンジブラシ・綿棒・ガーゼを巻いた割り箸

　　スポンジブラシ，綿棒あるいはガーゼを巻いた割り箸等を冷水に浸し，水分をよく絞り口唇から歯肉，舌，口腔粘膜，口蓋，舌根部や咽頭後壁の粘膜面を軽くなでたり，押したりしてアイスマッサージを行い，嚥下反射を誘発させる．

6. 構音機能の介護器材

1) スピーチエイド，口蓋床（パラタルリフト）

　　構音機能の補助，リハビリテーションに使用する（図4-17）．

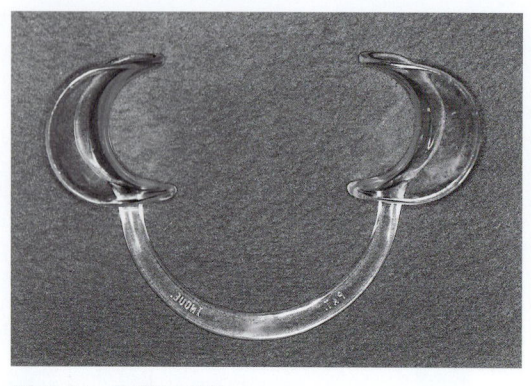

図 4-15 両側口角鉤
口唇を排除し,歯の唇頰側面清掃時に使用する.

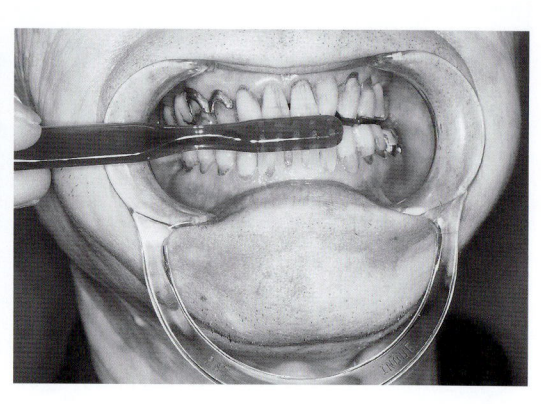

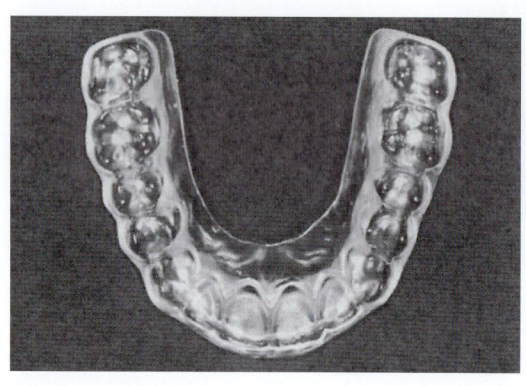

図 4-16 バイトプレート
咀嚼筋の強化,咬合運動の訓練に使用する.

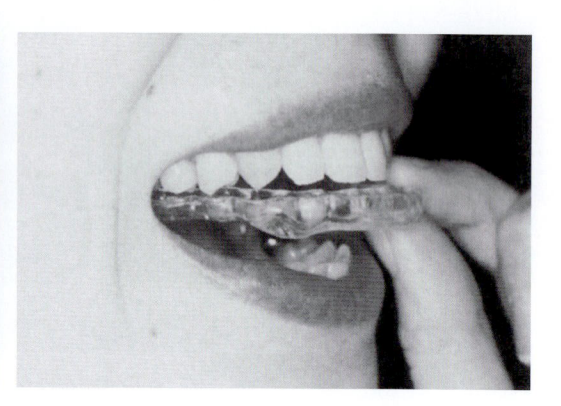

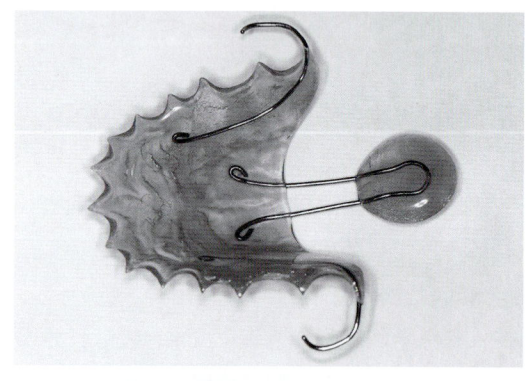

図 4-17 スピーチエイド
口蓋床,構音機能の訓練,改善に使用する.

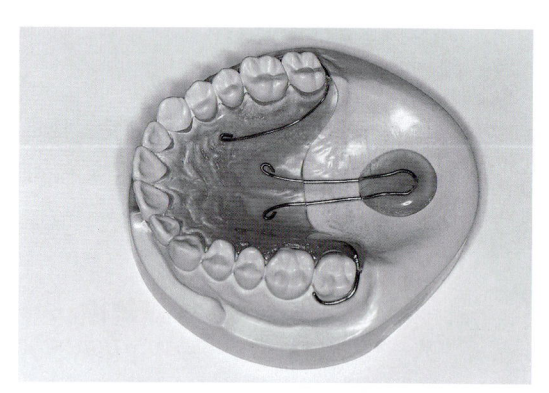

2) 吹奏楽器(笛,ラッパ,ハーモニカ)

口唇,頰筋のリハビリテーション時に使用する.

4章　歯科介護に役立つ器材

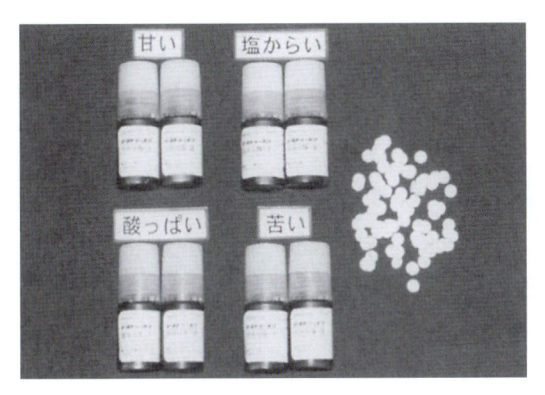

図 4-18　テイストディスク（味覚検査用試薬）
味覚の機能の状態を調べるのに用いる．

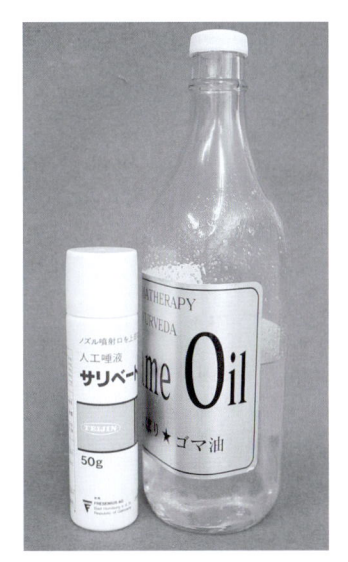

図 4-19　人工唾液・ごま油
口内乾燥症に対して使用する．

7. 表情機能の介護器材

1) 義歯，整容用品（化粧品，クシなど）
   義歯の装着，取り扱い方法についての誘導・援助をする．

8. 感覚機能の介護器材

1) 甘味水，酸味水，塩味水，苦味水
   味覚刺激を与えたり，味覚判断にも使用する．
2) テイストディスク（味覚検査用試薬）
   味覚機能の程度を，正確に評価する際に使用する（図 4-18）．
3) 温水，冷水おしぼり
   顔面皮膚感覚に刺激を与える．

9. 分泌機能の介護器材

1) レモン汁，梅干し汁
   唾液腺の刺激や分泌の評価をするときに使用する．
2) 保湿剤，人工唾液，ごま油
   口内乾燥症の場合，歯ブラシ，スポンジブラシ，綿棒，ガーゼ等を利用して，舌や口腔粘膜全体に塗布する（図 4-19）．

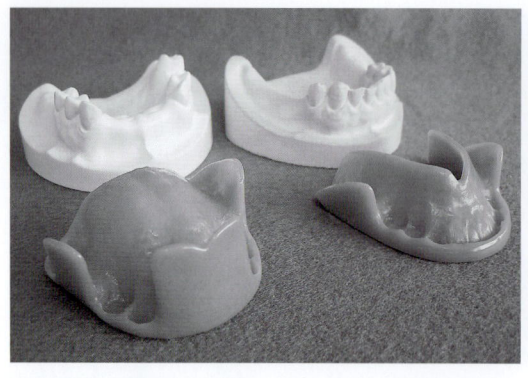

図 4-20　顎堤床
顎，顔面の形態異常の補綴物，補装具をつくる基礎床となる．

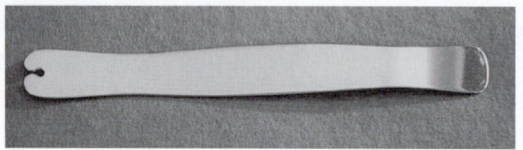

図 4-21　舌圧子

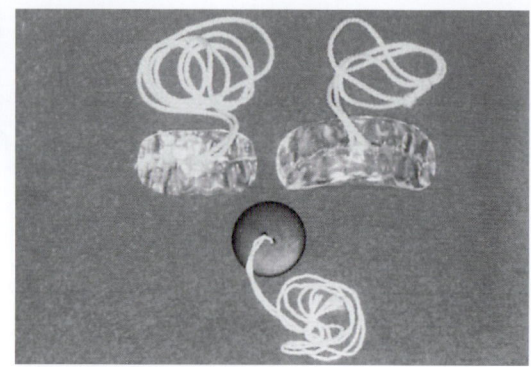

図 4-22　ボタンプル
口輪筋の強化，訓練に使用する．

10. リハビリテーションの器材

1）顎堤床
　顎堤床を形態異常の状況に合わせて形成し，欠損を補綴したり，補装したりする際のベースにする（図 4-20）．

2）舌圧子
　口蓋部，咽頭部の観察時に使用する．咽頭反射の評価にも用いる（図 4-21）．

3）ボタンプル（口唇強化装置）
　口輪筋（口腔周囲筋）の強化訓練に使用する．
　ボタンプル作製法には，既製のボタンを利用したものと各自の歯列弓，口唇の形に合わせて作製した 2 種類がある（図 4-22）．

5章 歯科介護に役立つ薬剤

I はじめに

　口内を清潔に保つことは，健全な生活を営んでいくうえで必須の要件の一つである．自力で口内清掃を行うことが困難になっている要介護者に対して口のなかを清潔に保つように介護することは，歯科介護の基本である．それは誤嚥性肺炎の防止につながるばかりでなく，老人病院，老人養護施設等における病室や居室の特有な臭気の大きな原因が，口内の清掃不良にもとづく口臭によるものとされているので，清潔な口内状態を保持することは要介護者個人の問題にとどまらず，その環境保全にも役立つものと考えられる．

　本章では，口内清潔に有用な，口内の洗浄剤，含嗽剤および各種炎症性疾患に対して用いられる薬剤を中心として簡明に解説する．また，訪問歯科診療に際して歯周治療を行うことがある場合も考慮して，歯周療法剤の一部（歯科用軟膏剤，歯周包填剤など）についても記述した．なお，薬剤の適用による一般的な留意事項についても，その要点を解説した．歯科介護における薬剤の使用について，基本的な考え方として重要なことは，薬剤の使用は患者の要介護の程度，あるいは疾患の病状，病期によって大きく異なるということである．すなわち，要支援程度の患者であれば，患者自身が自立しているので効果的な薬剤を適用することが可能であるが，一方，要介護度の高い患者，あるいは重度認知症の患者では，薬剤（錠剤，含漱剤など）の誤嚥のリスクが高まるので，基本的には薬剤の適用を差し控えるべきである．薬剤を使用しないで歯科介護をすることを基本とする．そのためには，同一の患者であっても，常にその日の患者の状況を判断しながら，必要に応じて主治医，看護師，ヘルパーなど他の医療職やスタッフと情報共有をはかりながら診療に臨むことが重要である．

II 口内清掃に用いる薬剤

1. 洗浄剤および含嗽剤

　口内の各種炎症性疾患や術後創傷に対する感染の予防，消毒，口臭の除去の目的

で使用される．これらの薬剤は一般に消毒薬を主成分とするが，そのほかに抗炎症薬，抗菌薬を含むものもある．

含嗽剤は口のなか全体にわたって薬剤が作用し，しかも頻繁に使用するため比較的低濃度で使用される．また唾液によって希釈され，薬液が口内にとどまる時間が短いため，それほど大きな薬効を期待することはできない．しかし，歯ブラシによる清掃ができない場合には，食物残渣を除去し，清潔に保つためには有用である．また，口内環境に起因する口臭の除去にはきわめて効果的である．口臭が除去されることにより，他人との会話も進みコミュニケーションの改善がみられるなど，在宅高齢者における精神的側面および社会生活への波及効果も大きい．

注：以下（局）は，第十六改正日本薬局方名．

1) **洗浄剤**：口内の患部に対し直接塗布あるいはシリンジにより局所的に適用する．

① アクリノール^(局)（リバノール，ヘタクリン）：0.02～0.1％液を用いる．アクリノールは衣類に付着すると黄色に変色し，脱色しにくいので注意すること．

② オキシドール^(局)：局方のオキシドールは，過酸化水素（H_2O_2）を 2.5～3.5 w/v％ 含むものであり，口腔粘膜の消毒，歯の清浄には原液または 2 倍希釈液で洗浄，拭掃し，口内炎の洗口には 10 倍希釈液を用いる．商品名にはオキシフル（三共）その他がある．

③ ヨウ素製剤：歯科用ヨードグリセリン^(局)：ヨウ素 10 g，ヨウ化カリウム 8 g，硫酸亜鉛 1 g，グリセリン 35 g を滅菌蒸留水または滅菌精製水で 100 mL とする．その他，希ヨードチンキ^(局)，複方ヨードグリセリン^(局)などの局所塗布剤がある．ヨウ素製剤による皮膚着色は，消毒用エタノールで数回払拭することによって退色する．衣類に付着したヨウ素製剤の着色は，チオ硫酸ナトリウム（ハイポ，写真の定着用に広く使用されている）の希釈液で払拭することにより脱色できる．

なお，ヨウ素製剤を頻繁に適用すると粘膜が角化するため，定常的な使用は避け，創傷，炎症がある場合に限定的な適用が推奨されている．

2) **含嗽剤**

① アズレン製剤

アズレンスルホン酸ナトリウム（水溶性アズレン）に抗炎症作用，創傷治癒促進作用，ヒスタミン遊離抑制作用がある．

・含嗽用アズレン（東和薬品）：1 g 中にアズレンスルホン酸ナトリウム 4 mg，添加物として D-マンニトール，メントール，香料が含まれている．1 回 4～6 mg を適量（約 100 mL）の水または微温湯に溶解して，1 日数回含嗽する．

・含嗽用ハチアズレ（東洋製薬化成）：抗炎症作用を有する水溶性アズレンに粘液溶解作用を有する炭酸水素ナトリウムを配合し，局所の清浄化と治癒促進効果を，両配合成分によって一層発揮することを期待した含嗽剤である．1 包（2 g）中に水

溶性アズレン 2 mg，炭酸水素ナトリウム 1970 mg，添加物（ハッカ油，ポリビニルピロリドン）を含んでおり，1回1包を適量（約 100 mL）の水または微温湯に溶かし，1日数回含嗽する．

3）含嗽剤，洗浄剤の両方の目的で用いられるもの

① 滅菌生理食塩液：最も組成の簡単な等張液であり，浸透圧の差による組織障害を防ぐ．

　粘膜炎が出現しそうな患者には，予防のためにペットボトル 1 L の水に 9 g の食塩を溶解し，同様の効果が期待できる生理食塩液を作製することもできる．

② ポビドンヨード製剤：含嗽剤には 7% 液をイソジンガーグルとして，洗浄剤には 10% 液をイソジン液として使用している．口内に適用する場合にはそれぞれ希釈して 0.2% 液を用いる．

③ 塩化ベンゼトニウム製剤（ネオステリングリーン：日本歯科薬品）：含嗽剤としては 0.004% 液を，洗浄剤としては 0.01～0.02% を用いる．

4）含嗽剤，洗浄剤，疼痛緩和の目的で用いられるもの

アズレンスルホン酸ナトリウム（ハチアズレ）5包，グリセリン 60 mL，4% 塩酸リドカイン 5～15 mL（疼痛レベルによる）を水 500 mL に溶解して使用する．粘膜炎が出ている患者に適用する．（化学療法など急性期患者の歯科介護に使用する）含嗽剤，洗浄剤は，シリンジやガーゼにて使用することも可能である．また，原則として要介護度の高い患者には誤嚥のリスクがあるため，ガーゼに吸収させた薬剤が気道に入らないよう，細心の注意を払い使用する．使用した場合は，必ず使用後に口内に残留がないことを確認することが重要である．

2．薬物によるプラーク付着抑制

クロルヘキシジンはプラークの産生抑制効果のあることが知られているが，粘膜への適用によるショック症状の副作用が相次いで報告されたため，1985（昭和 60）年以降，わが国ではクロルヘキシジンの粘膜面への適用が承認されていない．米国においても一時口内への使用は認められていなかったが，現在は 0.12% 濃度の製剤が広く用いられている．なお現在，国内では医薬品として，

① グルコン酸クロルヘキシジン 0.8% 含有のパブロンうがい薬（400 倍希釈使用）．

② グルコン酸クロルヘキシジン 0.5% を含有するうがい薬コロロ SP（80～100 倍希釈使用）など数種類の含嗽・洗口剤が市販されている．使用にあたっては，アレルギーの有無を確認すること．

なお，歯面上のデンタルプラークはバイオフィルムの構造をとっているため，プラークの表面に薬物を塗布したり，洗浄したりするだけでは内部の細菌にその効果は及ばない．歯面に付着したプラークは必ず歯ブラシや歯間ブラシで機械的な清掃，除去を行ったあとに薬物による洗浄，洗口などを行う．また，ブラシ類で除去でき

ない石灰化したプラークは，スケーリング・ルートプレーニングにより除去する．歯周ポケット内にデンタルプラークが存在する場合も，歯面上のプラークを除去したうえでスケーリング・ルートプレーニングによりポケット内の機械的清掃を行い，そのあとに薬物を適用する．

3. フッ化物含有洗口剤（医療用医薬品）

近年，8020運動の進展により高齢者の残存歯数が増加している．これに伴い，う蝕，特に根面う蝕の発症頻度も増加している．このう蝕予防のために，フッ素を含有した洗口剤を口内清掃後，歯頸部と露出した根面に適用する．薬液を口に含み，約30秒間薬液が十分に歯面にいきわたるように含み洗いさせる．次に薬液を十分に吐き出させる．1回に口に含む液量は，年齢等による口の大きさを考慮して決めるが，通常7〜10 mLが適当である．

① ミラノール顆粒11%（ビーブランド・メディコーデンタル）
② オラブリス（昭和薬品化工）
③ バトラーF洗口液0.1%（サンスター）
④ フッ化ナトリウム洗口液0.1%（ライオン歯科材）

4. フッ化物含有液体歯磨き剤（医薬部外品）

う蝕の発生および進行の抑制，歯肉炎の予防，歯周炎の予防，口臭の防止，口のなかを浄化する等の目的で，フッ化物含有液体歯磨き剤を用いる．

① レノビーゴ（ゾンネボード製薬）適量をブラシに噴霧して歯を磨く（1回の使用は10吹前後）．直接，歯にスプレーして使用することもできる．1日3回使用して，約2か月使用可能．
② ジェルコートF（ウェルテック）適量を歯ブラシにとり，歯を十分にブラッシングし，ジェルを歯や歯頸部に行きわたらせる．その後，軽く水ですすぐ．発泡剤，研磨剤無使用．すすぎが1〜2回で済む．歯面上のフッ素濃度が高いまま維持される．
③ Check-upフォーム（ライオン歯科材）は，うがいの苦手な人を対象に開発されたムース状のフッ化物である．
④ その他多くの製品が開発されている．

III 口内の各種炎症性疾患に対して用いられる薬物

一般に，口のなかに認められる各種炎症性疾患は，局所的あるいは全身的なさまざまな原因によるものであり，また，細菌に感染している場合が多い．口腔粘膜表

面に潰瘍が形成された場合には，その局所は知覚過敏状態になっているので，種々の刺激に対する疼痛閾値が低下し，患者はわずかな刺激に対しても疼痛を訴える．これらの炎症性疾患に対しては，抗菌，抗炎症，疼痛除去などを目的とした薬物を単独，あるいは配合製剤として用いる．

1. 口腔用軟膏剤

　口内は常時湿潤状態にあり，しかも食物摂取，会話などの機械的作用を受けて軟膏が患部に停滞しにくい．そのため口腔粘膜に適用される軟膏には粘膜への付着を強固にする目的で，カルボキシ・メチルセルロース・ナトリウム（CMCナトリウム），メチルセルロース，アルギン酸ナトリウムなどが軟膏基剤として配合されている．また一般に薬剤の防腐を目的として，パラオキシ安息香酸ブチルが添加されている．抗菌剤および抗生物質を含有する薬剤については有効期限が表示してあるので，使用にあたっては確認する必要がある．

1）抗生物質製剤

　一般に抗生物質製剤の使用にあたっては耐性菌の発現等を防ぐため，原則として感受性を確認し，疾病の治療上必要な最小限の期間にとどめることが大切である．また，感作される恐れがあるので，観察を十分に行い，感作された徴候（痒み，発赤など）が現れた場合には使用を中止する．なお，使用する抗生物質に対して過敏症の既往歴がある患者には，その抗生物質を用いないよう注意することが必要である．抗生物質製剤としては，一般に広い抗菌スペクトルを有するテトラサイクリン系のものが主薬として用いられている．

① テトラサイクリンCMCペースト（昭和薬品化工），アクロマイシン軟膏（ポーラファルマ）：テトラサイクリン感受性菌による急性歯肉炎，びらんまたは潰瘍を伴う口内炎などに有効．副作用として発疹等の過敏症が現れることがあるので，このような場合には使用を中止する．相互作用として，ヨード，次亜塩素酸などのハロゲン剤，金属塩類と併用すると本剤の作用が減弱することがある．

② フロリードゲル経口用（持田製薬）：抗真菌薬であるミコナゾールを主薬とする．真菌類を原因菌とする口腔カンジダ症，カンジダ性口内炎に有効である．口内にまんべんなく塗布する．病巣が広範囲に存在する場合は，口内にできるだけ長く含んだあと，嚥下させる．

2）副腎皮質ホルモン製剤

　抗炎症作用の著明な合成副腎皮質ホルモンが主薬として用いられている．長期間連用すると口内の感染症や下垂体・副腎皮質系機能の抑制がみられるので注意する．

① ケナログ口腔用軟膏（ブリストルマイヤーズ）：1g中トリアムシノロンアセトニド1mg含有．慢性剥離性歯肉炎，びらんまたは潰瘍を伴う難治性口内炎および舌炎に有効．

②アフタゾロン歯科用（口腔用）軟膏（昭和薬品化工），デルゾン口腔用軟膏（日医工），デキサルチン（日本化薬）：1g中デキサメタゾン1mg含有．糜爛または潰瘍を伴う難治性口内炎および舌炎に有効．

3) 抗生物質・副腎皮質ホルモン製剤

炎症を起こした部位は細菌による二次感染を併発し，症状が悪化することが多い．炎症抑制の目的で適用した副腎皮質ホルモンの局所投与による免疫機能の低下から二次感染を起こす危険性も考えられる．このような理由から本合剤が開発された．

①テラ・コートリル軟膏（株式会社陽進堂）：1g中塩酸オキシテトラサイクリン30mg，ヒドロコルチゾン10mgを含有．急性歯肉炎，慢性剥離性歯肉炎，辺縁性歯肉炎，糜爛または潰瘍を伴う難治性口内炎および舌炎に有効．

②テトラ・コーチゾン軟膏（山崎帝国堂）：1g中塩酸テトラサイクリン（局）30mg，酢酸ヒドロコルチゾン（局）10mgを含む．効能，効果はテラ・コートリル軟膏と同様である．

抗生物質・副腎皮質ホルモン製剤は2種類の薬物の配合剤であるため，使用上の注意は両薬物にまたがることになる．添付文書の「使用上の注意事項」をよく理解しておくことが必要である．

2. スプレー剤

サルコート（帝人ファーマ）：1カプセル中にプロピオン酸ベクロメタゾン50μg含有．ベクロメタゾンは，トリアムシノロンやデキサメタゾンより優れた局所的抗炎症作用を有する．また基剤の付着性粉末剤ヒドロキシプロピルセルロースは唾液を吸収し，ゲル状の薄膜となって患部に付着・滞留し，外部からの刺激を保護するとともに，主薬を持続的に患部に作用させることができる．1回1カプセル，1日2～3回専用の小型噴霧器を用いて均一に噴霧する．糜爛または潰瘍を伴う難治性口内炎，扁平苔癬，天疱瘡，薬物アレルギーに用いられる．本剤は，口内に感染を伴う症例には使用しないこととされており，やむを得ず使用する必要がある場合は，あらかじめ適切な抗菌剤，抗真菌剤による治療を行うよう考慮する必要がある．なお，スプレー剤は指の不自由な高齢者には不適であり，スプレーを的確に噴霧できる介助者が必要である．

3. トローチ剤

口内で徐々に溶解するトローチ剤は，口内の感染性疾患の治療に極めて有効である．またトローチ剤を用いる場合は舌および表情筋を運動させることにより，歯科領域の諸筋群の賦活にも効果がある．なお認知症患者，歯科領域機能の低下した患者では誤嚥するリスクが高いため，適用は控えるべきである．

1) **抗生物質製剤**：耐性菌の発現等を防ぐため，原則として感受性を確認し，疾病の治療上必要な最小限の期間の適用にとどめる．
   ① 複合トローチ明治（明治製菓）：1錠中硫酸フラジオマイシン2.5 mg，塩酸グラミシジンS 1 mg含有．
   ② アクロマイシントローチ（ポーラファルマ）：1錠中塩酸テトラサイクリン15 mg力価含有．
   ③ ネオ・ロイコマイシントローチH（旭化成ファーマ）：1錠中アセチルキタサマイシン4 mg力価含有．
   ④ バシトラシン・トローチ（科薬）：1錠中バシトラシン250単位含有．

2) **抗菌製剤**
   ① オラドール口中錠，オラドールS口中錠（武州製薬－ノバルティスファーマ）：1錠中臭化ドミフェン0.5 mg含有．
   ② SPトローチ明治（明治製菓）：1錠中塩化デカリニウム0.25 mg含有．
   ③ スプロールトローチ（岩城製薬）：1錠中塩化セチルピリジニウム2 mg含有．

4. 歯科用貼付剤

抗菌作用や抗炎症作用を目的として用いる．「口腔内軟膏剤」に準じた適用を行う．
アフタッチ（帝人ファーマ）：1錠中トリアムシノロンアセトニド0.025 mg含有．アフタ性口内炎に対して患部に1回1錠ずつ貼付する．主薬は口腔用ケナログと同一の副腎皮質ホルモンである．本剤は，口内に感染を伴う症例には使用しないこととされているが，やむを得ず使用する場合には，あらかじめ適切な抗菌剤，抗真菌剤による治療を行うよう考慮する必要がある．本剤は特殊な錠剤であり，使用に際しては添付文書の「使用上の注意事項」をよく理解しておくことが必要である．

IV その他の薬剤等

1. 歯肉マッサージ剤

手指，歯ブラシなどによるマッサージ効果と消炎，消毒，歯周組織賦活作用などを期待して歯肉の健康状態を改善しようとする目的で用いられる．

1) **ヒノキチオール製剤**：パラデントエース（ライオン），アスナロンデンタルクリーム（第一薬品産業）

2) **塩化ナトリウム製剤**：三宝はぐきみがき（三宝製薬）

3）塩化リゾチーム製剤：リゾチパスタA（サンスター）

4）生薬チンキ製剤：アセス（佐藤製薬）

2. 歯科用止血剤

　歯科領域の止血の目的で局所的に適用される．止血剤にはいろいろな種類のものがあるが，以下に記す局所止血剤は吸収性止血剤に属するもので，適用後そのまま放置しても，その後適用部位から吸収される．
　① 酸化セルロース製剤：デントセル，オキシセル（綿型，ガーゼ型），サージセル・アブソーバブル・ヘモスタット（綿型，ガーゼ型）などの製剤がある．出血創面に直接適用するか，創腔に充填する．適用部位から吸収されるまでには，通常2～7日を要するとされている．
　② 吸収性ゼラチン製剤：スポンゼル，ゼルフィルム，ゼルフォーム，粉末ゼルフォームなどの製剤がある．適当量を無菌的に取り出し，乾燥状態のまま，あるいは生理食塩液かトロンビン(局)溶液に浸し，出血している創面に直接使用する．適用部位から吸収されるまでに要する日数は，4～6週間とされている．

3. 口内乾燥症に用いられる薬剤

1）唾液分泌促進効果のある薬剤
　① サリグレンカプセル30 mg（日本化薬），エボザックカプセル30 mg（第一三共）：塩酸セビメリン水和物は唾液腺刺激作用を有する．1回1カプセル（30 mg）を1日3回，食後に服用する．シェーグレン症候群，放射線照射による唾液腺の萎縮や唾液分泌機能障害に対して適用される．
　② サラジェン（キッセイ薬品工業）ピロカルピン塩酸塩が主成分である．頭頸部放射線癌治療の際の唾液分泌低下やシェーグレン症候群に対して適用される．
　・漢方薬：白虎加人参湯，麦門冬湯がよく使用される．

2）人工唾液（口腔粘膜保湿剤）の使用
　唾液の不足を量的にまたは機能的に補充する目的で使用される．人工唾液には適度な粘稠性と，少量で長時間粘膜表面に停滞する性質が求められる．
　① サリベート（帝人ファーマ）：1回（1～2秒間）の噴霧液量は約1 mL（約1 g）．1日4～5回噴霧する．シェーグレン症候群に対して有効率70％，放射線治療後の口腔乾燥症に対しても有効率55％とされている．
　② バイオティーンマウスウォッシュ（biotene）（Laclede社，米国，輸入元ティーアンドケー社）：含み薬．ラクトフェリン，ラクトペルオキシダーゼ，グルコースオキシダーゼ，リゾチーム等を含みキシリトールで甘味をつけている．ノンアルコールで刺激性が少ない．大さじ一杯分を口に含み30秒ほど含嗽してか

ら吐き出すように指示されている.

③ 洗口液　絹水スプレー（生化学工業，サンスター）：洗口液で，湿潤剤としてヒアルロン酸ナトリウムが入っており，キシリトールで甘味をつけている．適量を口に含み30秒ほどすすいでから吐き出す．スプレータイプは使いやすく，効果も期待できる．口内に5～6回噴霧した後，舌を動かして保湿液をなじませる．

④ オーラルウェットスプレー（ヨシダ）：ヒアルロン酸を配合したスプレータイプ．

⑤ スマイルハニー オーラルクリーンジェル（日本ゼトック）：卵黄由来成分のオーバルゲンCA（湿潤成分）が，口内のバイオフィルムを落としやすくし，環境を整える．ただし，卵アレルギーのある患者に注意する必要がある．

⑥ ハミングッドジェル（モルテン）：ジェルタイプの口腔保湿剤．トレハロース（湿潤剤）・ヒアルロン酸・アロエベラエキス・チャエキス（保湿剤）配合．

⑦ コンクール マウスリンス（ウェルテック）：刺激が少ないノンアルコールタイプの洗口液．アルコールフリー．ラクトフェリン，ホエイタンパク，キシリトール配合．

⑧ コンクールマウスジェル（ウェルテック）：伸ばしやすいジェルタイプ．成分はマウスリンスと同じ．

⑨ オーラルアクアジェル（ジーシー）：pHがほぼ中性のため，長時間使用してもう蝕のリスクがない．

⑩ SST（Saliva Stimulating Tablet）（Salix Pharma社，スウェーデン，輸入元EIKO CORPORATION）：錠剤で口渇緩和の目的でドロップのように口内でなめる．プロピレングリコール，リン酸カルシウムの他増粘剤としてメチルセルロース，甘味料としてソルビトールが添加されている．わずかな酸味が味覚を刺激し唾液の分泌量を増加させる．

⑪ バイオティーンガム（Laclede社，米国，輸入元ティーアンドケー社）：ラクトペルオキシダーゼ，グルコースオキシダーゼなどの酵素を含み，キシリトールとソルビトールで味つけをしているガムである．ガムを噛む刺激も重なり唾液分泌が促進される．

なお，使用を拒否する人，認知症患者，歯科領域機能の低下した患者では誤嚥するリスクが高いため，原則として適用は控えるべきである．

4. 口腔粘膜用鎮痛薬

歯科介護において障害となる口内粘膜の疼痛を除去する目的で表面麻酔作用をもつ局所麻酔剤が用いられている．

① 歯科用キシロカインスプレー（アストラゼネカ）：リドカイン塩酸塩として8%

を含有する．
② ネオザロカインパスタ（ネオ製薬）：1g中アミノ安息香酸エチル0.25g，塩酸パラブチルアミノ安息香酸ジエチルアミノエチル0.05gを含有する．
③ リドカイン塩酸塩＋アズレンスルホン酸ナトリウム：状態に応じ，適宜使用．

5．ビタミン製剤

　ビタミンは，口内軟組織および口周囲組織の健全な保持のためにも不可欠な微量有機化合物である．各種のビタミンについて解説することは紙面の都合上省略するが，表5-1に各種ビタミンの欠乏により発現する口内軟組織および口周囲組織の病変をまとめてある．

　一般に，介護を要する高齢者では，ビタミン欠乏を起こしている例が少なくないので，日常総合ビタミン剤を補充することが望ましい．歯科領域機能が低下している患者は，経口投与が困難なため，注射や点滴による投与を行う．

6．義歯洗浄剤

　義歯は，減弱あるいは喪失した咀嚼機能回復をはかる目的で装着するものであるが，義歯を快適に使用するためには，義歯粘膜面に付着する汚れ，すなわちデンチャープラークを除去し，清潔にすることが重要である．このことは，プラークの付着による口内炎や口臭を防ぐためにも，さらには高齢者の死亡原因のひとつである誤嚥性肺炎を防ぐうえからも大切なことである．

1）使用にあたっての注意点

　高齢者には，思いこみや認識力，理解力の減少があるため，義歯洗浄剤を直接飲み込んでしまうことも起こり得る．したがって，その取り扱いについては，丁寧に何度も反復して説明・指導することが大切である．認知症患者の場合は使用を控える．また，義歯洗浄剤だけに頼らず，ブラシによる機械的洗浄を併用すると効果的な洗浄ができる．義歯洗浄剤として次のような製剤が市販されている．

（1）酵素系製剤
① ピカ（松風，ロート製薬）

表5-1　口内軟組織および口周囲組織にみられるビタミン欠乏症状

欠乏ビタミン	欠乏症状
A	口唇の乾燥・亀裂
B_2	口唇炎，口角炎，舌炎，口周囲の脂漏性皮膚炎
B_{12}	口唇炎，口角炎，口内炎
B_6 *	舌乳頭の萎縮により，舌の平滑化・発赤で牛肉様舌，灼熱感
C	歯間乳頭の発赤，出血，口内炎
パントテン酸	口角亀裂
ニコチン酸	口唇粘膜の口紅様発赤，口角炎，口唇炎，牛肉様舌で有痛性に腫脹

② デント・エラック（ライオン歯科材）

③ 酵素入りポリデント（アース製薬）

④ 洗ってクリア（東伸洋行）

⑤ アドグッド（紀陽除虫菊）

⑥ スカイデント（マザーズ）

　食物残渣の除去，プラークの除去，真菌の除去など洗浄目的によって使用する酵素の種類を選択する．義歯に対する化学的為害作用はなく，ティッシュコンディショナーを使用している義歯にも適用できる．頑固な汚れには効果が期待できない．

(2) 過酸化物系製剤

アルカリ性

① ピカ　赤色包装（松風）

② エヴァクリーン（ネオ製薬工業）

③ スモーカーズポリデント（アース製薬）

中性

① タフデント（小林製薬）

② パーシャルデント（小林製薬）

③ ポリデント（アース製薬）

④ ライオデント錠（ライオン）

　義歯洗浄剤の代表的なもので，義歯に対する化学的為害作用は少ない．比較的新しいプラークには有効であるが，頑固な汚れには効果が低い．ティッシュコンディショナーを使用している義歯には使用を控えることが望ましいが，毎食後，義歯と口内を清潔にすることで対応する．

(3) 生薬系製剤

① スパデント（ニッシン）：プロポリス，フラボノイドなどを含有．脱臭，除菌効果を有する生薬成分が配合されている．義歯に対する化学的為害作用がなく，ティッシュコンディショナーを使用している義歯にも適用できる．また誤嚥による為害作用も少なく，安全性が高い．頑固な汚れには効果が期待できない．

7. 義歯安定剤

　有床義歯を長期間使用していると，時間の経過とともに上下顎の形態および位置関係，残存歯の有無，咬合習癖（かみ癖），食習慣などによって顎粘膜の変位や移動，あるいは歯の転位などが起こり，義歯が不安定になってくる．この場合，義歯の安定をはかるため一時的に義歯安定剤を使用することがある．しかし，長期間にわたる義歯安定剤の使用は，歯肉や咬合に悪い影響を及ぼすこともあるので，義歯が不安定になってきた場合には，できるだけ早く歯科医師の診察を受け，義歯の調整を

受けることが望ましい．

義歯安定剤は医療用具に分類されており，以下のタイプが市販されている．

1) クッションタイプ：ポリデント入れ歯安定剤（アース製薬），新ライオデントピンク（ライオン），タフグリップ透明・肌色（小林製薬），やわらかタフグリップ（小林製薬），クッションコレクト，コレクトソフトＡ（シオノギ製薬），ポリグリップ（アース製薬）
2) クリームタイプ：新ポリグリップＳ(アース製薬),新ポリグリップ無添加(アース製薬) 新ポリグリップEX（アース製薬）ライオデントクリーム（ライオン），タフグリップクリーム無添加（小林製薬）
3) テープタイプ：シーボンド（エーザイ），タッチコレクト（シオノギ製薬）
4) パウダータイプ：新ファストン(ライオン),ポリグリップパウダー無添加(アース製薬)

Ⅴ 薬物療法における留意事項

一般に在宅，要介護患者は多数の薬物を服用しているため，薬物の副作用によって口内に各種の不快な症状が現れてくる場合がある．次にそのおもなものについて解説する．

1. 口内にみられる薬物の副作用

1) 口渇症，口内乾燥症

臨床で繁用される薬物には，唾液の分泌を著しく減少させるものが少なくない．抗コリン薬，抗精神薬，抗ヒスタミン薬などは口渇症，口内乾燥症を起こす代表的な薬物として知られている（表5-2）．薬物による口渇症は，原因となっている薬物の適用を中止すれば治るが，それができない場合には適宜人工唾液を適用する．

2) 口内炎

抗菌スペクトルの広い抗生物質（β-ラクタム系抗生物質，テトラサイクリン系抗生物質）の長期連続経口投与により腸内細菌叢が変化し，ビタミンB_2，B_6の腸管内合成が阻害されると口内炎が発症する．また薬物アレルギーによる口内炎もあるので，このような場合には原因となっている薬物の適用を中止することが必要である．

3) 歯肉肥厚

抗てんかん薬（フェニトイン，バルプロ酸ナトリウム），カルシウム拮抗薬（ニフェジピン，ニカルジピンなど），免疫抑制剤（シクロスポリン）などを長期継続投与

表 5-2 口渇症および口腔乾燥症を起こすおもな薬物

薬効分類	薬物名
1. 抗コリン薬	アトロピンおよびその類似薬：アトロピン，スコポラミン，ホマトロピン，ブチルスコポラミン
2. 抗うつ薬	三環系抗うつ薬：イミプラミン，アミトリプチン，デシプラミン モノアミン酸化酵素阻害薬：サフラジン
3. 抗精神病薬	フェノチアジン誘導体：クロルプロマジン，チオリダジン，フルフェナジン ブチロフェノン誘導体：ハロペリドール
4. 抗不安薬，睡眠薬	ベンゾジアゼピン誘導体：ジアゼパム，クロルジアゼポキシド，ニトラゼパム
5. 抗ヒスタミン薬（H_1受容体遮断薬）	クロルフェニラミン，ジフェンヒドラミン，プロメタジン
6. パーキンソン病治療薬	レボドパ，アマンタジン
7. 利尿薬	浸透圧利尿薬：マンニトール サイアザイド系利尿薬：クロロチアジド，トリクロロチアジド ループ利尿薬：フロセミド，エタクリン酸
8. 高血圧治療薬	ラウオルフィアアルカロイド：レセルピン Ca拮抗薬：ニフェジピン，塩酸ニカルジピン，塩酸マニジピン，塩酸ジルチアゼム，ベシル酸アムロジピン， 自律神経節遮断薬：ヘキサメトニウム α_2-受容体作用薬：クロニジン
9. 気管支拡張薬	β_2-受容体作用薬：サルブタモール，トリメトキノール，ヘキソプレナリン

すると，歯肉肥厚，歯肉増殖を起こすことがある．発症頻度はフェニトインで約50％，ニフェジピンで約14％といわれている．発生機序は明らかでないが，歯周ポケットの存在が重要な因子となっている可能性が示唆されている．

4）味覚障害

薬物性味覚障害はすべての味覚障害の原因のうち最も頻度が高く，特に高齢者ではこの傾向が顕著である．降圧薬であるアンジオテンシン変換酵素阻害薬のカプトプリルなどはその代表的なものである．

5）口腔カンジダ症：抗生物質の長期連用による菌交代現象の一つとして生じる．また副腎皮質ホルモン製剤の長期連用により，免疫機能抑制のため易感染性となり本症が発生しやすい．

6）唾液分泌過多症（流涎症）：口内の急性炎症，創傷・潰瘍，ヨード，水銀，アンモニウムなどによる薬物中毒により発症する．

2. その他

1）薬物アレルギー

本章で取りあげた薬剤は，すべて口内組織に局所的に適用するものに限定してある．

すなわち，局所作用を目的とした薬剤である．しかし，薬剤に含まれている薬物

の局所作用に対する生体の反応は，必ずしも常に薬物が適用された部位にのみ限定して現れるものではない．薬物によるアレルギーあるいはさらに危険なアナフィラキシーショックのように，局所に適用された薬物が原因となって，ある種の病的反応が全身規模で起こってくる場合がある．

薬物アレルギーは，抗菌薬（抗生物質もこれに含まれる），非ステロイド性抗炎症薬，ヨウ素製剤，消毒薬（ヨウ素製剤はこのなかに入るものがある）などに比較的高頻度に発現するといわれており，歯科臨床で頻繁に用いられている薬物が多いことに注意する必要がある．薬剤を適用した後に，口腔粘膜の浮腫，皮膚の発疹（薬疹），これが更に広がった蕁麻疹などの症状が現れたら，その薬剤の使用を中止することが必要である．

2）要介護者が服用している薬物の薬理学的性質をよく理解すること

介護を必要とする人々のなかには，何らかの疾患があって医師による薬物療法を受けている人もいる．疾患の病態により薬物療法に用いられている薬物はさまざまであろうが，歯科臨床で使用頻度の高い抗菌薬や非ステロイド性抗炎症薬は有害な薬物相互作用を起こす例が少なくない．したがって，対象とする要介護者が服用している薬物の薬理作用や副作用をよく知っておく必要があることは言うまでもないが，その薬物と有害な相互作用を起こす薬物についてもよく理解しておくことが肝要である．有害な反応を起こす薬物の相互作用には多くの例があるが，ここでは歯科臨床とも関係がある三つの例をあげておく．

（1）ピリドンカルボン酸系（ニューキノロン系）抗菌薬と酸性非ステロイド性抗炎症薬との併用の場合，薬物相互作用の結果，中枢性に痙攣発作を発現することがあるので注意を要する．

（2）テトラサイクリン系抗生物質およびニューキノロン系抗菌薬は，Al^{3+}，Ca^{2+}，Mg^{2+}，Bi^{2+}，Zn^{2+}，Fe^{2+}などの金属イオンを含有する制酸剤，消化剤と併用すると，不溶性キレートを形成し，吸収が大幅に低下する．そのため，上述の金属イオンを含有しない各製剤に代替するなど処方の変更が必要である．

（3）歯科領域で繁用される非ステロイド性抗炎症薬は血清タンパク質との結合親和性が非常に高く，抗凝血薬のワルファリン，経口糖尿治療薬であるトルブタミド，あるいは免疫抑制薬であるメトトレキサートなどと併用すると，これらの薬物の薬理作用が増強されるので特に注意を要する．

VI編

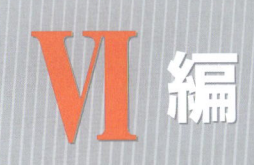

これからの歯科介護教育

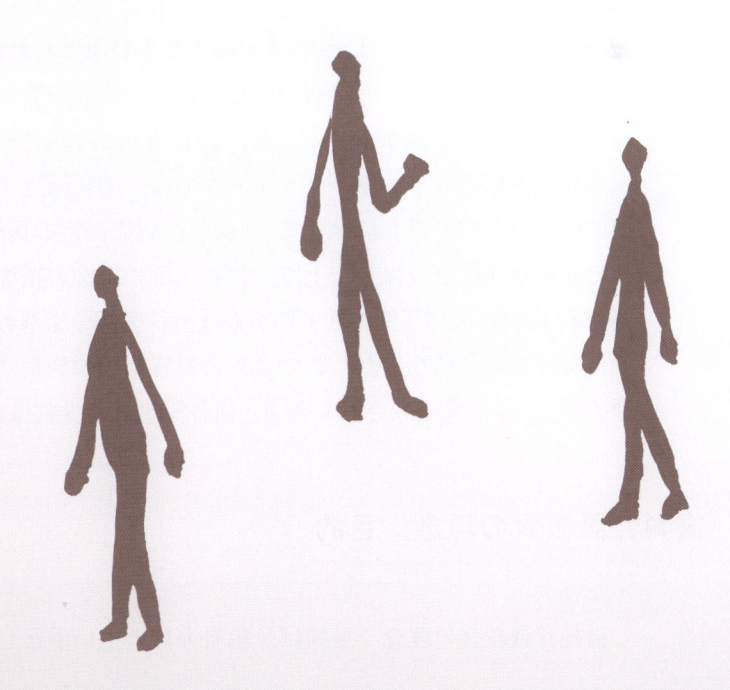

1章 総論

I はじめに

　歯科介護の重要性は，歯科医師，歯科衛生士のみならず，医師，看護師，介護福祉士など歯科以外の専門職にも理解されるようになった．その理由としては，一般的には「口腔ケア」という用語が用いられているものの，歯科介護の実践を通じ，対象者のQOLが改善される事例が増加しているからである．「口腔ケア」に関する学術集会や講習会には，歯科医療従事者のみならず，看護や介護を専門とする多くの人々が参加し，熱心に活動している．しかしながら，現場で実施されている歯科介護の内容や質については明らかでなく，依然として職種間のみならず同職種内でも差がみられるといわれている．「口腔ケア」にかかわっている他職種の知識や技術の向上のために，歯科衛生士は歯科介護の専門職として他職種をリードし指導できるように，自分の能力を向上させていかなければならない．

　2012（平成24）年度から歯科衛生士学校養成所のすべての卒業生が3年制以上の課程の履修者となった．歯科衛生士の資質の向上がはかられていること，従来の歯科衛生士法の枠内では，難病者や障害者を対象とした歯科に関する事業において，歯科医師が立ち会い，直接指導しなければ，歯石除去やフッ素塗布ができないことなどいろいろな問題があったため，2012年8月に開催された厚労省第10回チーム医療推進方策検討ワーキンググループでは，歯科衛生士法第2条第1項「歯牙及び口腔疾患の予防処置」について，「歯科医師の直接の指導の下に」から，「歯科医師との緊密な連携を確保した上で，歯科医師の直接の指導までは要しない」と見直す案が検討され，2015年4月1日からは歯科医師の指導のもと緊密な連携をはかったうえで行うことになった．このように教育年限の延長に伴い，歯科衛生士の業務範囲の拡大，法整備がなされており，歯科衛生士の役割はますます重要となっている．

II 歯科介護教育の理念，目的

　歯科介護教育の理念，目的は，歯科介護の担い手として，高齢者や要介護者が日

常生活における身体的，精神的自立を維持しながらQOLが向上するように支援し，このような歯科介護を通じて社会に貢献しうる人材を育成することである[1]．

Ⅲ 歯科介護教育の対象

　歯科介護教育の対象は，まず要介護者に直に接し，歯科介護を実践することになる歯科衛生士学校養成所（専門学校，短期大学，大学）の学生および歯科衛生士である．

　また，歯科医師も歯科衛生士と協働して歯科介護にあたる関係上，歯科介護の内容について十分理解しておくべきであり，歯学部学生教育のカリキュラムにもその内容を組み入れておく必要がある．

　さらに介護職に就く人達も，病院や介護保険施設等で日常的口内刷掃・清拭を行う可能性が高いため，歯科衛生士が行う歯科介護の基礎的な知識を理解しておく必要がある．

Ⅳ 歯科介護教育を取り巻く社会状況

　歯科介護教育およびこれに関連する歯科領域の知識を普及するためのストラテジーを構築していくうえで，まず歯科介護教育を取り巻く社会状況を知っておく必要がある．

1．わが国における高齢化の状況について

　近年，わが国の高齢化は当初の予測を超えて進行し，2012年度の調査では，100歳以上の人が5万人を超え51,376人となった．65歳以上の高齢者人口は約3000万人になり，75歳以上でも約1500万人となった（表1-1）．

　実に国民の4人に1人が高齢者になる．この高齢者人口の急速な増加に伴い要介護認定者数も増加している．要支援・要介護認定者数の総数についてみると，2001（平成13）年では288万人であったが，2009（平成21）年には470万人に達した（図1-1）．

　要介護者数は，高齢者人口の急激な増加に伴い当初の予測以上の勢いで増加している．2009（平成21）年度の資料によると，65歳〜74歳では要介護認定者は459千人で全体の3％であるが，75歳以上では3,015千人になり同年代の人々の21.9％に相当する（表1-2）．

　特に問題となるのは，認知症高齢者の急増である．要介護者について介護が必要

表 1-1 高齢化の現状　　　　　　　　　　　　　　　　　　　単位：万人（人口），％（構成比）

		2011年10月1日 総数	2011年10月1日 男	2011年10月1日 女	2012年10月1日 総数	2012年10月1日 男	2012年10月1日 女
人口（万人）	総人口	12,780	6,218 (性比) 94.8	6,562	12,806	6,233 (性比) 94.8	6,573
	高齢者人口（65歳以上）	2,975	1,268 (性比) 74.3	1,707	2,925	1,247 (性比) 74.3	1,678
	65～74歳人口（前期高齢者）	1,504	709 (性比) 89.2	795	1,517	715 (性比) 89.0	803
	75歳以上人口（後期高齢者）	1,471	559 (性比) 61.3	912	1,407	532 (性比) 60.8	875
	生産年齢人口（15～64歳）	8,134	4,095 (性比) 101.4	4,039	8,103	4,068 (性比) 100.8	4,035
	年少人口（0～14歳）	1,671	855 (性比) 104.9	815	1,680	860 (性比) 104.9	820
構成比	総人口	100.0	100.0	100.0	100.0	100.0	100.0
	高齢者人口（高齢化率）	23.3	20.4	26.0	23.0	20.2	25.7
	65～74歳人口	11.8	11.4	12.1	11.9	11.6	12.3
	75歳以上人口	11.5	9.0	13.9	11.1	8.6	13.4
	生産年齢人口	63.6	65.9	61.6	63.8	65.9	61.8
	年少人口	13.1	13.8	12.4	13.2	13.9	12.6

資料：2011年は，総務省「人口推計」（2011年10月1日現在）
　　　2012年は，総務省「国勢調査」（構成比の算出には，分母から年齢不詳を除いている）
（注）「性比」は、女性人口100人に対する男性人口
（厚生労働省：「平成24年度版高齢社会白書」）

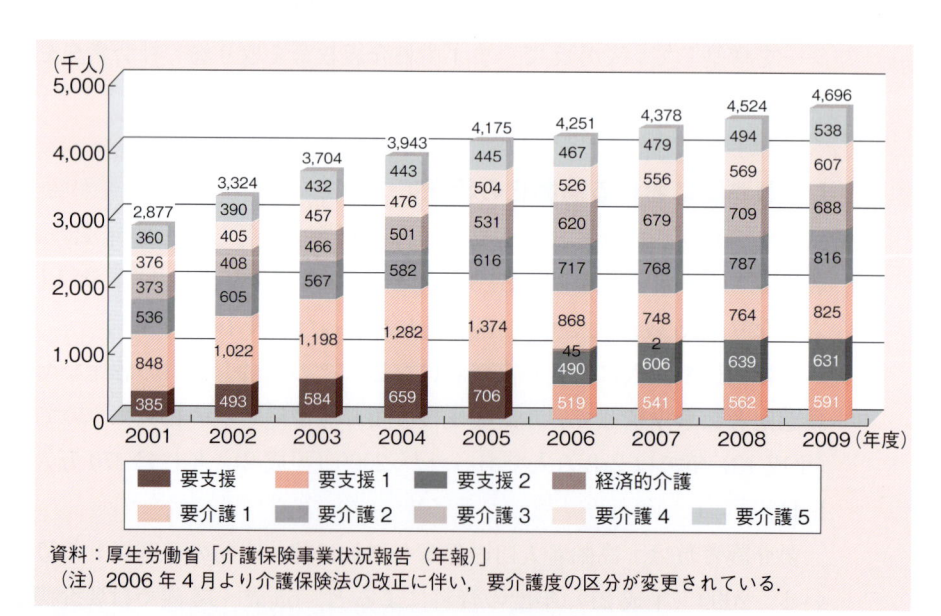

図 1-1　第1号被保険者（65歳以上）の要介護度別認定者数の推移
（厚生労働省：「平成24年度版高齢社会白書」）

資料：厚生労働省「介護保険事業状況報告（年報）」
（注）2006年4月より介護保険法の改正に伴い，要介護度の区分が変更されている．

表 1-2 要介護等認定の状況　　単位：千人，（ ）内は％

65～74 歳		75 歳以上	
要支援	要介護	要支援	要介護
184 (1.2)	459 (3.0)	1,038 (7.5)	3,015 (21.9)

資料：厚生労働省「平成 21 年度介護保険事業状況報告（年報）」
　　　より算出
（注）経過的要介護の者を除く．
（厚生労働省：「平成 24 年度版高齢社会白書」）

	脳血管疾患（脳卒中）	心疾患（心臓病）	関節疾患	認知症	骨折・転倒	高齢による衰弱	その他・不明・不詳
総数	21.5	3.9	10.9	15.3	10.2	13.7	24.5
男性	32.9	4.5	4.3	10.9	7.0	10.5	29.9
女性	15.9	3.7	14.1	17.5	11.7	15.3	21.8

資料：厚生労働省「平成 22 年度国民生活基礎調査」

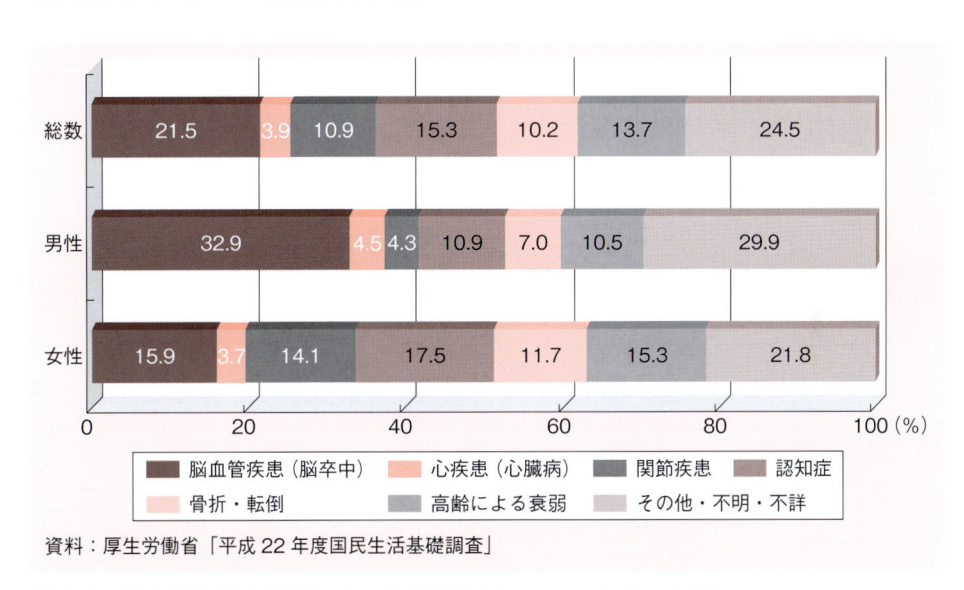

図 1-2　要介護者等の性別にみた介護が必要となったおもな原因
（厚生労働省：「平成 24 年度版高齢社会白書」）

となったおもな原因の約 15％は認知症である（図 1-2）．自立度がⅡ以上の認知症高齢者数は，2010（平成 22）年度には 280 万人（9.5％）であったが，2015（平成 27）年の推計では 345 万人であり，その後も増加傾向を示すとの将来推計が報告されている（図 1-3）．

　高齢者の増加の推移をみると，戦後生まれのいわゆる「団塊の世代［1947（昭和 22）年～1949（昭和 24）年生まれ］が 65 歳以上となる 2015 年には，65 歳以上の高齢者人口は 3,395 万人で高齢化率は 26.8％，このうち，65 歳～74 歳の前期高齢者の人口は 1,749 万人，75 歳以上の後期高齢者人口が 1,646 万人，後期高齢者率は 13％となる見通しである（図 1-4）．

　将来推計によると，わが国の人口は 2010 年をピークに減少するものの，2020（平成 32）年までは前期高齢者は増加の一途をたどり，高齢者数は 2040（平成 52）年まで増加するとされる（図 1-4）．また，年間出生者数の増加は期待できないのに対し年間死亡数は 2040 年まで増加し，その後は減少するが，全人口の減少のため，

1. 認知症高齢者数
○2010（平成22）年で「認知症高齢者の日常生活自立度」Ⅱ（※）以上の高齢者数は280万人であった．

〔算出方法〕
①平成22年1年間の要介護認定データを基に，「認知症高齢者の日常生活自立度」Ⅱ以上の認知症高齢者割合を算出した．
②年間データでは同一人物で複数回要介護認定を受けている者がいないので，平成15年と同月である平成22年9月の要介護認定データに上記①の割合（性別・年齢階級別・要介護度別認知症高齢者割合）を乗じて算出した．

※ただし，この推計では，要介護認定申請を行っていない認知症高齢者は含まれない．
※日常生活自立度Ⅱとは，日常生活に支障を来すような症状・行動や意志疎通の困難さが多少見られても，誰かが注意すれば自立できる状態．（次頁の参考「認知症高齢者の日常生活自立度」参照）

2. 将来推計
(単位：万人)

将来推計（年）	平成22年 (2010)	平成27年 (2015)	平成32年 (2020)	平成37年 (2025)
日常生活自立度Ⅱ以上	280	345	410	470
	9.5%	10.2%	11.3%	12.8%

※2012（平成24）年を推計すると，305万人となる．
※下段は65歳以上人口に対する比率．

〔算出方法〕
○将来推計人口（国立社会保障・人口問題研究所：H24.1推計．死亡中位出生中位）に，上記1の算出方法による平成22年9月の認知症高齢者割合を性別年齢階級別に乗じて推計した．

(参考：「平成15年 高齢者介護研究会報告書」)
(単位：万人)

将来推計（年）	平成14年 (2002)	平成22年 (2010)	平成27年 (2015)	平成32年 (2020)	平成37年 (2025)
日常生活自立度Ⅱ以上	149	208	250	289	323
	6.3%	7.2%	7.6%	8.4%	9.3%

図1-3 「認知症高齢者の日常生活自立度」Ⅱ以上の高齢者数について
(2012年8月24日 厚生労働書老健局高齢者支援課資料)

死亡率は2060（平成62）年までは増加していくことが予測されている（図1-5）．
　これらの高齢者人口の推移から，以下の問題点が浮かびあがってくる．すなわち，前期高齢者について，実効性のある介護予防の取り組みをできるだけ早期に行わないと，今後の高齢者介護がより困難になることが予測される．後期高齢者数の増加，死亡数が今後も急増することから，ターミナルケアまでを含めた高齢者介護のあり方を検討し，適切な対策を実施する必要がある．
　以上，高齢者人口の推移とそれに伴う要介護者数の増加の現状と将来予測から，高齢者の肺炎予防，口内感染症の予防，歯科領域機能の維持のために，歯科介護を実践する者が対象とする人々は，相当数にのぼることがわかる．しかも，要介護者の状態はそれぞれ異なるために，個別に生活環境を理解し，全身状態を把握し，歯科領域の状況を評価し，適切な対応法を考えて実施する必要がある．本書のⅣ編に

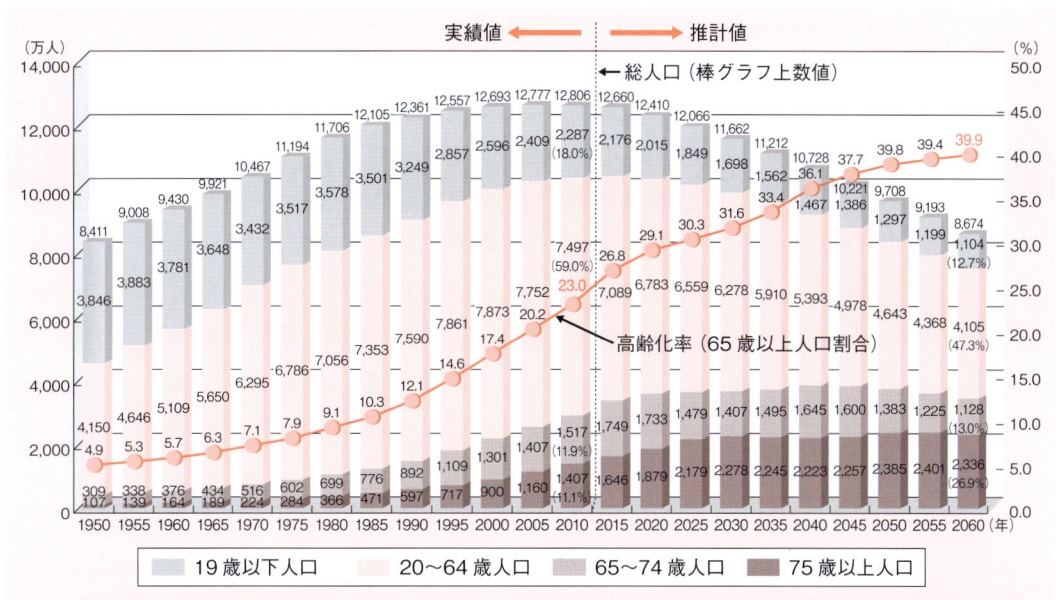

図 1-4　高齢化の推移と将来推計（厚生労働省：「平成 24 年度版高齢社会白書」）

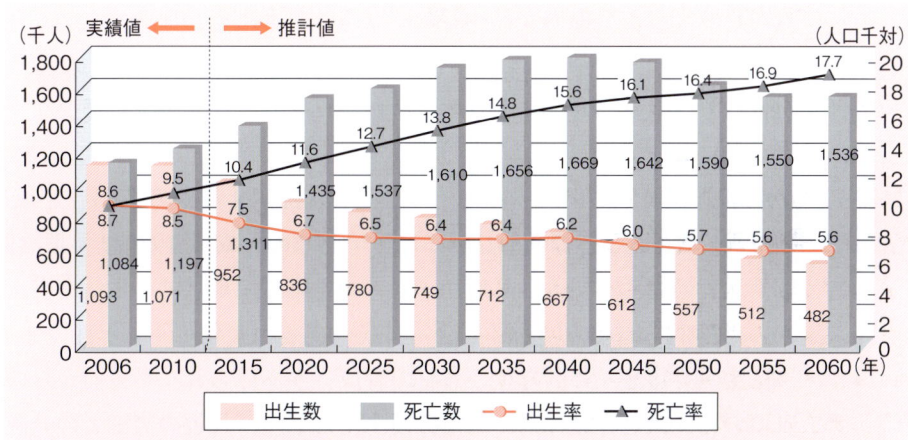

図 1-5　出生数および死亡数の将来推計（厚生労働省：「平成 24 年度版高齢社会白書」）

はその実施内容と実施手法を提示しているので，参考にされたい．

2. 介護・福祉政策の動向

　高齢者人口の急増に対応して，厚生労働省はいろいろな対策をたててきた．2000（平成 12）年度から開始された介護予防事業はその後も発展し，2006（平成 18）年

に介護保険に「口腔機能向上サービス」を追加した．誤嚥性肺炎を予防する目的が含まれている．2009年4月には介護保険施設において職員が入所者に対し，計画的な口腔ケアを行うことができるよう，歯科医療関係者から入所者の口腔ケアに係る技術や助言および指導を行う場合に評価を行う「口腔機能維持管理加算」が創設された．2012年の介護報酬改定では，介護保険施設の入所者に対する口腔ケアの取り組みを充実させる観点から，歯科衛生士が入所者に直接口腔ケアを実施した場合の評価を行うことになった．そこで「口腔機能維持管理加算」は「口腔機能維持管理体制加算」に名称が変更され，新規に「口腔機能維持管理加算」が設定された．これは，口腔機能維持管理体制加算を算定している施設の入所者に対して，歯科衛生士が歯科領域ケアマネジメント手法により計画書を作成し，歯科介護を行った場合，当該利用者ごとに算定するというものである．

さらに2012年の高齢社会白書では介護予防の推進，介護保険制度の着実な実施があげられ，介護サービスの充実のために，必要な介護サービスの確保，介護サービスの質の向上などが勧められている．特に，認知症高齢者支援施策の推進として，地域包括支援センター等を中心として，医療・介護従事者，行政機関，家族等の支援に携わる者や対象者が一堂に会する「地域ケア会議」の実施が提案されている．2005（平成17）年度から開始した認知症の正しい知識の普及をはかり，認知症の人が尊厳をもって地域で暮らし続けることを支える「地域づくり」を推進していくための後方キャンペーンについては，「認知症サポーター100万人キャラバン」等をはじめとする取り組みが各地域において推進されるよう，必要な支援を行っていくことになっている．2012年9月の介護保険最新情報によると，認知症施策推進5か年計画（オレンジプラン）」〈2013（平成25）年度から2017（平成29）年度までの計画〉として，①標準的な認知症ケアパスの作成・普及，②早期診断・早期対応，③地域での生活を支える医療サービスの構築，④地域での生活を支える介護サービスの構築，⑤地域での日常生活・家族の支援の強化，⑥若年性認知症施策の強化，⑦医療・介護サービスを担う人材の育成，があげられ，多方面からの対策が立てられている．歯科介護に携わる歯科衛生士として，最近の高齢者の介護・福祉政策を十分に理解して，専門職として対応していく必要がある．

3.「口腔ケア」という用語について

「口腔ケア」はよく用いられている用語だが，明確な定義があるわけではなく，いろいろな意味に使われている．約10年前までは成書に記載はなかった．2003（平成15）年の看護学大事典第1版[2]では「歯および口腔粘膜を清潔にするためのケアである」とされているが，広義には，「口腔ケアは，予防から歯口清掃，治療，医学的リハビリテーションまでも含む包括的なものでなければならない」，また「全人的な視点が必要である」との意見もあり，「歯口清掃（第1次予防），治療（第2

次予防），医学的リハビリテーション（第3次予防）が相まって口腔の保健が達成される．それが oral health care」と述べているものもある[3]．2006年以後の歯科関連の用語集をみると，日本歯周病学会では「口腔の健康の維持増進を目的とした行動・方法をさす」とあり，「広義では，摂食嚥下指導や歯科処置の一部を含み，狭義では口腔衛生管理を意味する」とある[4]．日本老年歯科医学会では「口腔ケア」ではなく「口腔保健ケア oral health care」の用語を使い，「狭義には歯口清掃をさすが，広義には食べ物の摂り方（栄養改善）や誤嚥の防止，唾液分泌促進や摂食嚥下障害などの指導やリハビリテーションなどの機能訓練あるいは歯科治療までを含む」としている[5]．また日本口腔外科学会では，「歯や口腔に有害な影響を与えるような不潔因子を除去し，歯や歯周組織など口腔内を清潔に保つと同時に，その機能を高め，口腔疾患や誤嚥性肺炎の発生を予防することをさす」とある[6]．

「口腔ケア」という用語は2002（平成14）年に名古屋市の医療法人鈴木歯科医院により商標登録されている．鈴木歯科医院の鈴木俊夫氏は日本口腔ケア学会の理事長である．日本口腔ケア学会によると，「口腔ケアとは，口腔の疾病予防，健康保持・増進，リハビリテーションにより QOL の向上をめざした科学であり技術です．具体的には，検診，口腔清掃，義歯の着脱と手入れ，咀嚼・摂食嚥下のリハビリテーション，歯肉・頬部のマッサージ，食事の介護，口臭の除去，口腔乾燥予防などがあります．」とある．このように「口腔ケア」の定義は，狭義には「口腔衛生管理」ということでほぼ共通しているが，広義では摂食嚥下指導や歯科医療まで含める学会もある．「口腔ケア」の定義に摂食嚥下リハビリテーションを含めることについては異論があり，むしろ摂食嚥下リハビリテーションの一部に口腔衛生が含まれるとして，摂食嚥下機能訓練の初期段階に「口腔ケア」を置くという考え方の人もいる．このように，「口腔ケア」の用語は，定義として各分野の専門家の間でコンセンサスの得られたものとはいいがたく，状況によりいろいろな意味で使われているため，どのような意味で使われているか理解して対応する必要がある．

4 歯科介護の担い手として歯科衛生士学校教育の現状

介護現場では，看護師，介護福祉士，ホームヘルパーなどとの協働が必要である．そのなかで，歯科衛生士は歯科衛生の専門家として他のメンバーに自らが行う歯科領域の介護（歯科介護）についての理解と協力を求め，日常的な口内の刷掃・清拭の技術的助言および指導を行う立場となる．多職種協働においては，歯科衛生士は他職種の業務を理解するために医学や介護の知識を学んでおくことが必要である．

歯科衛生士教育はすべての学校が3年制以上になった．従来の2年制教育から3年制になった理由としては，それまでの2年間という教育年限では，高齢社会において歯科介護という職務に従事するための教育を行うことがきわめて困難であり，少なくとも3年の教育機関が必要とされたからである．歯科介護の担い手としての

歯科衛生士を育成していくためには，歯科衛生士の教育年限の延長が必須の要件であることより，1998（平成10）年度に厚生省（当時）に，「歯科衛生士の資質の向上に関する検討会」が設置された．その検討会において歯科衛生士業務の多様化に伴い，歯科衛生士養成のための教育内容の見直しが求められるとし，従来の2年制教育を延長するべきである旨の意見書が提出された．教育年限の延長により歯科衛生士教育は以前より充実したカリキュラムを実施できるようになったが，3年制とはいえ，近年の歯科医療の進歩に対応し高齢者の歯科介護を実践していくために学ばなくてはならないことは非常に多く，必ずしも十分な時間があるとはいえない．歯科衛生士教育を受ける学生はもちろん，歯科衛生士教育に携わる教員側も社会の要請に応えるよう教育内容を十分吟味してよりよいカリキュラムを作成する必要がある．また，新しい時代の歯科衛生士を支援するために歯科医師，歯科教育関係者も，これからの時代に歯科医療従事者がどのように他職種と協働していくか，具体的なビジョンを描き，外に向かって発信し実践していくことが重要な責務である．

5. 歯科介護に関与する他職種の教育の現状
1）看護教育の現状と口腔ケアの実施状況

看護教育について，筆者の所属する学科の学生が2008（平成20）年に関東圏内6校の看護大学3・4年生443名に対してアンケート調査を実施した[8]．その結果，「口腔ケアに関する講義を受けた者」は75.1％であり，内容は，口内清掃の方法，口内清掃用具および摂食嚥下訓練などであった．また，講義担当者は，看護学科の教員が88.4％，歯科医師11.6％，病棟勤務看護師8.8％，歯科衛生士2.4％であった．この結果からは歯科医療従事者の講義を受けたものは14.0％であった．

病院に勤務する看護師への調査では，「口腔ケアマニュアル」を作成し，看護システムのなかに「口腔ケア」を組み入れているところもある．しかし，全般的には歯科医療従事者が教育を担当している場合は少なく，また，看護師の「口腔ケア」の実施状況を歯科医師・歯科衛生士が見学する機会はほとんどないため，「口腔ケア」の質の部分については不明な点が多い．看護師からは，口内清掃方法，舌清掃方法，摂食嚥下訓練，「口腔機能リハビリテーション」，口内評価方法，口内清掃用具，粘膜ケアの方法などを学びたいとの要望があり，歯科医療従事者との連携を希望する者が多い．

また，回復期リハビリテーション病院などでは，看護師以外に，理学療法士，作業療法士，言語聴覚士などの多職種が「口腔ケア」を行っている．口腔ケアに関する教育もさまざまであり，職種間のみならず同職種間でも口腔ケアの内容に差異がある．一方，介護保険施設においては，「口腔ケア」の主たる担当者は介護福祉士やホームヘルパーといった介護職員であることが多い．ほとんどの職員が口腔ケアの必要性を認識しているものの，「口腔ケア」の指導を受けた機会は，ヘルパー等の資格

取得養成研修，職員向け講習会，利用者に同伴した歯科医院，職場の先輩，訪問歯科医院などであり，系統的な教育を受けたとはいいがたいものが多い．また，介護職員には歯科医療従事者との連携や「口腔ケア」研修を希望するものも多い．

このような現状から，他職種が行ういわゆる「口腔ケア」を行うベースには，歯科衛生士が歯科介護の実施手法に従って作成した個別具体的実施計画に基づいて行う歯科介護の存在が必要である．そのうえで歯科衛生士は他職種と連携し，具体的手技や方法を伝え，協働して要介護者に対する適切な日常生活支援を行い，生活の質の向上をはかることができる体制を整えることが歯科界の喫緊の課題といえよう．

日常的な口内清掃・清拭と歯科衛生士が行う歯科介護

歯科介護のうちの口内環境整備，すなわち，①口内（歯，歯肉，舌など）清掃，②義歯の清掃，③食生活の介護は病院ではおもに看護師が担当し，介護保険施設では介護職（介護福祉士，ホームヘルパーなど）により実施されている．2005（平成17）年7月の厚生労働省医政局長通知によると，「重度の歯周病等が無い場合の日常的な口腔内の刷掃・清拭において，歯ブラシや綿棒又は巻綿子などを用いて，歯，口腔粘膜，舌に付着している汚れを取り除き，清潔にすること」は原則として，医師法第17条，歯科医師法第17条及び保健師助産師看護師法第31条の規制の対象とする必要がないとされ，高齢者介護や障害者介護の現場等で医師，歯科医師，看護師等の免許を有しない者が行ってもよいとしている．しかし，これには以下のような条件がついている．すなわち，

① 重度の歯周病がない場合に限る．
② 症状が不安定でない場合に限る．
③ 症状が不安定であること等により専門的な管理が必要な場合には，医療行為であるとされる場合がありうる．
④ このため，介護サービス事業所者等は介護サービス担当者会議の開催時等に，必要に応じて，歯科医師，歯科衛生士に対して，そうした専門的管理が必要な状態でかあるか否かを確認する．
⑤ さらに急変が生じた場合その他必要な場合は，歯科医師，歯科衛生士に連絡を行う等の必要な措置をすみやかに講じる．

Ⅴ 歯科介護教育の在り方について

1. 歯科衛生士に対する教育

1) 教育体制について

歯科介護の主たる担い手は，歯科衛生士である．歯科衛生士教育のカリキュラム

は整備されつつあり，医学教育，介護・福祉教育を導入しているところも増加した．

　歯科介護を担う人材の需要は急速に増え，その供給態勢の整備は急務である．そのためには，歯科衛生士のレベルアップのみならず，今後さらに歯科衛生士教育態勢を向上させ充実させるために資質の高い歯科衛生士を育成する，教員や指導者の養成および歯科衛生研究を展開できる研究者を育成するなど，より高度な教育を行う教育施設が必要である．歯科衛生士教育を行う4年制大学は2012年4月時点で全国で8校（国立4校，公立3校，私立1校），そのほか，大学評価・学位授与機構による認定専攻科（短大・専修学校3年卒業後1年間在籍し単位を取得すれば学士の試験を申請できる）を有する施設は4校ある．4年制国立大学の2校は3年次編入制度も設置されている．短期大学や専修学校で学んだ者のうち向学心のある者は，前述の制度を利用し学士を取得し，さらに大学院に進学して修士・博士の学位を取得して教育者・研究者として歯科衛生分野の発展に貢献することが望まれる．

2. 多職種に対する歯科領域の教育

　歯科介護は，歯科衛生士のみでできるものではない．看護師，介護福祉士，ヘルパー，要介護者の家族などと連携して行わなければならない．そのため，他職種の職務内容を理解して，連携を密にするとともに，歯科介護については，専門職の立場から歯科介護の目的を伝え，口内環境維持のための日常的な「口腔ケア」の方法や注意点など多職種に理解してもらわなければならない．それとともに，歯科衛生士が行う歯科介護とそれ以外の人が行う「日常的口腔ケア」の違いについても説明できるようになっておく必要がある．歯科衛生士と他職種では歯科衛生に関する教育の量も質も異なり，口内の取り扱い方もかなり違いがある．このことを十分理解し，口内環境整備に関する知識と実践についての教育を行うことが望ましい．

　また，看護の分野に関しては，近年，「口腔ケア」に関する関心が高まってきており，看護分野の評価法もできているが，まだ知識も技術も十分とはいえないし，看護師への口腔ケア教育態勢も不十分である．要介護者や入院患者の口内環境整備を担当する場合は，歯科外来に通院する患者の場合と異なり，口のなかをみる前に，患者の呼吸状態，循環状態，意識レベルを評価し，患者の姿勢，処置内容，処置方法など個々の歯科介護の方針をきちんと決定してから実施する必要がある．この点，看護師は患者の全身状態の把握において優れている．したがって，歯科衛生士が看護師と協働するためには歯科衛生士が患者の全身状態の評価方法を理解し，実施できるようになる必要があり，その点の共通認識が得られてはじめて，歯科衛生士として専門的な内容を指導していくことが可能となる．本書の内容はそれらの要望を叶えるものであり，歯科衛生士の歯科介護教育や実習に本書を活用することを切に望む．今後，看護師との連携を促進していくことが，高齢者，要介護者のQOLの維持向上につながり，そうすることがわれわれ歯科関係者の責務でもある．

2章 歯科衛生士教育における歯科介護

I 歯科衛生士教育における理念・背景

　歯科衛生士の業務は，社会的背景や生活環境，歯科疾患の罹患状況など，その時代のニーズに合わせ拡大されてきた．その歴史は第二次世界大戦後の1946（昭和21）年，歯科医学教育改善のため，わが国において発足した「歯科教育審議会」が，公衆歯科衛生の必要性とそれに携わる人材の養成を提言したことから始まる．1947（昭和22）年，米国占領軍の強い示唆により，保健所の大改正とそれによる保健所歯科の設置に伴い，歯科予防処置担当者の養成が始まった．そして，1948（昭和23）年，歯科衛生士法が制定，施行され，2年後の1950（昭和25）年に第1回歯科衛生士試験が実施され，わが国にはじめて歯科衛生士が誕生したのである[1]．その後，初期の目的であった公衆歯科衛生の分野が発展せず，臨床家のもとで働く歯科衛生士が多くなったことから，1955（昭和30）年，歯科衛生士法が改正され歯科診療補助業務が加えられた．さらに，1961（昭和36）年の国民皆保険制度によりますます歯科治療が増大した．また，1989（平成元）年の改正では，歯科保健指導が追加され，歯科予防処置，歯科診療補助，歯科保健指導の三大業務を担って，歯科衛生士は歯科保健・医療の第一線で活躍し，今日に至った（表2-1）．その成果として，2011（平成23）年歯科疾患実態調査において，8020達成者（80歳で20本以上の歯を有する者）の割合は38.3％の推計値となり，前回の2005（平成17）年調査より14.2％も増加した[2]．

　その間に，わが国の人口構成や社会情勢は大きく変化した．高齢化が急速に進み，65歳以上の高齢者は2015（平成27）年には3,378万人（総人口の26.9％），2025（平

表2-1　歯科衛生士業務の変遷

1948（昭和23）年	歯科衛生士法制定 歯科予防処置を業とする．
1955（昭和30）年	歯科衛生士法の一部改正 歯科診療補助が追加される．
1989（平成1）年	歯科衛生士法の一部改正 歯科保健指導が追加される．

成37）年には3,635万人（30.5％）になると予測されている．それに伴い，障害や認知症を有する者，虚弱者など，介護を必要とする高齢者，特に75歳以上の後期高齢者が増加の一途をたどり，3年以上要介護状態が続く高齢者は49.8％と半数近くに達するといわれている[3]．

2010（平成22）年度保健・衛生行政業務報告によると，就業歯科衛生士の95.4％が歯科診療所や病院歯科に勤務していると報告されているが[4]，それらの歯科衛生士に，要介護高齢者の増加に伴う歯科訪問診療，訪問歯科衛生指導，居宅療養管理指導など，居宅や病棟を訪問して医療・介護を提供することが求められる時代となってきた．また，2012（平成24）年，介護保険法においても口腔機能維持管理加算が新設され，介護保険施設における歯科衛生士の活躍も期待されている．

そのような高齢者，要介護者，あるいは周術期入院患者などの回復と自立，QOLの向上に，歯科介護は重要な役割を果たすといわれており[5]，国の政策による在宅要介護者等歯科保健推進事業を展開していくためには，それに携わる歯科衛生士の歯科介護の知識，技術，実践力が不可欠となってきた．そこで，歯科衛生士養成機関では社会のニーズに対応できる資質の高い歯科衛生士を輩出するため，最新の歯科保健・医療・福祉に関する知識・技術を効果的に学生に教授していく必要がある．その第一として，歯科介護を学問的に体系化し，歯科衛生士の専門領域として確立していくことが適切かつ急務であり，前述の三大業務に歯科介護を加えて広い職域で歯科衛生士が活躍することが，社会貢献につながり，歯科衛生士の社会的認知度を高めることにもなる．

そこで，筆者の在籍する明倫短期大学が1997（平成9）年度より介護の必須条件であるケアマネジメント手法[6]を取り入れ，「歯科介護学」を整理，体系化してカリキュラムに導入した経験に基づき，歯科介護教育の実際について述べる．

II 歯科介護教育の実際

1. カリキュラムへの導入

歯科介護に関する教育については，2012年に作成された「歯科衛生学教育コア・カリキュラム―教育内容ガイドライン―」に明示されておらず[7]，各養成機関が独自のカリキュラムを組んで実施しているのが実状である．歯科衛生士教育が3年制以上に移行した現在，教育に期待される内容も増加しているが，歯科介護教育の導入は優先的課題である．

図2-1には，本学の3年制課程への導入を一例として示した．2年前期に専門教育科目の一科目として30時間（1単位）を設定し，講義，基礎実習を行い，2年の後期から3年の前期にわたって行われる臨地・臨床実習に，介護保険施設での実習

2章 歯科衛生士教育における歯科介護

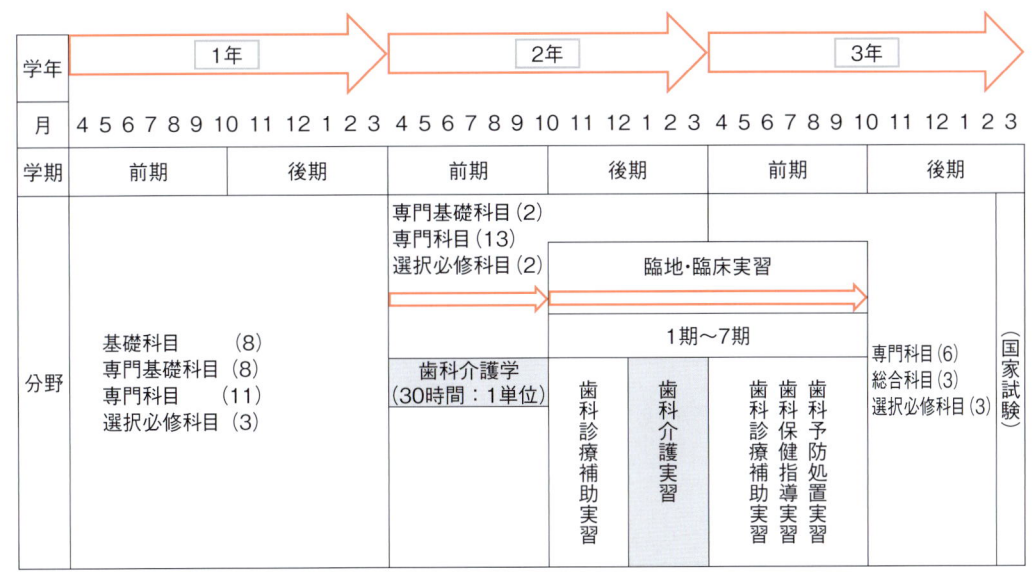

図 2-1 歯科介護学のカリキュラムへの位置づけの一例　　（　）内は科目数

表 2-2 臨地・臨床実習における介護実習の位置づけとローテーションの一例

期間＼場所	本学附属歯科診療所	介護保険施設	A 大学医歯学総合病院	B 歯科大学病院	本学附属歯科診療所	地域歯科保健現場等
第1期	A	B	C	D	E	F	G
第2期	G	A	B	C	D	E	F
第3期	F	G	A	B	C	D	E
第4期	E	F	G	A	B	C	D
第5期	D	E	F	G	A	B	C
第6期	C	D	E	F	G	A	B
第7期	B	C	D	E	F	G	A

※　A〜G は実習グループを表す

を組み入れている．歯科介護の対象者は，身体の障害の程度や理解度が健常者とは異なることから，2年後期からの実習は難しいのではないかと懸念されたが，むしろ，先に介護実習を体験した学生のほうが，健康の意義，生命の尊さ，老いへの認識，障害者への理解などが高まり，その後の歯科臨床実習において実習意欲，患者への思いやり，応対態度などによい効果が現れることがわかった[8]．

これより，3年制課程への導入は2年前期に講義，基礎実習を行い，2年後期から3年前期にかけて臨地実習を行うのが適当であると考える．卒業後，即戦力となって歯科介護を実践できる技能を身につけさせるためには，一定期間の臨地実習時間を確保する必要があることから，臨地・臨床実習のローテーションに組み入れることが，最も効果的であるといえよう．表 2-2 は本学が実施している一例である．

回	大項目	中項目
1～2	介護と歯科介護1	介護の誕生と目的 介護・歯科介護の定義と関連用語 歯科介護の意義と目的
3	介護と歯科介護2	歯科領域の五大機能 要介護者と歯科介護を必要とする人 高齢者の気道感染予防と歯科のかかわり 気道感染予防の実際
4	老化と高齢者の障害	老化とは　老年者の障害 老年病の保健・医学の目指すもの
5～6	高齢有病者の歯科的特徴と問題点	高齢者にみられる口の症状 高齢者に頻度の高い口の疾患 高齢有病者の歯科的問題点
7	歯科介護の内容	口内環境整備の介護 歯科領域の機能の介護 ・摂食嚥下機能の介護 ・構音機能の介護 ・表情機能の介護 ・感覚機能の介護 ・分泌機能の介護
8	歯科介護で行うリハビリテーション	口内環境整備能力のリハビリテーション 摂食嚥下機能のリハビリテーション 構音機能のリハビリテーション 表情機能のリハビリテーション 感覚機能のリハビリテーション 分泌機能のリハビリテーション
9	歯科介護の手順と方法1	介護・歯科介護のための器材 介護・歯科介護に役立つ薬剤
10～13	歯科介護技術	基礎実習，相互実習
14	歯科介護の手順と方法2	ケアマネジメント手法と介護保険 歯科介護の手順・方法
15	歯科介護の手順と方法3	ケアマネジメント手法の相互実習

図2-2　歯科介護学（現科目名）シラバスの一例（30時間：1単位）

2. シラバス

　歯科介護の教育内容として，図2-2に本学のシラバスを一例として示した．まず最初に，歯科介護学を学ぶ意義を理解させることが重要であり，介護と歯科介護の定義，意義と目的について講義し，動機づけを行う．次に，歯科介護の基礎知識として，1年次に行う解剖学や生理学を関連づけながら，歯科領域の五大機能やヒトの老化現象および歯科領域の老化・障害を講義し，要介護者の口内の実態と問題点を理解させていく．さらに，それらの基礎知識をもとに，歯科介護の内容と方法，その実際について講義，実習を行い，介護保険施設における臨地実習につなげていくよう組み立てている．

3. 臨地実習

　歯科介護実習を臨地・臨床実習のローテーションに組み入れるには，実習施設を確保する必要があるが，本学では図2-3に示す選択基準をもとに5施設を確保した．
　施設の確保にあたって考慮したことは，施設の地理的条件・種類・歯科介護の理解度である．まず，地理的条件としては，可能なかぎり学校に近いことが望ましい．これは施設に歯科衛生士が常勤している場合が少なく，教員がたびたび実施指導に出向く必要があることや，週1回カンファレンスを行い定期的にモニタリングしていく必要があるからである．つぎに施設の種類としては，介護保険施設である介護老人福祉施設，介護老人保健施設，介護療養型施設があげられるが，施設の性質上，入所者のADLや要介護度が違うため，歯科介護の手法も多少異なることから，それぞれの施設を確保することが理想である．学生は1人1施設での実習であるが，週1回学校で行う合同カンファレンスにおいて，目的の異なる他施設の実習状況を他の学生から学ぶことができることは効果的である．
　さらに，最も重要である，実習に対する施設側の理解度は，予想以上に高かった．近年は，介護保険に口腔機能維持管理加算が新設されるなど，歯科介護の重要性が認識されるようになっていることから，歯科衛生士を目指す学生の実習には理解があると思われる．介護現場は入所者の歯科介護に十分対応することが困難な現状から，施設側より歯科介護の継続実施の必要性を提起され，週4日実習を行うことができることは大変効果的であるといえる．
　実習施設確保までの手順は，図2-4に示すとおりである．ほとんどの施設では，歯科衛生士養成機関の実習生受け入れははじめての場合が多く，実習方法に戸惑いがあるが，ここで大切なことは，施設側に歯科介護の重要性をアピールし，教員がサポートしていくことを伝えることである．実習は入所者とのコミュニケーションをはかることが大切であり，実習開始と同時に歯科介護を行うことはむずかしいとの判断から，入所者の1日のスケジュールに合わせ，健康チェック，入浴介護，移

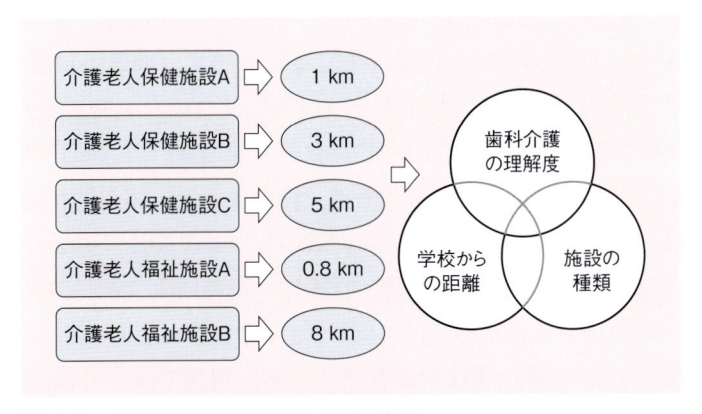

図2-3　歯科介護実習施設と選択基準

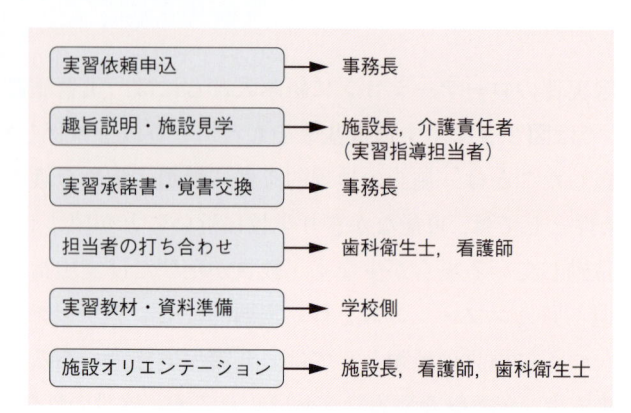

```
実習依頼申込 → 事務長
趣旨説明・施設見学 → 施設長，介護責任者（実習指導担当者）
実習承諾書・覚書交換 → 事務長
担当者の打ち合わせ → 歯科衛生士，看護師
実習教材・資料準備 → 学校側
施設オリエンテーション → 施設長，看護師，歯科衛生士
```

図 2-4　実習施設確保の手順と担当者

表 2-3　実習教材

1. 課題分析票（アセスメント票）
2. 課題分析票記入要綱
3. 問題事項選定票
4. 歯科介護サービス計画書
5. 寝たきり度・認知度判定基準
6. 歯科介護実習記録票
7. 臨地実習の手引き（歯科介護のマニュアル）
8. 一般介護実習記録票

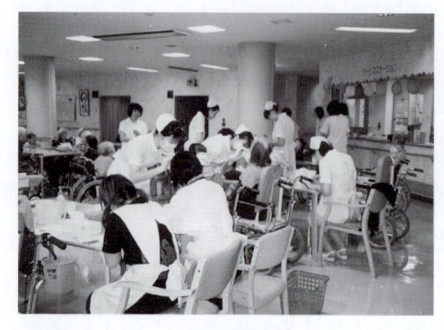

図 2-5　歯科介護実習指導

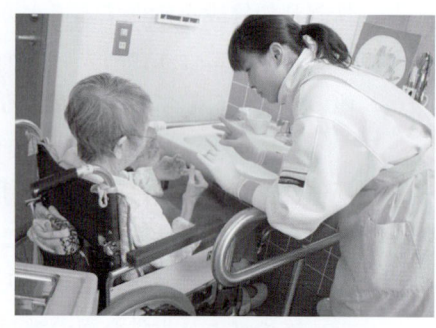

図 2-6　歯科介護実習（臨地実習）

動介護，食事介護，整容介護，リネン交換，リハビリテーション介助などの身体介護（以下一般介護という），レクリエーション参加を取り入れている．1日のスケジュールのどこに歯科介護を位置づけていくかについて検討することは大切であり，現場の実習担当者と相談しながら徐々にその比率を増やして，より多くの入所者に実施していくことが望ましい．

　歯科介護実習の内容は，口内環境整備の介護を中心に，摂食嚥下，構音，表情，感覚，分泌機能の介護と，各機能のリハビリテーションの実施を目標として，観察（管理），誘導（指導），援助，リハビリテーション（機能訓練）を選択して行っている（図 2-5, 6）．実習方法は，評価（課題分析），選定（問題事項選定），特定（解決すべき課題），策定（実施計画），実施（計画に基づいた実施），再評価の科学的手法により実施できるよう表 2-3 に示した教材〈課題分析票，課題分析票記入要綱，問題事項選定票，歯科介護サービス計画書，寝たきり度・認知度判定基準，歯科介護実習記録票，臨地実習の手引き（歯科介護のマニュアル），一般介護実習記録票〉を準備した．しかし，一般介護の知識，技術は，歯科衛生士教育のコアカリキュラムには含まれていないことから[7]，本学は，「介護技術論」の科目を2年前期に別に設定し（図 2-7），一般介護技術を教えている．現場では，看護師，介護福祉士などの指導を受けながら，徐々にその技術を習得していく．施設側の一部から歯科

回	項　目
1	基本介護技術（介護の心構え）
2	共感的理解と基本的態度の形成・訪問介護計画（ケア計画）の方法
3	生活援助に関する知識と方法（高齢者・障害者と栄養・食生活のあり方）
4	在宅看護の基礎知識（在宅看護の基礎知識）
5	基本介護技術（寝具の整え方・ベッドメーキングの方法）
6	基本介護技術（体位交換・褥瘡への対応・シーツ交換）
7	基本介護技術（衣服の着脱・寝巻の交換）
8	基本介護技術（入浴介助）
9	基本介護技術（身体の清潔）
10	基本介護技術（整容動作の介助 1）
11	基本介護技術（整容動作の介助 2）
12	基本介護技術（車椅子等への移乗・移動介助）
13	基本介護技術（肢体不自由者・視覚障害者の歩行介助）
14	基本介護技術（排泄のケア・失禁への対応）
15	レクリエーション体験学習（ロールプレイ）

図 2-7　介護技術論シラバスの一例（30 時間：1 単位）

　衛生士を目指す学生に，一般介護を教えることの意義について疑問視する向きもあったが，その都度，将来的に歯科訪問診療や訪問歯科衛生指導，居宅療養管理指導の担い手として，一般介護を学ぶことが意義あることを説明し理解を得ている．
　実習教材は，学生が手軽に活用できることや，データのコンピューター処理を容易にすることを念頭において作成する必要があり，適切な教材を活用し，体系化された手法に基づいた実習を行っていくことは，教育効果を上げるうえで大切である．

III　教育効果と他職種との連携

　歯科介護教育の効果は学生のアンケートより次のとおりであった．
① 高齢社会の現実をとらえ，障害者や高齢者の日常生活，心理面などを理解できた．
② 障害者歯科，高齢者歯科などの診療科における実習に役立った．
③ 継続した臨地実習により，歯科介護の手法を一定レベルまで到達させることができ，将来に向けて大きな自信につながった．
④ 一般介護も実習できることは，他職種の業務を理解し連携を深めていくうえで大変効果的であり，歯科実習にも役立つ．

　介護保険法により要介護者を社会全体で支える制度が定着した現在，保健・医療・福祉（介護）を包括的に捉えた教育を行うことは，きわめて有意義である．また，歯科衛生士が他職種と肩を並べて介護支援専門員や介護認定審査員として活躍する場ができたことは，歯科介護を広く実践していくうえで大変よいチャンスであ

る．単に制度上のケアマネジメントだけでなく，その専門性を活かして他職種と連携し，要介護者の口内環境や機能の改善にいろいろな提言を行い，寝たきりや認知症を予防していくことに役立つとしたら，それはすばらしいことである．今，医療・福祉（介護）の現場は要介護者の歯や口内の健康の重要性を認識し，歯科医師や歯科衛生士の活躍を大いに期待して，看護師・介護福祉士等が自らも歯科介護について積極的に学んでいる．歯科介護は歯科衛生士が科学的手法に基づいて責任をもって行うことが理想であるが，すべての要介護者に歯科衛生士が毎日かかわることは不可能であり，歯科衛生士が対応できない日常的な口のなかの刷掃や清拭を他職種にサポートしてもらうことが望ましい連携であろう．それは，歯や歯科領域機能の重要性，全身とのかかわり，QOLの向上を考えるとき，専門的知識，技術が求められるからであり，歯科衛生士自身もそのことを自覚して歯科介護技術を習得すべきである．

VII編

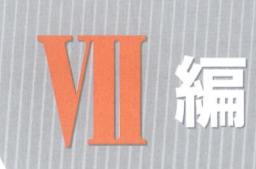

歯科介護予防につながる新たな教育

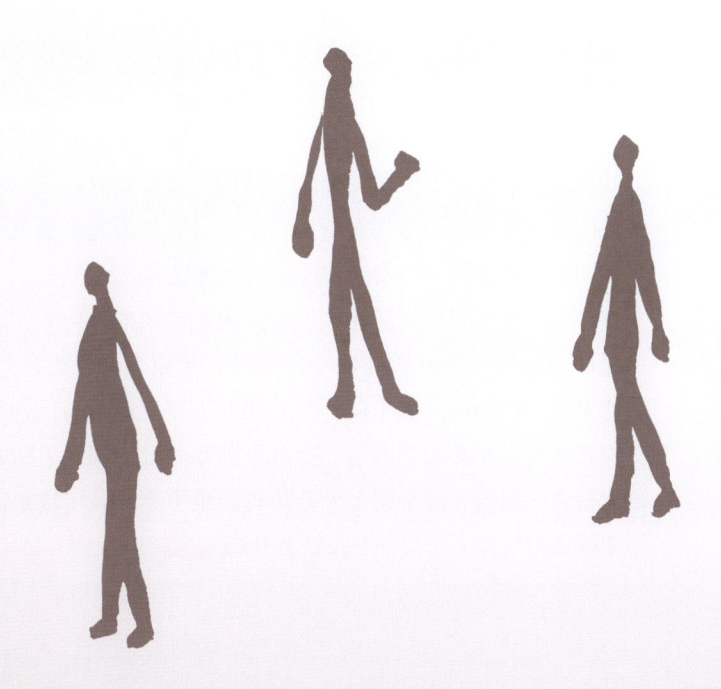

1章 ライフステージと歯科衛生士のかかわり

I はじめに

　2011（平成23）年の日本人の平均寿命（0歳の子供の余命）は男性が79.44歳（世界第8位），女性が85.90歳（世界第2位）となった[1]．また，2010（平成22）年の健康寿命（健康上の問題で日常生活が制限されることなく生活できる期間）は男性が70.42歳，女性が73.62歳で，平均寿命との間にはそれぞれ，9.02歳，12.3歳の差があり，健康寿命を延伸してその差を縮めることが，健康日本21の目標となっている[1]．それには，「おいしく，正しく食べる」ことが基本であると考えるが，健康な歯や歯科領域の機能なくして実現しない．

　また，「平成23年歯科疾患実態調査」によると，「8020」の達成者は38％を超え，これからもますます増えていくことが予想される．医療が「生命を守る医療」であるとするならば，歯科医療は「人々の生活を守る医療」であるといわれているように[2]，生涯の「食べる」，「話す」の基本的機能を維持し，健康寿命を延伸してQOL（生活の質）を向上させ，人間らしく生きることは誰もが望むところである．

　日本が健康長寿国になるためには，国民一人ひとりが日常生活において健康管理に努力することは当然の義務であるが，それのみに期待することは難しい．国の基本方針に基づいた保健・医療・福祉事業を保健所や保健センター，また，保育所・幼稚園，学校，事業所，介護保険施設などにおいて，ライフステージに合わせた歯科衛生士がかかわる保育や食育，さらには看護の事業を展開していくことこそが高齢期の介護予防につながっていくと考える．

　昨今，わが国の高齢化に伴い，歯科領域において，高齢者の歯科介護に傾注するだけでなく，8020の達成率を上げて健康寿命を延ばしいくためには，妊娠期や乳幼児期，学齢期，青年期，成人期および老年期の，各ライフステージにおける歯科のサポートが必要である．それを担うのは，歯科予防処置，歯科診療補助，歯科保健指導，歯科介護を業とする歯科衛生士をおいてほかにはない．歯科衛生士は地域や臨床の場にあって，1人ひとりの国民に生涯寄り添う伴走者でありたい．

II ライフステージの特徴と歯科的課題

　現在，わが国の地域歯科保健や学校歯科保健はかなり充実した取り組みがされていて，その成果は，小児のう蝕減少や高齢者の8020達成から伺える[3]．反面，人生で最もロングステージである成人期のとりわけ就労者を対象とする産業歯科保健の取り組みは決して十分とはいえない．また高齢期の介護予防を目指すとき，各ライフステージに歯科衛生士がかかわっていく意義は大きい．

1. 妊娠期

　少子化の時代にあって，次世代のわが国を担う子どもの誕生は個人としてだけでなく，地域や国をあげて支援すべきことであるが，働く女性が多くなり，疲労やストレスを抱える妊婦も多い．悪阻（つわり）の辛い時期を上手に乗り切り，健康な子どもを産むための栄養摂取が必要である．そのためには，歯と歯周組織の健康を維持し，妊娠期特有の歯肉の変化に対応する口内清掃や適時の治療が必要となる．このステージにおける歯科衛生士の歯科保健指導へのかかわりは重要であり，胎児の成長と母体の健康・歯科領域の管理を担うことである．

2. 乳幼児期

　母乳やミルクから離乳食にかわり，普通食へと移行していく年齢で，乳歯の萌出に伴う歯科領域の成長発育の大切な時期である．う蝕予防の歯みがきや食生活のマナー，正しい食べ方，食べ物の好き嫌いなどは，大人の模倣から入って確立していくことから，保護者や保育士，幼稚園教諭とのかかわりを大切にしていかなければならない．同時に，歯科の立場からの乳幼児の発達段階に応じた適切な栄養指導や食べ方の食育支援が必要である．またこの時期の歯科領域の成長・発育に対する保育支援も大切である．これらへの歯科衛生士のかかわりは，その後の学齢期・青年期・成人期に大きな影響を与えていくこととなる．

3. 学齢期

　集団生活を通して，勉強はもちろん，社会生活の基礎が築かれる大切な時期である．乳幼児期と異なり自己主張が強くなって，保護者もいろいろな面で学校任せ，学校頼りになりがちであるが，歯や口の管理においては家庭と学校が連携していく必要がある．この時期のプラークコントロールはう蝕予防だけでなく歯肉炎の予防にも重要であるが，保護者の直接的関与がなくなり口頭による指示が多くなる．「歯をみがいている」ことに安心し，「よくみがけている」ことの確認がおろそかになりがちで，歯垢付着および歯肉有所見の小児は学年が進むほど増えてきている[4]．

また，受動喫煙による小学生の歯肉着色も問題視されるようになってきた[5]．

それらの背景から，学校歯科保健は，児童が自分の口のなかに関心をもち，健康と異常をみつけられるようになって，う蝕や歯肉炎の予防方法を体得し，よい生活習慣を確立することが目標である．さらに，成長発育期における歯の交換や歯列・咬合，栄養指導・食育支援も必要な時期であり，歯科衛生士は児童だけでなく保護者，教員に対するかかわりも重要となってくる．

4. 青年期

中学・高校・大学などに学ぶ学生は学校保健に基づき健康管理が行われるが，日常生活においては自己管理ができる年齢であることから，学校での歯科保健教育の機会は少ない．特に，義務教育から離れる高校においては受験勉強や部活動が中心となり，大学ではアルバイトや就職活動等に時間を割かれることが多くなる．したがって，高校や大学において歯科保健教育を行うことは，かなり難しい．小学校で築き上げられた生活習慣が乱れていくことも多く，歯科領域の疾病異常被患率（学校保健用語で，有病率と同じ）は，中学校で62.7％，高等学校では72.8％となっており，ほかの疾病異常に比べて高い割合を示し[6]，歯科衛生士のかかわりも希薄になる時期である．

しかし，将来の健康維持・介護予防を考えるとき，歯周病の予防やダイエットによる過度の瘦せ防止などは青年期の大きな課題であり，歯科衛生士がかかわれる場をみつけていくことが必要である．それには，歯科医療機関における定期的歯科健診をとおして歯科疾患の予防を継続し，自らが8020達成を意識することが大切であり，この時期にかかりつけ歯科医・歯科衛生士をもつことが望ましい．

5. 成人期

成人期を仮に20歳から65歳までとすると，45年間もの長いライフステージとなる．その間，一生懸命働きながら結婚，子育て，子どもの教育，親の介護など，社会や家庭においても大きな責任を背負うこととなり，自らの健康管理がおろそかになりがちである．就労者は産業保健により健康を管理する制度が確立しているが，歯科保健は遅れていると感じることがある．生活習慣病予防に歯・口の健康が重要であることが認識されるようになり，歯科衛生士のかかわりも非常に重要となって健康長寿にも影響してくる．ともすると，この年代は仕事の忙しさに振りまわされ，歯科健診や予防・治療のための受療行動をとらない者が多い．産業歯科保健が強化され，歯科疾患の予防・治療，食育・禁煙支援等で歯科衛生士がかかわる場面が増えることを期待したい．歯科疾患により生命の危機にさらされることは少ないが，「食べる」「話す」の基本的歯科領域の維持は，QOLの向上に直接つながることから，歯科医療が「生活を守る医療」といわれる理由である．

6. 老年期

　わが国では65歳以上を高齢者として区別し，一般的には定年を迎える．平均寿命の延びた現在，現役を引退してからの老年期を健やかに過ごし，健康寿命を延伸していくことはこのステージの大きな課題である．健康維持には運動，睡眠，食生活，社会活動が重要であるが，いずれも「口から食べる」ことが基盤にあることに意外と気づいていない．歯科衛生士が障害者・要介護者の歯科介護にかかわることは，もちろん大切なことであるが，団塊（第一次ベビーブーム）の世代が高齢化す

表1-1　ライフステージにおける歯科保健対策と歯科衛生士のかかわり

対　象	歯科的問題点	歯科保健の具体策	歯科とかかわる全身的課題
妊娠期	・永久歯う蝕の増加 ・歯周病の急増	・妊婦歯科健康診査 ・歯科保健指導	・悪阻（つわり） ・貧血
胎児期	・バランスのとれた栄養摂取が必要	・母親教室における歯科保健指導	
乳児期		・乳児歯科健康診査，歯科保健指導	・授乳，離乳 ・摂食嚥下障害
幼児期（1～3歳）	・乳歯う蝕の発生しやすい時期（甘味の不規則摂取等） ・乳歯う蝕の急増期	・1歳6か月児歯科健康診査 ・3歳児歯科健康診査 ・幼児に対する歯科保健指導	・小児肥満 ・痩身体型 ・摂食嚥下障害
幼児期（4～5歳）	・永久歯う蝕の発生しやすくなる時期	・保育所・幼稚園における歯科健康診査	
心身障害（児）者	・広範性のう蝕発生等 ・咀嚼・発音障害	・歯科保健指導の推進 ・治療機関の紹介	・心身の障害
学童期（小学校．6歳～）	・永久歯う蝕の多発期	・就学時歯科健康診査 ・定期歯科健康診査と歯科保健教育	・小児肥満 ・痩身体型
学童期（中学校．12歳～）	・歯肉の炎症が始まる時期		
学童期（高等学校．15歳～）	・う蝕が放置されやすく歯周病の発生が始まる時期		
成人期（20歳～）	・歯周病の急増	・歯周病の予防と早期健康診査，歯科保健指導 ・健康増進事業における歯の健康教育，健康相談，歯周病検診 ・事業所等における歯科健康診査 ・成人歯科健診・保健指導	・若い女性の痩身体型 ・メタボリックシンドローム ・生活習慣病 ・ストレス ・喫煙
成人期（40歳～）	・永久歯う蝕の増加 ・歯周病の急増 ・咀嚼機能の低下が始まる時期		
老年期（65歳～，寝たきりの者を含む）	・咀嚼機能の低下（義歯装着者急増）	・義歯等に対する歯科保健指導 ・訪問歯科衛生指導 ・居宅療養管理指導	・高齢者の痩せ ・認知症 ・寝たきり ・窒息事故 ・誤嚥
歯科衛生士のかかわり		1. 歯科保健指導 2. 歯科予防処置 3. 歯科診療補助 4. 歯科介護	1. 栄養指導 2. 食育支援 3. 禁煙支援

厚生労働統計協会：国民衛生の動向 2012/2013，厚生労働統計協会，東京，2012，126．より一部改変

る10年，20年先を見据えて，健康高齢者や特定高齢者（虚弱者）の身体障害や認知症の介護予防も大きな使命である．医科歯科連携，病診福連携における歯科衛生士の役割は大きく，期待されている．

III 今後の歯科衛生士に求められる歯科食育・保育・看護の教育

　2005（平成17）年に施行された「歯科衛生士学校養成所指定規則の一部改正」は，わが国の高齢化の進展，医療の高度化，専門化等の環境の変化に伴う歯科衛生士の資質・資格の向上をはかるようにという国の要請である．

　高齢社会は，本来，少子高齢社会と呼ぶべきもので，高齢化と少子化は表裏一体である．したがって，おもに高齢者を対象にした本書の"歯科衛生士が行う歯科介護"も乳幼児期の段階からの歯科衛生士のかかわりがあってはじめて歯科衛生士の業務として完結することになる．

　I章2編「介護と歯科介護」IV-5，にもあるとおり，ライフステージの視点で歯科介護を考えると，その上流には，"歯科領域の視点からの食育"，"歯科領域にかかわる保育"，"歯科領域の患者の看護"が存在することに気づく．

　ときを同じくして，「二十一世紀における第二次国民健康づくり運動（健康日本21（第二次））」が2012（平成24）年から実施されることになり，その基本方針の一つに，「**国民が自立した日常生活を営むことを目指し，乳幼児期から高齢期まで，それぞれのライフステージにおいて，心身機能維持及び向上につながる対策に取り組む**」ことがあげられた．

　こうした社会情勢の変化と国の方針の新たな展開のなかで，**歯科食育**，**歯科保育**，**歯科看護**は，歯科介護に次いで21世紀の少子高齢社会を健やかで心豊かに生活できる活力ある社会にするために役立つ歯科衛生士の新分野となりうるものである．それぞれ定義するとすれば，以下のようになるだろう．

■**歯科食育とは**

　幼年期から高齢期の者を対象とし，食材，栄養，食文化などの食に関する知識を基盤に，①年齢時期に合わせた咀嚼機能獲得訓練等でよく噛む習慣を身につけさせ，②摂食機能の回復・保持・増進によりおいしく味わう方法とその大切さを指導し，③誤嚥を防止する摂食姿勢や会話を楽しむ食事環境づくりなどを通して，高齢期における日常生活の自立を目指すうえで望ましい食生活を幼児期から育む行為．

■**歯科保育とは**

　胎児，乳幼児とその母親を対象とし，歯科の立場から歯科領域の機能・形態のその成長発達を保護・育成し，乳幼児の保育の一端を担う行為．

1章　ライフステージと歯科衛生士のかかわり

■歯科看護とは

　歯科領域に疾患を有する入院患者等を対象とし，診療の補助，療養上の世話をする行為．

　今後，これらの分野の学問と業務の構築を行い，それを歯科衛生士の教育に取り入れて国家の要請に積極的に応えていくことが重要である．これら独自の学問と業務は歯科衛生士の主体性の堅持と自主性の発揮の基盤となり，それは歯科衛生士の活躍の場を広げ，社会貢献の度合いをより深めるであろう．

　これらの分野の学問と業務の構築とは，それぞれの知識と技術を整理・体系化して適切な実施内容を設定すること，さらにそれと併せて，実施に際しての系統的な実施手順・方法をケースマネジメント手法に基づいて策定することである（Ⅳ編1～4章参照）．これは今後の歯科衛生士教育界にとっての重要な課題である．そのための手がかりを，次の2～4章で解説する．

2章 歯科衛生士と食育のかかわり

I 歯科と食育

1. ライフステージごとにみた食べる機能・行動の発達とその支援

　2005（平成17）年に食育基本法が施行され，2006（平成18）年からの「食育推進基本計画」では，「国民の心身の健康の増進と豊かな人間形成」をはじめとした食育推進の基本的な方針が示された．歯科の領域からみると，当初は「食の安全」や「地産地消」が話題の中心だったため，歯科と食育はかかわりが少ないと思われていた．しかし，食育が推進されてくるなかで，「何を食べるか」ばかりでなく「どう食べるか」が注目されてくると，「食べるという口の機能」や「食べ方」が食育と深く関連していることが歯科関係者のなかでも自覚されはじめ，2007（平成19）年には歯科関連4団体から「食育推進宣言」が出された[1]．この宣言では，「食べ方」を通して生涯にわたって安全で快適な食生活を営むことを目的とした食育を推進することと，あらゆる場と機会を通して口の健康を守り五感で味わえる食べ方ができる食育を推進することが謳われている．さらにこの食育推進の流れを受けて，2008（平成20）年に厚生労働省に設置された「歯科保健と食育の在り方に関する検討会」では，歯科の立場から食育推進に向けた今後の取り組みをまとめ，「歯・口の健康と食育　〜噛ミング30（サンマル）を目指して〜」という報告書を発表した[2]．この報告書のなかでは，小児期から高齢期までの各ライフステージにおける食育の目標を「食べ方」をキーワードに決めている（**表2-1**）．小児期は歯・口腔領域の成長とともに食べ方が発達するため「食べ方を育てるステージ」として位置づけられ，母子保健活動や学校保健活動を主体に食育を展開することが望まれる．成人期は「食べ方で健康を維持するステージ」として，よく噛んで味わう食習慣づくりを支援す

表2-1　各ライフステージにおける「食べ方」支援

- 小児期（乳幼児期，学童期，思春期）
  食べ方を育てるステージ
- 成人期
  食べ方で健康を維持するステージ
- 高齢期
  食べ方で活力を維持するステージ

ることで，やせ・肥満や生活習慣病の予防を図ろうとするものである．高齢期は「食べ方で活力を維持するステージ」として，加齢とともに口腔機能の減退がみられやすい時期だからこそ，口腔機能の維持・向上を目指した食べ方支援を行うとともに，誤嚥や窒息の予防に配慮した食べ方を推進することが望まれる．「噛ミング30」は，「1口30回噛む」ことを推進しようということから"30"を数値目標とはしているが，要は「ゆっくりよく噛んで味わって食べる」という食べ方を目標としたものである．

このように，歯科においても食育への関心は徐々に高まってきているが，「食べ方」も「食習慣」もその基礎は小児期に確立するものであることを考えると，小児期からの食育支援が重要となる．

II 乳幼児・小児における歯科食育

1. 小児期各ステージの食べる機能・行動の発達とその支援

1）乳児期

健康に生まれた新生児には哺乳のための反射が備わっており，口の形態も哺乳に適した形をしている．まだ歯が生えていないことや上下顎の前方部に空隙（顎間空隙）があることなども哺乳を行うためには好都合なものである．最初は反射で吸啜していた乳児も，次第に反射を抑制して哺乳量をコントロールする能力がついてくる．この哺乳反射の減退には，大脳の発達による口の随意的な動きの発達と，指しゃぶりや玩具しゃぶりなどの口遊びが関連している．生後5〜6か月で哺乳反射や舌挺出反射が消失すると，離乳の準備が整ってくる．

離乳の各段階で獲得する食べる機能を図2-1に示す．生後5〜6か月の開始時期には，そのまま飲み込めるペースト状の食物で，口唇から食物を取り込み（捕食），舌で喉のほうへ送り（移送），口を閉じてゴクンと飲み込む（成熟嚥下）ことを覚える．次の段階での上顎の口蓋との間に支えた食物を押しつぶすという舌の動きも，

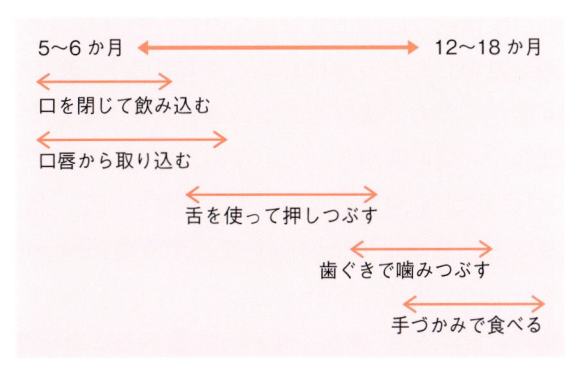

図2-1 離乳期に獲得する「食べる」機能

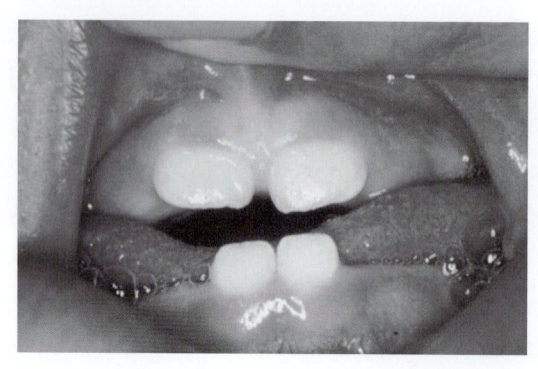

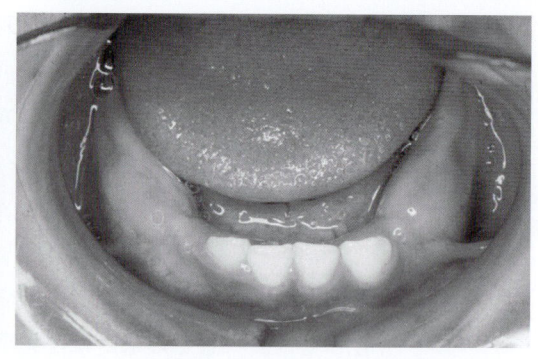

図 2-2　生後 8〜10 か月頃には上下の前歯が生えてくる

図 2-3　満 1 歳頃には前歯が 8 本生え揃い，奥の歯槽堤（歯ぐき）の膨らみも出てくる

　上下の乳切歯が生えて（図 2-2）口腔内の容積が広がることや，前歯によって口唇と舌の動きが分離するという歯や口の成長によって促される．舌でつぶせる程度の軟らかな食物が，このような舌の動きを引き出す．さらに次のステップでは，形のある食物を上下の歯槽堤でつぶすという動きを覚える．1 歳近くになると乳臼歯が生える準備として臼歯部の歯槽骨の幅が広がり膨隆もでてくるため，上下の歯槽堤で食物がつぶしやすくなる（図 2-3）．この時期には，食物の大きさや硬さを感知しやすいように，口の前方部で取り込ませるような介助が大切である．また，自食の準備として手づかみ食べや上下の前歯で噛みとる食べ方も覚えさせるとよい．
　咀嚼のための基本的な動きが獲得される離乳の時期には，食形態のステップアップを急ぎすぎたり，食形態を急に変えたりすると小児はついていけなくなる．乳歯の萌出状態や口の動きをよく観察して，食べる様子をみながら少しずつステップアップしていったほうが，機能の獲得もされやすくなる[3]．

2）幼児期

　1 歳を過ぎて上下の第一乳臼歯が生えると（図 2-4），前歯で噛みとり奥歯でつぶすという咀嚼を覚えていく．奥歯で噛めるようになると，食べられる食品の幅も広がり 3 回の食事で必要な栄養がほぼ摂れるようになるため，離乳も完了期を迎える．
　離乳が完了しても，1〜2 歳代の幼児には成人と同様な食物の処理能力はない．第一乳臼歯は噛む面が小さな歯なので，噛みつぶせてもすりつぶしはうまくできないため，処理しにくい食材も多くみられる[4]（表 2-2）．この時期には，よく噛まない，丸飲み，ためて飲み込まないなどさまざまな食べ方がみられるが，これらは口の機能発達と食形態が合っていないために起こりやすい現象で，一過性のことが多い．食材の選択や調理形態の工夫が必要である．第二乳臼歯が萌出して乳歯列咬合が完成する 3 歳頃までは，歯を使った咀嚼の練習時期と考えられる．また，1〜2 歳代は基本的な生活習慣が確立していく時期なので，食事を中心として規律のある生活リズムをつくり，楽しく味わって食べることで食欲を育てることも重要である．
　3 歳を過ぎると乳歯列咬合が完成する．第二乳臼歯が噛み合うとすりつぶしが可

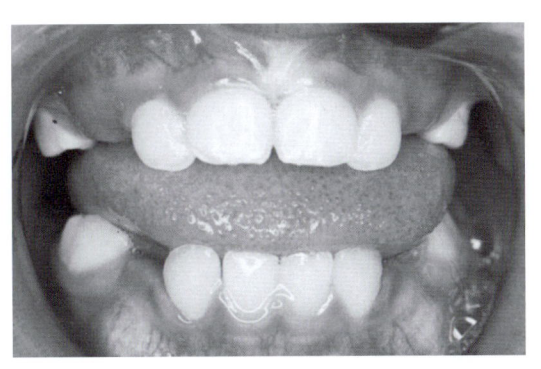

図2-4 1歳代前半には最初の奥歯が生え始める

表2-2 1～2歳代では処理しにくい食物

- 生野菜（きゅうり，レタス など）
- 繊維のある肉・野菜
- 弾力性の強い食品（かまぼこ，いか，たこ など）
- まとまりにくいもの（ブロッコリー，ひき肉 など）
- 皮が口に残るもの（豆，トマト など）

「小児科と小児歯科の保健検討委員会」より

能になり咀嚼力も高まるため，噛みごたえのある食物も徐々に食べられるようになる．食品の形態や大きさ・硬さなどに応じた処理方法を覚えたり，噛む力や回数を調節することを覚えていき，咀嚼のリズムも徐々に獲得されてくる．楽しい雰囲気のなかで食べる意欲を高めながら，新しい食材にチャレンジして食体験を増やし，ゆっくりよく噛むことで噛みごたえのある食材も味わって食べられるようにしていくことが大切である．よく噛むことが早食い・丸飲み・食べ過ぎなどを防ぎ，小児期の肥満や生活習慣病の予防にもなることも保護者に伝えたい．

3) 学童期

学童期には知的能力や運動能力が高まるため，自己コントロール能力もついてきて，「食の自立と自律」が進む．食事や栄養と健康との関係を学習することで食生活を自ら調整しようとする意識が育ち，自分の身体によい食物や食べ方を選んでいく力（食の選択力）も養われてくる．学校での生活が長くなるため，食育の場も家庭から学校に広がる[5]．また，この時期には乳歯から永久歯への交換や第一大臼歯の萌出が起こり，第一大臼歯が咬合するとさらに咀嚼力や咀嚼効率が高まる．食生活への親の関与も減少しやすい．

学童期の食育支援としては，噛みごたえのある食品を積極的に食事にとり入れることが望まれる．また，塾や習い事で下校後も忙しくなり，就寝時間が遅くなりがちなため，できるだけ生活リズムを整え，朝食をしっかり食べるように心がけ，間食や夜食を控えるようアドバイスする．1人だけで食べたり，せかされて食べたりしていると，水分での流し込み食べや早食い・丸飲みの習慣がつきやすい．家族や友達などと一緒に食事をとることで，おいしさを共感したり，よく噛んで味わう食事がとれれば，過食や偏食も防げることを伝えたい．

4) 思春期

思春期には，さらに小児自身の食の自立と自律が進む．第二大臼歯の咬合が完成する14～15歳で永久歯列は完成するが，顎発育は思春期の間は続く．永久歯列完成により咀嚼力や咀嚼効率はさらに高まり，成人と同様になる．食事や口腔ケアが

自立・自律する時期であるが，生活状況も学童期以上に多様化してくるため，生活習慣に関連した歯科疾患も発生しやすくなる．

思春期の食育支援では，食事と口腔や全身の健康のかかわりや食の安全について学ぶことで，自らの健康を守る食生活を身につけるよう支援することが大切である．家庭だけでなく，学校での健康教育の重要性が高まる．中学生・高校生になると朝食欠食率が高まるため，朝食を摂る大切さを本人に理解してもらう必要がある．また，過度なダイエットや偏食が全身の健康へのリスクであることを伝えたい．とくに思春期の女子では痩身志向が強く，現状で痩せていても「もっと痩せたい」とダイエットをする者も多い[5]．ストレスからの過食や多忙な生活状況での早食いの習慣もみられやすいが，皆と一緒の食事でしっかり噛んで味わって食べることで食の満足感と気持ちの安らぎが得られれば，適量で満腹になり肥満防止にもなる．

2. 成人期，高齢期につなげる食育

食べる機能や行動の発達は，ある程度成長過程でプログラミングされているところもあるが，成育環境からの影響も大きいものである．食べる機能の発達を支える全身的な成長・発達や歯科領域（口腔）の形態成長・機能発達にも環境要因は関与するが，食べる行動（自食行動）の発達には食欲の発達や社会性の発達が不可欠であり，これらは環境からの影響がより大きい．食事にかかわる要因（食内容や食環境，介助法など）ばかりでなく，小児の健康状態から家庭環境，日常の生活リズムや親子関係をはじめとした人間関係までが食べる行動の育成に関与する（図2-5）．小児の全身の健康や生活状況，親子関係などを良好に保ちながら食にきめ細かく目を向けていくことが，食べる機能・行動を健やかに育てるために重要である．

また，「よく噛んで食べる」という咀嚼習慣が身についていないと，丸飲みによる窒息のリスクや胃腸への負担が生じるばかりでなく，早食いによる過食から肥満につながったり，味わいや食の満足を得にくい食事になりやすい．小児期に健やかな食を育むことは，健康な心と身体を育むとともに，豊かな人間性を育む．そして，自分の健康を意識した健全な食生活習慣や咀嚼習慣が身につけば，成人期以降の食も豊かになり，それが生涯にわたる QOL の向上につながるものと考えられる．高齢期の食育支援は小児期から始まるといっても過言ではない．

3. 歯科衛生士の乳幼児・小児における食育教育の今後の方向

歯科衛生士が自らの専門業務として乳幼児・小児における食育を実践するためには，以上述べてきたような知識を整理・体系化し，適切な実施内容を設定する必要がある．また，そこからさらにライフステージを通じた食育の実践につなげるためには，それぞれのケースに応じた系統的な食育支援と口腔管理を実施する必要がある．そのための歯科からの食育教育プログラムを構築していくことが今後の課題である．

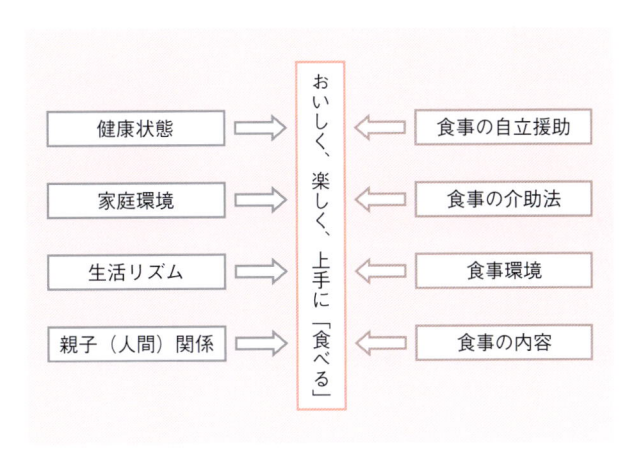

図2-5 「食べる」を育てる条件

III 成人期・高齢期における歯科食育

1. 成人の生活背景と健康

　成人期はライフステージのなかでも20歳から65歳の高齢期に達するまでの45年間という最も長いステージに当たり，生産年齢人口（約8,134万人）の大半を占める大切な時期である[6]．その間を健康に過ごし高齢期につなげるためには，小児期の「食べ方を育てるステージ」で培われた食生活習慣や咀嚼習慣を維持・増進させ，「食べ方で健康を維持するステージ」と位置づけ，歯科関係者の食育支援が求められている[7,8]．この時期は小児期の保育所・幼稚園・学校のように集団的・画一的生活場面は少なく，家庭や職場環境などが異なるため個人のライフスタイルに合わせた支援が効果的であるが，そのためには個々の生活背景を知ることが重要である．

　成人期は，結婚して家庭をもち，子どもや親の生活を守る義務と職場や地域社会において，責任ある立場で成果を求められる労働期間であり，多くのストレスを抱える時期でもある．さらに，女性は妊娠・出産・育児・介護にかかわる大変な時期でもあり，生活面で子どもや高齢者に及ぼす影響は大きい．特に，家族の食生活を支える要であって，その質の良否は家族の健康を左右するといっても過言ではない．

　成人期の生活背景から健康の維持・増進は欠くことのできない条件であるが，近年，メタボリックシンドローム〈2008（平成20）年度：約1,400万人〉や生活習慣病の総患者数（2008年度：約1,474万人）および医療費は増加し，それを減少させることは第二次健康日本21の重要課題となっている[9]．また，歯周病も全身疾患に影響する生活習慣病として医科歯科連携のなかでその予防や治療の重要性がいわれるようになった[10]．健康維持の基本となる食生活は個人の問題ではあるが，「食べ方」に対する歯科関係者の専門性を活かした支援は重要であり，2007（平成19）年にその指針が示されたところである[11]（図2-6）．

289

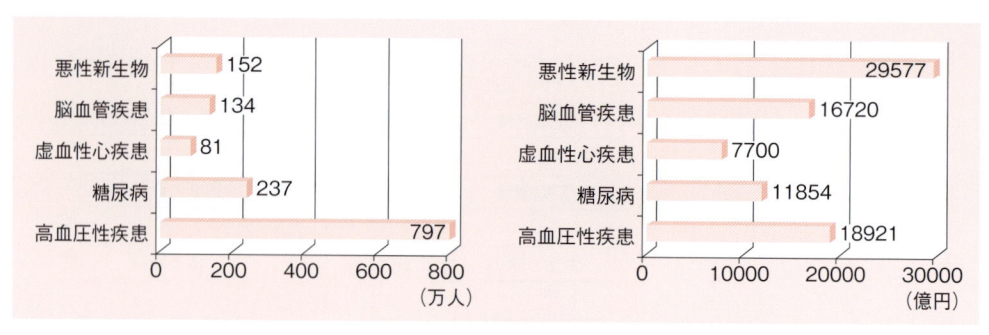

図 2-6　生活習慣病で医療機関を受診している患者数（左）と医療費（右）
（患者数：「平成 20 年患者調査」，医療費：「平成 21 年度国民医療費」より）

2. 成人期の食育支援

1）メタボリックシンドローム・生活習慣病予防への食育支援

　厚生労働省の 2007 年国民健康・栄養調査によると，40～74 歳におけるメタボリックシンドロームは約 1,070 万人，その予備軍は約 940 万人で合わせて約 2,010 万人と推計されている．メタボリックシンドローム・生活習慣病の予防には，食生活の改善，運動習慣の徹底といった取り組みが重要であるといわれている[9]．食生活の改善には，バランスのよい食事摂取と「食べ方」習慣の改善の二つの意味が含まれる．「何を食べるか」は栄養指導によるが「どのように食べるか」は歯科からのアプローチとして重要である．

　その第一は，丈夫な歯を維持し，何でもよく噛んで美味しく味わいながら食べることであり，具体的には1口の食物を，30回を目途によく噛んでから飲み込む「噛ミング30（カミングサンマル）」の習慣を身につけるようにしたい．しかし，50 歳を過ぎた頃より，う蝕や歯周病による歯の喪失が増加することから，学童期・思春期より，日常の歯みがきによるセルフケアや，定期受診による PMTC（機械的歯面清掃），歯石除去などのプロフェッショナルケアを通して，歯や歯周組織の健康を維持し，「8020（ハチマルニイマル）運動：80 歳で自分の歯を 20 本残し，何でも食べられるようにする取組み」[12] を自覚させる管理・指導が大切である．また，歯科疾患や歯の欠損を有する者を受療行動に誘導し，「食べる」機能を回復することも食育支援の一つである（図 2-7）．

図 2-7　生活習慣病予防のために―かむことは「ひとがすき」―
新潟県歯科医師会より

2) 心安らぐ（ストレス予防）食べ方支援

　12歳以上の者で日常生活に悩みやストレスをもっている者の割合は46.5％で，男子（42.4％）よりも女子（50.3％）のほうが高くなっている[13]．現代はストレス社会ともいわれる所以であるが，それを解消し心の安らぎを得る手段の一つに，一家団欒の食事や親しい仲間との会食がある．核家族化や共働き家庭が増える一方で子どもの塾通い，部活動などの増加により，家族そろって楽しく食事をする機会は減って，子どもの孤食や大人の不規則な食事が問題視されている．美味しい物をみんなで楽しく食べたとき，人は誰もが「幸せ」を感じるものであり，その幸福感がストレスを解消すると考える．家庭の中心的存在である大人にその意義を伝えていくことも大切な食育支援である．

3) 食文化や地域特性の伝承への支援

　世界のどの国にも食文化は存在すると思うが，日本食を含むわが国の食文化は世界の人々が注目し，絶賛するところである．安全でヘルシーな日本食は，わが国の自然，風土から長い年月をかけて生まれたものであり，それを今に伝えてきた先人のおかげであるといえよう．また，四季折々の旬の素材を活かして，日本各地に根づいた郷土料理や食文化，人生の節目に行われる行事の伝統食などを守り，家庭や地域社会のリーダーとして子どもたちに引き継いでいくことの重要性を伝えることも食育支援であり，日本人の食への感性を高めることにもつながる．

3. 高齢者の生活背景と健康

　わが国の高齢者人口（65歳以上）は2011（平成23）年，2,975万2千人（23.3％）となり，高齢者のみの単独世帯と老人夫婦世帯を合わせると1,051万4千世帯（54.2％）となって，ついに半数以上となった．また，高齢期も65歳から100歳以上まで年齢幅も大きく，老化の個人差も非常に大きい．75歳までの前期高齢者は比較的元気に社会生活を送る者が多いものの，生活環境においては独居・老々世帯が多いことから，医療機関へ通院する受療行動や食生活において種々の問題を抱えている場合が多い．できる限り健康で楽しく生きがいをもって老後を過ごすためには，経済的にも肉体的にも自活力をもつことが理想である．後期高齢者になっても「口から食べる」ことを基本に健康寿命を延ばし，「食べ方で活力を維持するステージ」[2,3]として，歯科関係者による歯・口の健康・機能の維持を目指す食育支援が全身の健康サポートにつながる．

4. 高齢期の食育支援

1) 食べる楽しみ支援

　高齢者の楽しみとして「美味しい物を食べる」，「仲間と楽しく会話をする」，「家族に囲まれて幸せに生活する」など，いろいろな声が聞かれるが，福祉施設入所者

291

および老人病院等入院患者を対象に，日常生活の関心事について行った調査で「食事」が第1位にあがったとの報告がある[14]．それからもわかるように，高齢者にとっての食生活はただ単に栄養を摂取する手段ではなく，生きる活力の源であるといえる．しかし，加齢とともに現在歯数が減少し，歯科領域の老化現象として，味覚の低下や唾液分泌量の減少，さらに，歯肉や舌の異常，咀嚼・嚥下等の機能にも変化が現れて食事形態に変化が出てくるが，大切な食生活を支える歯科領域機能の維持について管理・指導し，必要に応じて受療行動を促していくことは，食べる楽しみを維持していくための食育支援である．

2) 健康を支える支援（栄養摂取）

日本人のやせの者の割合は，20歳代をピークに減少するが70歳代からまた上昇傾向を示す[15]．後期高齢者や要介護者のやせは，食欲の減退が原因であることが多く，低栄養はしばしば褥瘡を引き起こしてQOLの低下と介護度を上げる結果となる．それを防止するために他職種と連携し，食欲をそそるバランスを考えた食材の選択や購入手段，また，その調理などの日常的な課題や，食事の場所・雰囲気などの環境づくりを考えていくことも，高齢者に対する食育支援の一つである（表2-3）．

3) 窒息・誤嚥予防への支援

2009（平成22）年の人口動態統計によるとわが国の死因順位の第6位に不慮の事故が上がっている．その種類別の割合をみると，窒息死が24.3％と最も多く，交通事故死を上まわる結果で，乳児と後期高齢者の占める割合が高かった[16]．また，死因の第4位に肺炎が上がっていて，80歳以上の高齢者が多く，誤嚥性肺炎の占める割合が高かった[11]．これより，窒素事故の予防には，食品の物性の特徴や安全な食べ方を指導することも重要であると同時に，摂食嚥下機能の低下する高齢者や要介護者の誤嚥性肺炎を予防するために，口のなかを清潔に保つためのケアと関連組織のリハビリの方法を管理・指導することも食育支援である（表2-4）．

そのほか，長い人生経験で培ってきた歯・口に関わる言葉や食文化の伝承者としての役割を担ってもらうよう誘導することも広い意味の食育支援といえよう．

表2-3 低栄養を防ぐ食生活のポイント

- 1日3食欠かさずに
- 食事の時間を規則正しく
- 家族や仲間と楽しく
- 主食・主菜をしっかり
- 牛乳・乳製品を毎日
- 咀嚼・嚥下機能にあった食べ方

表2-4 窒息の原因になる食品と窒息予防

- 食品の物性を知る
- 安全な食べ方をする
- 一口量を多くしない
- 口の奥に押し込まない
- 細かく噛みつぶす
- 唾液とよく混ぜる
- 飲み込んでから話をする
- 食べてる途中で急に上を向かない
- 食べることに集中する

日本歯科医師会ホームページより

3章 歯科衛生士と保育のかかわり

I 歯科衛生士と保育

　歯科衛生士の保育への取りくみはこれまでにも行われてきたが，今後は歯科介護につながるライフステージの重要な時期との認識にたち，また歯科介護同様に系統的に行うことが求められる．これはすなわち，胎児，乳幼児とその母親を対象として，歯科領域の機能・形態の成長の視点に立ち，その成長発達の保護・育成をマネジメント手法に基づき系統的に行い，乳幼児の保育の一端を歯科の立場から担うことをいう．そうした概念を歯科保育と呼ぶこととする．児童福祉法の第1条では「すべての国民は児童が心身ともに健やかに生まれ，かつ育成されるよう努めなかればならない」ことが定められている．

II 歯科保育の意義と目的

　乳幼児が心身ともに健やかに育つよう，その生活が保障されるための基本的かつ重要な課題がある．その一つに，「口内環境を整え，清潔を保ち」，「食物を上手に口に入れ」，「よく噛み」，「おいしく味わい」，さらに「会話を楽しみ」，「明るい表情を浮かべる」ことで，歯科領域の機能・形態の成長および発達を促すことがある．歯科領域は生活の質や人生の質に深く関わる領域であり，歯科領域の保育の意義は大きい．
　歯科保育は，養護と教育が一体となって，豊かな人間性を持った子どもを育成する保育の一翼を担うものである．歯科衛生士が専門職としての主体性をもち，自主性を発揮してこれを担当することが望まれる．

III 成長・発達の基本

　子どもの成長・発達は，年齢差，個人差が大きい（**表 3-1**）．

表3-1 各期の特徴

各 期		時　　　期	成長と発達の特徴
胎生期		胎生3か月から出生までの期間	頭・顔面・頸部の成長
新生児期		生後29日未満	環境に適応していく移行期
乳児期		生後1年までの時期	知識・言葉の準備期，歯の萌出，離乳期，行動の習得開始
幼児期	前期	満1歳から3歳まで	基本的な生活習慣を身につける自立の時期
	3歳前後		第1反抗期；自我の芽生え
	後期	4歳から5歳	脳神経・言語の発達，質問の増加，学習能力の向上

Ⅳ　歯科保育の基礎と実施内容

　歯科保育を実施するにあたっては，基礎となる知識と技術，および実施の内容の習得が必要である．

1. 胎児の歯科領域の成長・発達
1）基　礎
　乳歯は妊娠7週頃から歯胚の形成がはじまり，石灰化が進行する．永久歯の歯胚も妊娠中に形成される．歯科領域の機能については，妊娠8〜12週を過ぎる頃には口の開閉，妊娠24〜27週には指しゃぶりのような吸啜（きゅうてつ）運動がみられる．

2）内　容
　妊婦の歯周病や飲酒・喫煙の習慣は，胎児の成長・発達に悪影響を及ぼすことが知られている．早産や低体重児が生まれるリスクがあることから，歯科の健診・治療や禁酒・禁煙を促す．また，妊娠中は食物の嗜好が変わったり，摂食回数が増えるなどの変化がある．これらのことを踏まえて妊婦自身の健康保持と胎児の成長のための食指導も重要である．

2. 口内環境整備の保育
1）基　礎
　乳歯は生後6か月頃から萌出をはじめ，3歳頃には乳歯列が完成する．歯の萌出状況と咀嚼機能の発達段階に適合した保育が求められる．

2）内　容
　萌出の進行状況，歯の汚れの有無，咬合の状態の観察を続ける．乳歯が萌出したら歯みがきの習慣をつけることが重要である．幼児が口内清掃の習慣（生活のリズム）や清潔を気持ちよいと思う感性を身につけることも，口内環境整備の重要な役目である．口内清掃のポイントは歯ブラシを使用しての"寝かせみがき"清掃で，

口のなかをよく観察しながらブラッシングを行う．そのためには適切な歯ブラシの選択，的確な歯ブラシの当て方・動かし方，口唇や頰粘膜の排除の工夫，口内清掃時の雰囲気づくり（話しかけたり，歌を歌ったりしてリラックスした雰囲気）などに重点をおく．子どもが歯みがきをしたあとは，1日1回は保護者が口のなかを点検し，みがきの残しの部分を清掃することが必要である．

3. 歯科領域の機能発達の保育

乳児期に入り，乳臼歯の萌出により形態の成長，それに伴う咀嚼・表情・構音機能の発達は躍動的である．歯科にかかわる保育では，この時期の歯科領域の成長・発達の支援（観察，誘導，援助，練習）は重要な意味を持っている．子どもとかかわりながら皆で食べる楽しい食事場面をつくり，よく嚙んで食べること，話すこと，表現を豊にすること，味わうこと，また食べ方のマナーなどを年齢に合わせて身につけることが望まれる．

1）摂食嚥下機能の発達の保育

（1）基　礎

胎生10週になると口の形態が整い，妊娠24週頃に指しゃぶり，妊娠16～18週頃には羊水を吸啜し，嚥下するようになる．新生児・乳児の哺乳と幼児の摂食機能

表3-2　摂食機能の発達と食物形態

	初期食（5，6か月）	中期食（7，8か月）	後期食（9～11か月）	普通食（12～15か月）
発達段階	経口摂取準備期 嚥下機能獲得期 捕食機能獲得期	捕食機能獲得期 押しつぶし機能獲得期	咀嚼機能獲得期 自食準備期	摂食機能獲得期 食具食べ機能獲得期
摂食機能	口唇を閉じて飲み込むことができる．	口唇を閉じて上顎と舌で食べ物を押しつぶすことができる．	歯を使って嚙むことができる．	ほぼ普通に食べることができる．
食物形態	・半流動食 ・すりつぶし食	・押しつぶし食	・軟固形食 ・きざみ食	・一口大食 ・固形食
	・粒がなく滑らか ・ペースト状 ・とろみ，ねばり ・水分が多い	・舌でつぶせる程度の硬さ ・1 cm角ぐらいの形のあるもの ・水分が少ないものは不適	・奥歯で軽くつぶせる／すりつぶせる程度の硬さ ・形のあるもの	・歯で嚙み切れる程度の硬さ ・歯ですりつぶせる硬さ
例	・おもゆ ・お粥／パン粥の裏ごし ・ヨーグルト，ムース ・肉，魚，卵のペースト ・野菜の裏ごし ・ポタージュ	・全粥，パン粥 ・うどんのくたくた煮 ・プリン，ゼリー， ・絹ごし豆腐，煮こごり ・野菜の軟らか煮 ・テリーヌ	・全粥，軟飯 ・牛乳に浸したパン ・煮込んだうどん ・軟らかいひき肉料理 ・卵豆腐，卵とじ ・野菜のシチュー	・軟飯，ご飯，パン，麺 ・から揚げ ・野菜，果物 ・かまぼこ ・たけのこ，ごぼう，しいたけ

【参考文献】
・障害児の療育ハンドブック．社会福祉法人日本肢体不自由児協会 編，社会福祉法人 日本肢体不自由児協会．
・障害のある児童・生徒の食事指導の手引 食事指導の充実のために　東京都教育委員会．
・小児の摂食嚥下リハビリテーション．田角勝，向井美惠 編著，医歯薬出版．

の発達は，表 3-2 に示す．
　　(2) 内　容
　咀嚼機能の発達段階と与える食物の形態・物性とが適応しないと，異常な食行動を身につけてしまうことがある．3 歳以前の丸のみ，遊び食べ，チュチュ食べは一般に歯や顎骨や咀嚼筋の成長とともに消失するが，3 歳以降は食べ方に問題をもち続けるようになる可能性があるので注意をする．

2) 構音機能の発達の保育
　　(1) 基　礎
　構音は，舌・口蓋・口唇などの形を変化させて，会話に用いられる各種の語音をつくりだすことである．口腔と咽頭が未成熟な乳幼児期前半は赤ちゃん言葉を話すが，4, 5 歳になると構音器官の成長とともに，次第に正しい発音を獲得するようになる．

　　(2) 内　容
　言葉を話すことは口から息をだす動作であるため，呼吸は鼻呼吸ができるよう日常会話や食事，遊びのなかで誘導する．幼児期の口呼吸は，指しゃぶり，舌突出癖，開口，上顎前突などが原因で起こることがある．鼻疾患やアレルギーなども口呼吸を誘発するので注意をする．

3) 表情機能の発達の保育
　　(1) 基　礎
　顔の表情をつくりだす仕組みは，大脳により支配されている．10 歳以前の小児は脳が発達途上にあり，泣き顔には他の表情ほど個人差がみられない．乳幼児の泣き顔が，大人に比べて表情にあどけなさがあるのはそのためである．

　　(2) 内　容
　乳幼児期にみられる表情には注意をする．

4) 感覚機能の発達の保育
　　(1) 基　礎
　新生児期の触覚・圧覚は，口唇，舌，手掌において敏感である．痛覚は，新生児では敏感ではないが，生後 6〜8 週間で成人と同様の痛覚を感じるといわれる．味覚の受容器である味蕾は，妊娠 14 週頃で成人と同様の形態になる．新生児では甘味，旨味を好み，酸味，苦味を拒否する．新生児期を過ぎると酸味も受け入れられるようになる．

　　(2) 内　容
　離乳期から幼児期は，健全な摂食行動と味覚を育てる大切な時期である．

5) 分泌機能の発達の保育
　　(1) 基　礎
　分泌器官である唾液腺は，新生児では未熟だが生後 3 か月で 2 倍，生後 6 か月で

3倍，2歳で5倍の大きさになるといわれ，唾液量分泌量は成長とともに変化する．生後ただちに唾液腺の分泌が始まり，3～5歳まで増加し8～10歳にかけて減少する．乳幼児は唾液量が多く，流挺（りゅうぜん）があっても異常ではない．

(2) 内　容
年齢相応の唾液の分泌を知り，分泌の低下には注意をする．

4. 歯科領域の形態成長の保育
歯や口，顎頸顔面の成長発育についての基本的な知識をもち，標準的データをそろえておく．また，アセスメントに基づき，必要に応じて歯科，矯正歯科，もしくは口腔外科等への受診を保護者等へ勧める．

Ⅴ 歯科保育の実施手法（手順と方法）

歯科保育を実施するにあたっては，胎児，乳幼児とその母親を対象として，その成長発育の管理・指導をマネジメント手法に基づき系統的に行う．

1. 実施手順
具体的な実施の流れは図3-1に示した①～⑤に沿って進める．成長時期に合わせて繰り返し行う．

2. 実施方法
個別対応のアセスメント票（図3-2）をはじめ，各ステップで用いられるプロトコール（様式書類）をあらかじめ作成・準備しておき，それらを使用して図3-1の

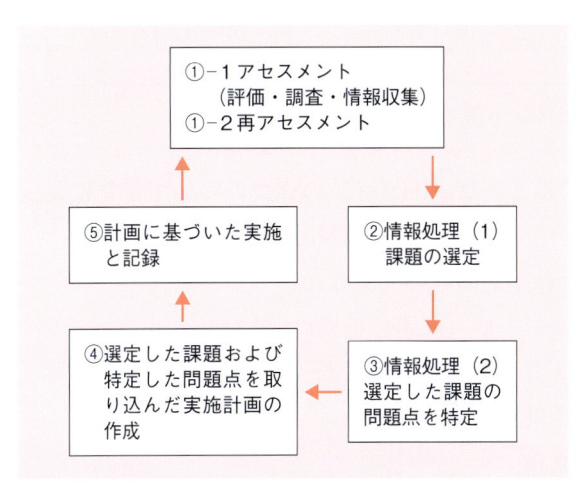

図3-1　具体的な実施の流れ図

実施年月日：	年　月　日		記入者			
ふりがな 氏名		男 女	愛称		平成　年　月　日生	
現住所			連絡先：Tel		歳　か月	

家族歴：氏　名	続柄年齢	喫煙有無	飲酒の有無	う蝕数，歯周病の有無
	歳	（有・無）	（有・無）	
	歳	（有・無）	（有・無）	

歯科領域の機能の評価項目		評　価		事前	事後
摂食嚥下 機能	噛み締め　右側	1 弱い　2 普通　3 強い			
	左側	1 弱い　2 普通　3 強い			
構音 機能	パタカラの発音	1 障害部位（　　　）2 なし			
	粘膜疾患	1 ある（　　　）2 なし			
表情 機能	笑う・怒る・泣くなど の表現変化	1 少ない　2 普通　3 多い （　　　　　　　　　　）			
感覚 機能	味覚の表現	1 少ない　2 普通　3 多い			
	舌の表面	1 ある（　　　）2 ない			
分泌 機能	唾液の量	1 少ない　2 普通　3 多い （　　　　　　　　　　）			

歯科領域の形態の評価項目		評　価		備考
歯と顎の発育状態	萌出歯（ / ）	EDCBA｜ABCDE EDCBA｜ABCDE		
	う蝕（C）	EDCBA｜ABCDE EDCBA｜ABCDE		
	歯列，咬合の状態	1 よい　2 普通　3 不正（　　）		
	顎の発育状態	1 よい　2 普通　3 遅い		
	歯垢の状態	1 ない　2 少しある　3 多い		
	歯肉の状態	1 よい　2 普通　3 異常		
	口唇・頰粘膜の状態	1 よい　2 普通　3 異常		
	舌粘膜の状態	1 よい　2 普通　3 異常		

体重	kg	身長	cm	胸囲	cm	特異体質；薬品, 食品, 他
体温	℃	脈拍		呼吸数		

図 3-2　歯科保育アセスメント票（例）

手順で実施する方法である．プロトコールの様式については特に規定はないが，歯科保育の知識と技術を活用できるものを使用する．

　必要なプロトコールは下記のものである．
　① 歯科保育アセスメント票（課題分析票）（**図 3-2**）
　② 歯科保育アセスメント調査評価基準表
　③ 歯科保育問題事項選定票
　④ 歯科保育実施計画書
　⑤ 歯科保育業務実施記録票

4章 歯科衛生士と看護のかかわり

I はじめに

1. 看護とは

　保健師助産師看護師法（保助看法；I編4章参照）第五条において，看護とは，"傷病者若しくは褥婦に対する療養上の世話又は診療の補助"と定義され，国家資格を有する看護師の専門業務として規定されている．看護師の業務は，看護師，保健師，助産師，准看護師でない者が行ってはならないことになっている．

2. 歯科衛生士と看護

　上記のような保助看法の規定があるなか，歯科衛生士に看護とのかかわりが生じてきた．1993（平成5）年の医療法施行規則の一部改正によって，特定機能病院等の歯科，矯正歯科，小児歯科，または歯科口腔外科おいては，看護師の適当数を歯科衛生士とすることができるようになったためである（I編4章参照）．

　適正な医療を実施するためには一定水準以上の人員を確保する必要があることから，医療法では，病院におくべき人員の基準が示されている．特定機能病院における看護師・准看護師に係る人員配置基準については，看護の質の向上と医療安全の推進をはかる観点から，「入院患者数/2＋外来患者数/30」以上の看護職員を配置することになっている．こうした看護職員の配置基準は，医療保険における入院基本料とも連動しており，入院患者1人に対する看護師の人数に応じて基本料が区分されている．特定機能病院では，もっとも手厚い看護を提供できる「7対1」看護の体制が基準となっている．

　こうした人員配置基準を有する特定機能病院の看護職員の人数に歯科衛生士が含まれたことは，この基準が看護の質や医療の安全を担保するためのものであることを考えると，歯科衛生士にもそれ相応の役割が求められることになる．そのため歯科衛生士には，従来からの業務に加えて，看護業務の概要の理解や，歯科領域疾患の入院外来患者に対する療養上の世話や診療補助に関する知識や技術の習得が重要となった．

II 看護の概要

1. 看護学の分類

2008（平成20）年の看護師学校養成所カリキュラムの第4次改正の内容によれば，看護学は大きく次のように分けられている．
① 基礎看護学：看護学概論，基礎看護技術，臨床看護総論
② 成人看護学：成人看護概論，成人保健，成人臨床看護
③ 老人看護学：老人看護概論，老人保健，老人臨床看護
④ 小児看護学：小児看護概論，小児保健，小児臨床看護
⑤ 母性看護学：母性看護概論，母性保健，母性臨床看護
⑥ 精神看護学
⑦ 在宅看護論

2. 看護と介護の比較

看護の業務とは，診療所や病院といった医療の場で行う，「傷病者若しくは褥婦に対する療養上の世話又は診療の補助」をいう．介護の業務とは，居宅や介護施設といった日常生活の場で行う，要介護者に対する日常生活の支援をいう．

1) 療養上の世話とは

療養上の世話とは，①患者の症状等の観察，②環境整備，③食事の世話，④清拭及び排せつの介助，⑤療養生活の指導をさす．看護の資格のある者が行う業務である．

2) 日常生活の支援とは

日常生活の支援とは，①要介護者の観察（見守り），②誘導，③援助，④機能訓練，⑤療養上の管理および指導等である．介護関係の職種が連携協力して行う業務である．

III 看護師と歯科衛生士の診療の補助

1. 看護師の診療の補助

看護師の診療の補助は，医科全般にわたる医療行為を補助するもので，医師の医療行為の補助から，採血，点滴，医療機器の操作，処置まで多岐にわたる．

2. 歯科衛生士の診療の補助

歯科衛生士の診療の補助は，歯科，歯科口腔外科，歯科保存，歯科補綴，矯正歯

科，小児歯科等の歯科領域の医療行為の一部について補助するもので，内容は細かく複雑である．その詳細は他書に譲る．

　特定機能病院等の歯科における入院患者の診療の補助については，当然のことながら歯科医師あるいは医師の指示のもとに行うこととなる．前述のように，歯科衛生士が看護職員の人数に含まれるからには，その参加により看護の質や医療安全の質の低下があってはならないことはいうまでもない．

Ⅳ 歯科領域の疾患の看護

1. 歯科領域の疾患

看護の必要な患者の抱える歯科領域の疾患は，次のように大別できる．
① 歯科領域の奇形・形態異常
② 歯科領域の腫瘍・囊胞
③ 歯科領域の炎症
④ 歯科領域の外傷
⑤ 歯科領域の器官別疾患（神経疾患，唾液腺疾患，顎関節疾患）
⑥ 歯科領域のその他の疾患

2. 歯科領域の疾患の特徴[3]

1) 歯科領域は，人間の日常的・文化的生活に不可欠な摂食嚥下機能，構音機能，表情機能，感覚機能，分泌機能，および呼吸機能の一部を営むもので，その疾患はこれらの機能に影響を与える．
2) 歯科領域の疾患は，この領域に限定して現れるもののほかに全身疾患の部分症状として現われるものがある．
3) 歯科領域の疾患は，全身疾患による組織抵抗減弱の影響で憎悪する．また，歯科領域の疾患が感染病巣となり，全身の臓器に障害を及ぼすこともある．歯科領域疾患患者の心疾患，糖尿病，血液疾患，腎疾患の有無には常に配慮が必要である．
4) 歯科領域の疾患は，摂食嚥下機能に影響を与えるので，栄養障害を起こしやすい．栄養面での管理と指導の看護が要求される．
5) 歯科領域の疾患には，顔面の変形による審美障害，言語障害を起こすものが少なくない．看護にあたり，患者の不安の解消，社会復帰への援助，社会福祉事業の紹介等の生活指導にも心がける．

V 看護の実施内容と手法

歯科領域疾患の看護内容および手法（手順と方法）について以下に簡単にまとめる．

1. 実施内容
1) 急性歯科疾患患者の看護：疼痛，出血，不安等に対する対処
2) 歯科領域の外傷患者の看護：同上
3) 慢性歯科疾患患者の看護：二次的に現れる摂食嚥下機能，構音機能，表情機能，感覚機能（触覚，痛覚，味覚）の障害への看護
4) 歯科領域の手術患者の看護：術前から術中，術後まで，看護の仕事は多岐にわたる．しばしば経口摂取に影響がでるため，水分や栄養補給の看護が欠かせない．
5) 歯科領域のリハビリテーション：歯科領域の五大機能のリハビリテーションの実施
6) 終末期の看護：現病が不治と診断されてから亡くなるまでの期間における看護であり，精神的・肉体的・社会的苦痛に対して個人の尊厳を守りながら，患者およびその家族に対して支援を行うこと．
7) 医療用機器（ME：Medical Engineering）の取り扱い

2. 手順
① 患者の基礎データの入手
② アセスメント（問題点の抽出）
③ 看護計画立案（目標と看護内容）
④ 看護の実施と記録
⑤ 評価（看護計画の修正）

3. 方法

前述の実施手順の各ステップで用いられる書類（プロトコール）をあらかじめ用意し，それらを使用する．書類の様式や内容は，個々の歯科医療機関に任される．

VI 歯科疾患の看護の事例

介護や医療と同様，看護も上記ケースマネージメントの手法に基づいて行われる．看護記録は施設によって様式が異なり，また紙ベースのものもあれば電子化されコンピュータで入力するところもある．以下，有床の歯科診療所および大学病院の

歯科口腔外科における看護事例について，看護記録を示しながら概略を紹介する．

1. 入院設備のある歯科診療所の事例

1) 同診療所の歯科入院患者の特徴

　入院患者は外来や訪問診療では対応や管理が困難な人たちであり，さまざまな合併疾患を有し，さらに乳幼児から高齢者まで年齢層も幅広い．内科的に十分なフォローがされている患者でも，環境の変化や連日行われる歯科治療によるストレスで，合併疾患の増悪や新たな合併症を引き起こすことも少なくない．入院患者が安心して安全に入院生活を送るために，歯科入院患者の看護に際してはとくに幅広い医学および歯科医学の知識が要求される．すなわち，歯科入院患者ではさまざまな合併疾患や障害を有しているため，その看護にあたり幅広い医学的知識と看護経験を必要とする．また，歯科医学的知識においても治療内容や歯科治療の全身に与える影響など，十分な理解が必要となり，看護師と歯科衛生士の連携が求められる．

2. 事例

　当診療所では，主として全身疾患を有していて外来通院下での歯科治療が困難な患者を対象に，入院管理下で歯科治療を行っている．高齢者が中心であり，循環器疾患から認知症などの精神疾患まで，全身疾患は多岐にわたる（図4-1）．

　同診療所では病棟における看護業務は看護師によって行われるが，歯科治療前の

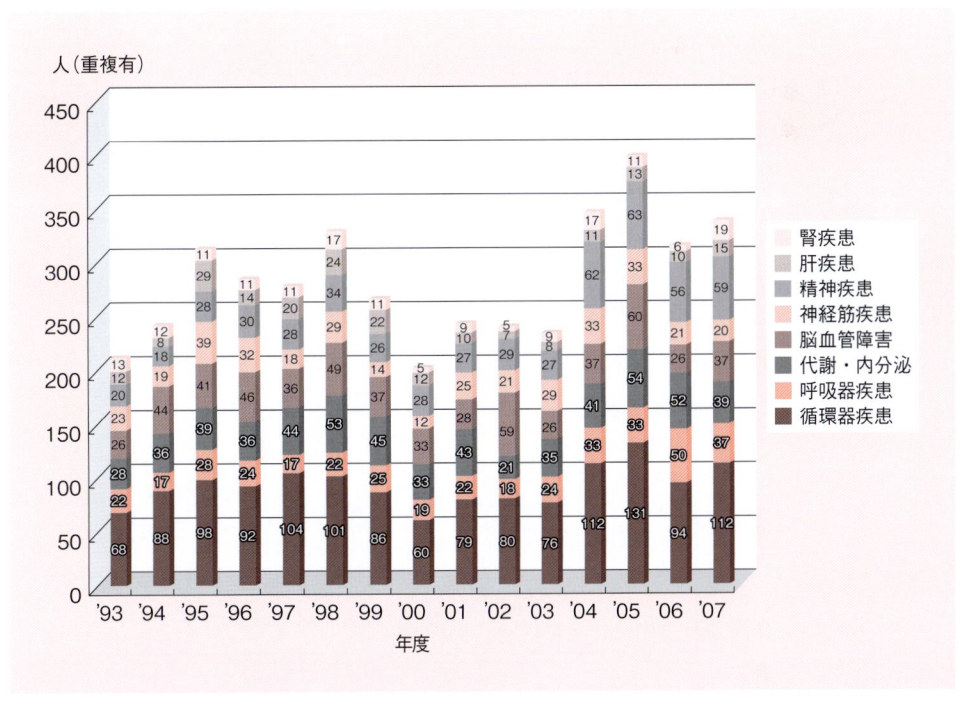

図4-1　入院患者の全身疾患の内訳と年次推移

口内管理や治療後の管理・指導は歯科衛生士と看護師が協同して行っている．以下，脳梗塞患者で外来への通院・管理が困難なため歯科治療を目的に入院となった事例の記録を紹介する．

1) **看護記録**（患者の基礎情報；図4-2）

診療録1号紙と同様に，入院患者の基礎的な情報を記録したもので，主訴・現病歴・既往歴・ADL等は，入院オリエンテーションあるいは入院時に看護師が聴取する．ここでは看護計画を立て実施するうえで必要な情報を記載する．

2) **カーデックス**（看護計画）Ⅰ（図4-3）

入院患者の問題リストを整理し，それぞれの問題点について看護介入計画を立て，最終的な看護目標を設定する．また，それぞれの看護計画に対して行われた看護の

図4-2 看護記録
患者の氏名，住所にはじまり，現病歴，既往歴，身長，体重，ADL等の必要事項を記載する．

<ADL>（食事：自立　）（排泄：介助　）（清潔：介助　）

看護目標		
転倒なく安全に治療・入院生活を送ることができる		
問題リスト	看　護　介　入	評　価
脳梗塞の既往があり軽い左マヒあり．移動時は車イス使用のため、転倒転落の可能性がある（自立での転倒あり）（両膝変形膝関節症あり）	・移動時はN．C対応にて、必ず見守り介助する ・ベッド周囲の環境整備を整える 不必要なものはおかない	左記介入により、転倒転落なく経過された。

図 4-3　カーデックスⅠ（一部抜粋）

月日	時間	バイタル・処　置	記　　事	サイン
2/23	10：40	入院	みどりの丘職員の方、娘さんと車イスにて306号へ	
			更衣してもらう　上下Ⓜサイズ使用	加地
		BD108/64 P：80　KT=36.2℃	バイタル左記、車イスに乗車	加地
	11：00	Hr. ①	トイレへ　すでに尿パットにもれている。交換	加地
	12：30	昼食、TBI	昼食全量摂取。TBIは洗面所まで車イス介助すると、自立で実施。	
			と、自立で実施。	中川
	13：30	EKG	部屋にてTVみている	
	14：00	cx-p 出血時間	Dr. 松本により左記施行	
	45：	Hr. ②	トイレへ 尿失禁なし　排尿みられる　臥床する	
	15：20	治療へ	右正中サーフc22G 採血後、ヴィーンF500L開始する	
			声かけ、説明しながら行なう	加地
	16：15	SPO_2 95%〜96%終了	ベッドにて帰室する、少しボーッとしている	加地

図 4-4　経過記録（一部抜粋）

結果に対して評価を行い，必要に応じて看護問題や計画を修正する．

3）カーデックスⅡ

おもに歯科治療の内容と口内の状況を記録し，日々変化する口内の状況に応じた食事形態や必要な管理指導に関する情報を記録する．また，歯科医師からの検査・投薬・処置などの指示内容を記録し，実施した看護師による確認署名を行い，インシデント・アクシデントの予防に努める．

4）2号紙（経過記録；**図 4-4**）

時系列で看護師あるいは歯科衛生士により記載される．ここでは患者のバイタルサインや処置と同時に，患者の言動や看護内容に関して叙述的に記載する．

5）温度板（経過記録；**図 4-5**）

入院中の経過の全体像を把握するうえで，温度板は重要である．心拍数，体温，血圧などの経過が一目で確認でき，常用薬や治療内容・投薬内容が診療録や看護記録をみなくても大まかに把握できるようになっている．

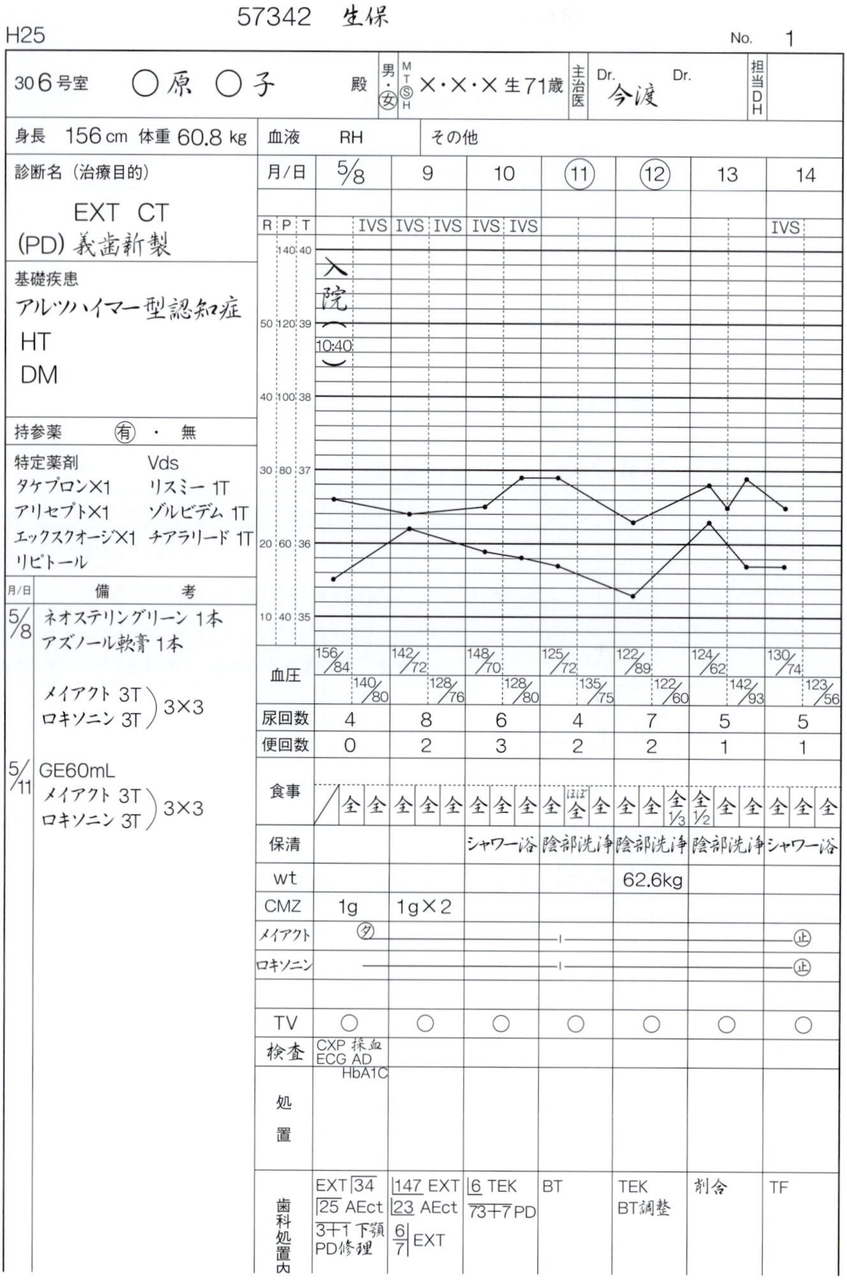
57342 生保
H25 No. 1

306号室 ○原 ○子 殿 男・㊛ M・T・Ⓢ・H ×・×・× 生71歳
主治医 Dr. 今渡 Dr. 担当DH

身長 156 cm 体重 60.8 kg 血液 RH その他

診断名（治療目的）
EXT CT
(PD) 義歯新製

基礎疾患
アルツハイマー型認知症
HT
DM

持参薬 ㊒・無

特定薬剤
タケプロン×1
アリセプト×1
エックスフオージ×1
リピトール
Vds
リスミー 1T
ゾルピデム 1T
チアラリード 1T

月/日	備考
5/8	ネオステリングリーン 1本 アズノール軟膏 1本 メイアクト 3T ロキソニン 3T) 3×3
5/11	GE60mL メイアクト 3T ロキソニン 3T) 3×3

月/日	5/8	9	10	⑪	⑫	13	14
R P T	IVS	IVS IVS	IVS IVS				IVS
	入院（10:40）						
血圧	156/84 140/80	142/72 128/76	148/70 128/80	125/72 135/75	122/89 122/60	124/62 142/93	130/74 123/56
尿回数	4	8	6	4	7	5	5
便回数	0	2	3	2	2	1	1
食事	／ 全 全	全 全 全	全 全 全	全 ほぼ全 全	全 全 全1/3	全1/2 全 全	全 全 全
保清			シャワー浴	陰部洗浄	陰部洗浄	陰部洗浄	シャワー浴
wt					62.6kg		
CMZ	1g	1g×2					
メイアクト	㋟						㊤
ロキソニン							㊤
TV	○	○	○	○	○	○	○
検査	CXP 採血 ECG AD HbA1C						
処置							
歯科処置内…	EXT ⌐34 ⌐25 AEct 3+1 下顎 PD修理	⌊147 EXT ⌊23 AEct 6/7 EXT	⌊6 TEK 73+7 PD	BT	TEK BT調整	削合	TF

R: 50, 40, 30, 20, 10 P: 140, 120, 100, 80, 60, 40 T: 40, 39, 38, 37, 36, 35

図 4-5 温度版（経過記録）

6) 看護添書（てんしょ）

主治医から退院指示が出たら退院の日程を決め，家族あるいは施設と連絡を取り調整する．退院後に施設，病院あるいは在宅で看護の継続を必要とする場合，看護添書を作成し引き継ぎを行う．内容は退院時の患者の一般的状態のほかに，入院中の治療内容と経過，看護の経過や退院後の口内管理の要点などを看護師ならびに歯科衛生士が記載する．

4章　歯科衛生士と看護のかかわり

3. 大学病院歯科口腔外科の事例

ここでは，大学付属病院の歯科口腔外科において外科矯正手術を行った下顎前突症の看護の例を紹介する．同病院では医療情報がすべて電子化されており，看護記録もすべてコンピュータで入力するようになっている．紙面が限られており看護全体を網羅することはできないため，アセスメントと看護計画の立案を中心に看護記録画面を紹介する．

1) 基本構成

看護記録は施設によって様式が異なり，そのため一見多様な様式や種類があるようにみえるが，その基本構成は，A.患者基礎データ，B.問題リスト，C.看護計画，D.経過記録となる．これらを視覚的に示したのが図4-6である．

(1) 患者の基礎データ

看護を受ける患者についての属性や個別の情報が記載されたものである．患者の問題点をみつけ，また，看護の計画を立て実施するうえでの基礎的な情報となる．患者の基礎データは図4-7の画面から入力する．基本的な項目はすでに用意されており，必要事項を記入する．追加事項は備考欄等に入力する．

(2) 問題リスト

問題リスト（プロブレムリスト）は，看護を必要とする健康上の問題点を整理するところである．最上段の「看護問題点」のタブ（項目）を選択して入力する（図4-8）．問題リストは，「看護問題マスター」と呼ばれる一覧から該当する項目を選択し，マスターにない問題は個別に入力する．たとえば，術後の腫脹や疼痛による安楽の変調など術後の患者一般に共通する問題は，マスターから選択できる．顎間固定のような特別な処置にかかわるものは個別にワープロで入力する．疾患や治療内容に関係なく入院にともない一般的に発生する問題や，疾患別に標準化できる問題などはグループ化して一度に呼び出すことができる．また，自立度（寝返り，起

	問題リスト	看護計画	
患者の基礎データ	#1 手術後の疼痛・腫脹による安楽の変調	【目標】苦痛の緩和 【観察】態度や表情，バイタル，睡眠 【看護】鎮痛剤投与，体位の工夫 【指導】不安への相談，創部の安静	経過記録
	#2 手術後の経口摂取困難	【目標】胃管からの離脱 【観察】開口障害等の程度，意欲 【看護】訓練，食事内容の検討 【指導】口内清掃，あせらないこと	

図4-6　看護記録の基本構成
患者の基礎データをもとに，問題リストを作成（アセスメント）し，看護計画が作成される．看護計画にはまず目標があり，個々の計画は観察的なもの，実際の看護，指導的なものに大別される．
（顎口腔領域の手術を受け，しばらく胃管による栄養摂取となった場合の例）

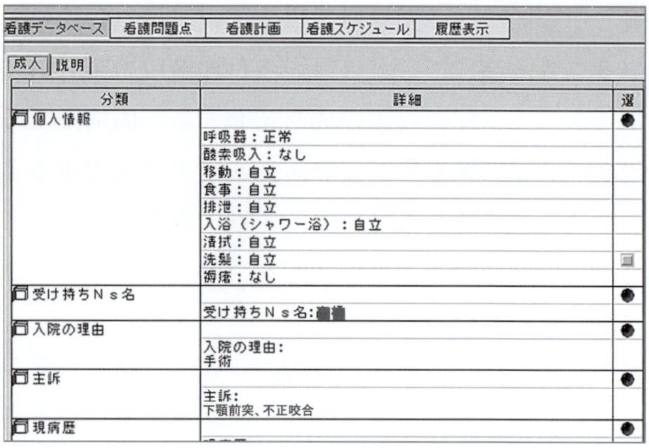

図 4-7　患者の基礎データ
患者の基礎データ入力画面の一部を示す．最上段の「看護データベース」のタグを選択するとこの画面が現れる．

き上がり，座位保持，移乗，口内清掃，食事摂取，衣服の着脱）や褥瘡リスクを評価するための入力画面（ひな形）も用意されている．

(3) 看護計画

　問題別に，それらを解決するための看護計画を立てる．標準的な看護計画はコンピューター内に登録されており，ここに追加，削除などの修正を加えて個別の看護計画を作成する．図 4-9 は「術後の疼痛・腫脹による安楽の変調」という問題に対する看護計画で標準的な看護計画を修正して作成したものである．一方，「顎間固定解除後の開口障害」のような問題は治療特異的な問題であるため，その計画は標準的な看護計画の中にはなく，独自に看護計画を立案し入力することになる．

　看護計画の内容は，OP（Observation Plan：観察計画），CP（Care Plan：ケア計画），EP（Education Plan：指導計画）の三つに大別される．OP は問題解決のために何を観察すべきかという計画であり，CP はどういう援助（世話）をするかという計画，EP はどのような指導や教育をするかという計画のことである．

　看護師が入力・作成したこれらの看護計画や問題リストは，後述の経過記録に自動的に表示され，医師やコメディカルと情報が共有される．

(4) 看護記録（経過記録）

　ここでいう看護記録は経過記録のことであり，実施した看護内容やその結果の記録をさす．看護記録は，医師記録やコメディカル記録と共通の「カルテ記録」に記載される（図 4-10）．一人の患者にかかわる全スタッフの記録が時系列で一度に表示され，看護記録だけをみたいときは，コンピューター上で職種ごとにカルテ記録を表示させることも可能である．

　看護記録では，患者の言動や実施した看護内容や結果を順を追って記載する．問題志向型システム（POS：Problem Oriented System）に基づいて記載するようになっている．POS の詳細はここでは述べないが，S（Subjective data：患者の主観的な訴え），O（Objective data：医療者の客観的データ），A（Assessment：評価・分析），P（Plan：計画および実施）の順に記載するようになっており，それらの

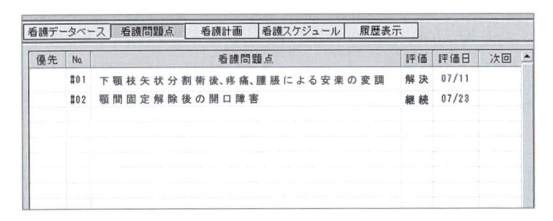

図4-8 問題リスト
最上段の「看護問題点」のタブ（項目）を選択するとこの画面が現れる．
解決した問題は，評価のところで"解決"を選択する．解決していない問題は"継続"と表示され，日々の経過を記載する"経過記録"に常に表示される．

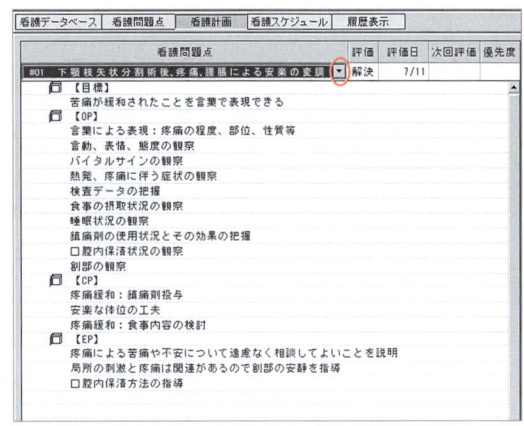

図4-9 看護計画
看護計画は問題リストの項目ごとに作成される．
問題が複数あるときは，プルダウンメニュー（赤丸）から番号を選択することで，別の問題の看護計画に移動することができる．

図4-10 経過記録
経過記録の記載例．
経過記録だけでなく，問題リストや看護計画もこのカルテ記録欄に自動的に表示されるようになっている．

頭文字をとってSOAP（ソープ）とよばれる．

(5) 評　価

看護の結果を評価し，看護問題や看護計画を修正する．評価は看護師個人もしくはケースカンファレンス（事例検討会）を利用して行う．

(6) 温度版

疾患が重篤であったり入院期間が長くなると，看護記録の情報量は増え，流れを追うときは画面を切り替えながらみていくことになる．個々の看護内容を詳しく知るのにはよいが，経過の全体像を把握するのには適していない．このようなときは，経緯が一覧できるいわゆる"温度版"が有用となる．

文　献

I編　総説

〔1章　高齢社会と介護〕
1) 浦澤喜一：高齢社会と介護．はじめて学ぶ歯科口腔介護，新井俊二，小椋秀亮監修，第2版，医歯薬出版，東京，2004．

〔2章　介護と歯科介護〕
1) 瀬川彰久：歯科口腔介護のための解剖学．はじめて学ぶ歯科口腔介護，新井俊二・小椋秀亮・寶田　博・浦澤喜一編，医歯薬出版，東京，p.69〜79，2000．
2) 伊藤正男・井村裕夫・高久史麿編：医学大辞典．医学書院，東京，2003．
3) 河野正司監訳：唾液─歯と口腔の健康．医歯薬出版，東京，1997．
4) 里田隆博，戸原　玄監修：摂食・嚥下と誤嚥のメカニズム．医歯薬出版，東京，2013．
5) 介護支援専門員基本テキスト編集委員会編：介護支援専門員基本テキスト．六訂，長寿社会開発センター，東京，2009．
6) 介護予防研修テキスト：厚生労働省老健局計画課監修，介護予防に関するテキスト等調査研究委員会編，社会保険研究所，東京，p.215，2001．
7) 養老孟司：からだを読む．ちくま新書，筑摩書房，東京，2003．

〔3章　歯科介護にかかわる法的・制度的背景〕
1) 竹内孝仁：老人のケア．中央法規出版，東京，1984．
2) 岡本祐三：高齢者医療と福祉．岩波新書，東京，p.69〜70，1996．
3) 榊原悠紀田郎編：老人保健法に基づく歯の健康教育．歯の健康相談の担当者となったら．日本歯科評論，東京，1989．p.10〜19．
4) 新庄文明ほか：寝たきり老人歯科医療の実際．南光町歯科保健研究会，兵庫，1988．
5) 鈴木俊夫：在宅者歯科医療のすすめ方．デンタルダイヤモンド，14(8)：14〜27，1989．
6) 矢澤正人ほか：杉並区における"寝たきり老人訪問歯科診療"システムについて．日歯評論，551：103〜108，1988．
7) 増井和泉：要介護高齢者に対する歯科保健医療対策について（下）．公衛情報，27(10)：30〜31，1997．
8) 石井拓男ほか：在宅要介護高齢者の歯科保健医療を考える．歯界展望，90(1)：151〜179，1997．
9) 増井和泉：要介護高齢者に対する歯科保健医療対策について（上）．公衛情報，27(9)：36〜40，1997．
10) 鈴木恵三ほか：「めざそう80歳　欠損歯は10歯まで」成人歯科保健のねらう健康水準．日歯評論，537：97〜104，1987．
11) 後藤真人ほか：成人歯科保健の指標としての「かみかた」の検討第2報・年齢別喪失歯数別検討．口衛誌，37：444〜445，1987．

〔4章　歯科衛生士の立場と役割〕
1) 医療法制研究会編：医療六法平成二十年度版．中央法規出版，東京，2008．
2) 介護支援専門員基本テキスト編集委員会編：介護支援専門員基本テキスト．六訂，長寿社会開発センター，東京，2009．
3) 米山武義ほか：日本歯科医学会委託研究；要介護高齢者に対する口腔衛生の誤嚥性肺炎予防効果に関する研究．日歯医会誌，20：58-68，2001．
4) 佐々木英忠：高齢者気道感染とその原因．介護予防研修テキスト，厚生労働省老健局計画課監修，社会保険研究所，2001．

II編　歯科介護に必要な歯科基礎医学

〔1章　歯科介護のための解剖学〕
1) 柳沢桂子：卵が私になるまで─発生の物語─．新潮社，東京，1993．
2) 藤田恒太郎：人体解剖学．南江堂，東京，1985．
3) 瀬川彰久：口の発生と構造．口は何のためにあるのか．山田宗睦編集，風人社，東京，1994．
4) 瀬川彰久：歯科口腔介護のための解剖学．はじめて学ぶ歯科口腔介護，第1版，新井俊二，小椋秀亮監修，医歯薬出版，東京，2000．

5) 三木成夫：生命形態学序説―根源現象とメタモルフォーゼ―，うぶすな書院，1992.
 6) 岡田度節人編：脊椎動物の発生（上），培風館，東京，1989.
 7) Romer A. S., Parsons T. S.："The Vertbebrate Body"(5th ed.), 1989.
 8) 相川英二，山下和雄，三木明徳，大谷　浩 監訳：ラーセン最新人体発生学，第2版，西村書店，東京，2003.
 9) 白井敏雄 監訳：カールソン人体発生学―分子から個体へ―，西村書院，東京，2002.
10) 安田峰生，沢野十蔵：ラングマン人体発生学，第8版，メディカル・サイエンス・インターナショナル，東京，2001.
11) 瀬川彰久：消化器．岩波講座現在医学の基礎3　人体のなりたち．坂井建雄，佐藤達夫編，岩波書店，東京，p.13-13, 1998.

〔2章　歯科介護のための生理学〕
 1) 特定非営利活動法人日本咀嚼学会編：咀嚼の本．口腔保健協会，東京，p.5-10, 2006.
 2) 大橋靖，加藤　煕，伊藤学而，砂川元編：かむこと，のむこと，たべること―咀嚼の科学．医歯薬出版，東京，1996.
 3) 森本俊文，山田好秋編：歯科基礎生理学．第5版，医歯薬出版，東京，p.386, 2008.
 5) Steiner, J. E.: Facial expressions of the neonate infant indicating the hedonics of food-related chemical stimuli. In; Taste and Development-The genesis of sweet preference, ed., Weiffenbach, J. M., U. S. Department of Health Education and Welfare, Bethesda, 1977, p.173〜189.
 6) 坂井建雄，久光　正 監修：ぜんぶわかる脳の事典．誠美堂出版，東京，2011.
 7) 坂田三弥，鈴木　隆：口腔感覚．基礎歯科生理学．坂田三弥，中村嘉男編，医歯薬出版，東京，p.330〜350, 1987.
 8) 西山　亨，船越正也，河村洋二郎：歯牙の位置感覚について．日口腔科会誌，14：352〜355, 1965.
 9) 河村洋二郎：新編口腔生理学　下巻．永末書店，京都，1957, p.251〜252.
10) 森本俊文：下顎の運動．基礎歯科生理学．坂田三弥，中村嘉男編，医歯薬出版，東京，p.273〜287, 1987.
11) 石河延貞，小川　尚：味覚と嗅覚．標準生理学．第4版，医学書院，東京，p.266〜282, 1996.
12) Bartoshuk, L. M., Rifkin, B., Marks, L. E. & Bars, P.: Taste and aging. J. Gerontol., 41：51〜57, 1986.

〔3章　歯科介護のための微生物学〕
 1) 広川勝昱編：老化と免疫Ⅰ　老化に伴う免疫機能低下のメカニズム．学会出版センター，東京，p.15〜30, 1990.
 2) 石川達也監：高齢者／障害者の口腔ケアと治療第7章　訪問時における感染予防．永末書店，京都，p.128, 2002.
 3) 広川勝昱編：老化と免疫Ⅲ　老人の免疫機能の低下に関連した疾患　5老人の感染症．学会出版センター，東京，p.185〜198, 1990.
 4) 広川勝昱編：老化と免疫Ⅲ　老化に伴う免疫機能低下のメカニズム　5高齢者の肺炎．学会出版センター，東京，p.199〜215, 1990.
 5) 小早川隆敏編著：改訂／感染症マニュアル　13　高齢者における感染症．マイガイア，東京，p.297, 1999.
 6) 椎木一雄：第Ⅱ部　全身疾患を持つ高齢患者の歯科治療マニュアル　11-4)．MRSA. 上田　裕監，高齢者歯科医療マニュアル，永末書店，京都，p.158, 1995.
 7) 前田伸子：常在真菌Candidaの臨床評価．Quintessence Year Book, 東京，1999, p.17〜22.
 8) Wang J, Ohshima T, Yasunari U, Namicoshi S, Yoshihara A, Miyazaki H, Maeda N：The carriage of Candida species on the dorsal surface of the tongue：the correlation with the dental, periodontal and prosthetic status in elderly subjects. Gerodontology, 23：157-163, 2006.
 9) 駒井　正：第Ⅱ部　全身疾患を持つ高齢患者の歯科治療マニュアル　17　口腔カンジダ症と高齢者の口腔衛生管理．上田　裕監，高齢者歯科医療マニュアル，永末書店，京都，p.176, 1995.
10) 前田伸子：5章　臨床や研究に役立つ検査法と評価法．鈴木俊夫ほか編，高齢者の口腔ケア―知識と実践，日総研，名古屋，p.156〜166, 2000.

Ⅲ編　歯科介護に必要な老化と障害の知識

〔1章　老化と高齢者の障害〕
 1) Strehler, B. L.: Time, Cells and Aging. In; Academic Press, New York, p.12〜17, 1962.
 2) 浦澤喜一：老化と高齢者の障害．はじめて学ぶ歯科口腔介護第2版，新井俊二，小椋秀亮監修，医歯薬出版，東京，p.34〜40, 2004.
 3) Shock, N. W.: Systems Integration. In; Handbook of the Biology of Aging. Finch, C. E. & Hayflick, L. ed. van Nostrand Reinhold Co., New York, p.640, 1977.

4) Ellis, R. S.：Norms for some structural changes in the human cerebellum from birth to old age. *J. Comp. Neurol.*, **32**：1, 1920, In Verzár, F.：Experimental Research on Aging. Birkhäuser, Basel, 1956.
5) 浦澤喜一：老いのしくみ．筒井書房，東京，p.96, 1989.
6) 浦澤喜一：国民の老化構造の諸問題（昭和56年刊別冊）．日本医師会医学講座，日本医師会編，金原出版，東京，p.78～88, 1971.
7) Cowdry, E. V.：Aging of individual cells. In；Cowdry's Problems of Ageing. Lansing, A. I., Williams & Wilkins ed., Baltimore, p.50, 1952.

〔2章　高齢有病者の歯科的特徴と問題点〕
1) 上田　裕監：高齢者歯科医療マニュアル．永末書店，京都，1992.
2) J. グリフィス，S. ボイル（福田廣志，豊島義博監訳）：口腔ケアガイド　高齢者・有病者・障害者のケアのために．エイコー，東京，1997.
3) 高橋庄二郎，園山　昇，河合　幹，高井　宏編：標準口腔外科学．第2版．医学書院，東京，1998.
4) 神代達司，西村　誠，畑　好昭編著：在宅高齢者の歯科診療．（日本歯科評論別冊）．日本歯科評論社，東京，1992.
5) 古森孝秀，高戸　毅：特集　老人のケアに必要な病態生理　X 高齢者の皮膚・口腔疾患．臨床看護，**23**(13)：2141～2144, 1997.
6) 和気洋介，藤原　豊，青木省三，黒田重利：口腔内に限局するセネストパチーの臨床的検討．精神医，**40**(4)：437～440, 1998.
7) 安田寿一ほか：必修内科学．改訂第4版，南江堂，東京，1990.
8) 角　保徳：各科の医師に伝えたい口腔外科の知識　高齢者の誤嚥性肺炎と口腔ケア．医学のあゆみ，**186**：4, 1998.
9) 鵜沼直雄：肝障害時の手術適応．臨床内科，**12**：8, 1997.
10) 野坂泰弘：各科の医師に伝えたい口腔外科の知識　糖尿病患者は歯肉炎に注意．医学のあゆみ，**186**：6～7, 1998.
11) 上田　実：各科の医師に伝えたい口腔外科の知識　口腔と関連のある全身疾患．医学のあゆみ，**185**：11, 1998.
12) 重冨俊雄：各科の医師に伝えたい口腔外科の知識　歯の喪失はAlzheimer病の危険因子か．医学のあゆみ，**185**：11, 1998.
13) 厚生統計協会：厚生の指標．臨時増刊　国民衛生の動向．第43巻第9号，1996.

〔3章　摂食嚥下障害〕
1) 道　健一，黒沢崇四監，道脇幸博，稲川利光編：摂食機能療法の実際．摂食機能療法マニュアル，医歯薬出版，東京，p.85～122, 2002.
2) 道　健一，道脇幸博監訳：摂食・嚥下機能評価法マニュアル, Mannual of Dysphagia Assessment in Adults, Joseph Murray，医歯薬出版，東京，p.1～152, 2001.
3) 道　健一，道脇幸博監訳：Logemann摂食・嚥下障害，Evaluation and Treatment of Swallowing Disorders, 医歯薬出版，東京，p.1～333, 2000.

Ⅳ編　歯科介護の実際―ケアマネジメント手法の活用―

〔1章　歯科介護の実施内容〕
1) 柳沢桂子：卵が私になるまで―発生の物語―．新潮社，東京，1993.
2) 瀬川彰久：口の発生と構造．口は何のためにあるのか，山田宗睦編，風人社，東京，1994.
3) 介護支援専門員テキスト編集委員会：介護支援専門員基本テキスト　3巻．（財）長寿社会開発センター，2000, p.268.
4) 藤田恒太郎：人体解剖学．南江堂，東京，1985.
5) 河野正司監訳：唾液―歯と口腔の健康．医歯薬出版，東京，1997.

〔2章　歯科介護で行うリハビリテーション〕
1) 介護支援専門員テキスト編集委員会：介護支援専門員基本テキスト，（財）長寿社会開発センター，2000.
2) 山田好秋：よくわかる摂食・嚥下のメカニズム．医歯薬出版，東京，2004.
3) 藤田恒太郎：人体解剖学．南江堂，東京，1985.
4) 金子芳洋編：食べる機能の障害　その考え方とリハビリテーション．医歯薬出版，東京，1988.
5) 愛知県歯科医師会，埼玉介護力強化病院研究会歯科部会監修：介護保険と口腔ケア基礎から実践まで．口腔保健協会，東京，1998.
6) 河野正司監訳：唾液―歯と口腔の健康．医歯薬出版，東京，1997.

〔3章　歯科介護の実施手法（手順と方法）〕
1） ジョンＮモリス，池上直己ほか編著：在宅ケアアセスメントマニュアル．医学書院，東京，1999．
2） 高齢者総合ケアシステム研究会編集：高齢者ケアプラン策定指針．北海道開発問題研究調査会，1993．

Ⅴ編　歯科介護の実践に役立つ知識

〔1章　介護の基本と実際〕
1） 鎌田ケイ子，大竹登志子：老年看護学．メヂカルフレンド社，東京，1999．
2） 田中恒男監，大竹登志子訳：図説 老人看護の実際．廣川書店，東京，1984．
3） F・ナイチンゲール（薄井担子訳）：看護覚え書．現代社，2000．
4） 大竹登志子：看護観察のポイント・高齢者．中央法規出版，東京，1996．
5） 浜口晴彦，嵯峨座晴夫編：大衆長寿時代の老い方．ミネルヴァ書房，東京，1992．
6） 浜口晴彦，嵯峨座晴夫編：大衆長寿時代の死に方．ミネルヴァ書房，東京，1995．
7） 東京都老人総合研究所編：歯と健康と長寿．東京化学同人，東京，1993．
8） 大竹登志子・小島英明：高齢者の心とからだ．社会保険新報社，東京，1995．
9） 大竹登志子：グラフィックセミナー「高齢者の口腔ケアマニュアル」．臨床看護，22(5)，1996．
10） 大竹登志子ほか：特別養護老人ホーム利用者の口腔ケア．東京都老人総合研究所，東京，1997．

〔3章　歯科介護の実践例〕
1） 柿木保明，眞木吉信，小笠原正，小関健由，西原達次，菊谷　武，植田耕一郎，渡部　茂，岸本悦央：障害者・要介護者における口腔乾燥症の診断評価ガイドライン．日本歯科医学会雑誌，27(3)：30～34，2008．
2） 柿木保明：歯科衛生士．36(2)：19～34，2012．

〔4章　歯科介護に役立つ器材〕
1） 大熊由紀子ほか：福祉が変わる，医療が変わる．朝日新聞論説委員室編，ぶどう社，東京，p.26，1996．
2） 大熊一夫ほか：ほんとうの長寿社会をもとめて市町村からの新しい波．ぶどう社，東京，p.31，1992．
3） 自立支援システム研究会編：新たな高齢者介護システムの構築．高齢者介護，ぎょうせい，東京，p.14，1998．
4） テクノエイド協会編：改訂 福祉用具ガイドブック．第一法規出版，東京，1997．
5） （財）長寿社会開発センター編：介護支援専門員標準テキスト第2巻．（財）長寿社会開発センター，東京，p.126，1998．
6） 高山義明：在宅歯科診療の実態と器材の選択．日本歯科産業学会誌，11(2)：41～45，1997．
7） 加藤武彦編：口腔ケアの最前線．雲母書房，東京，p.67，1998．
8） 全国歯科衛生士教育協議会編：歯科保健指導．医歯薬出版，東京，p.152，1999．
9） 牛山京子：在宅訪問における口腔ケアの実際．医歯薬出版，東京，p.37～44，1998．

〔5章　歯科介護に役立つ薬剤〕
1） 歯科医学大事典．第1版，医歯薬出版，東京，1989．
2） 山根源之：口腔乾燥への対応―人工唾液および唾液分泌促進剤一覧―．老年歯科学，17(3)：358～362，2003．
3） 高久史磨監：治療薬マニュアル2004．医学書院，東京，2004．

Ⅵ編　これからの歯科介護教育

〔1章　総論〕
1） 新井俊二，小椋秀亮監：はじめて学ぶ歯科口腔介護．第2版，医歯薬出版，東京，2011．
2） 看護学大事典．第1版，医学書院，2003．
3） 金子芳洋：口腔のケアに取り組む視点．歯界展望別冊　食べる機能を回復する口腔ケア，8-16，2003．
4） 日本歯周病学会編：歯周病専門用語集．医歯薬出版，東京，2006．
5） 日本老年歯科医学会編：老年歯科医学用語辞典．医歯薬出版，東京，2008．
6） 日本口腔外科学会編：日本口腔顎顔面外科学専門用語集．医歯薬出版，東京，2011．
7） 山根源郁：巻頭言　本学会の名称が日本口腔内科学会に変更されました（2011年11月1日）．日本口腔内科学会雑誌，17 (2)，2011．
8） 小浜紀子：看護学生への口腔ケア教育の実態把握と口腔ケアに対する意識調査．東京医科歯科大学歯学部口腔保健学科平成20年度卒業研究論文集，2009．

〔2章　歯科衛生士教育における歯科介護〕
1） 榊原悠紀太郎ほか：新歯科衛生士教本　歯科衛生士概論．医歯薬出版，東京，p.41～44，2003．

2) 矢部正治ほか：介護支援専門員基本テキスト第1巻．(財)長寿社会開発センター，東京，p.5～7，2003．
3) 歯科保健医療研究会監：歯科保健関係統計資料2002年版．口腔保健協会，東京，p.179，2002．
4) 高齢者ケアプラン策定指針．厚生科学研究所，東京，p.170～174，1994．
5) Morris J N, Hawes C, Murphy K and None Maker S：Minimum Data Set-Resident Assessment Instrument-Training Manual and Resoouce Guide, Eliot Press, Natick, p.659～661, 1991.
6) 本間和代ほか：「歯科口腔介護・演習」のカリキュラムへの導入．明倫歯誌，2(1)：33～39，1999．

Ⅶ編　歯科介護予防につながる新たな教育

〔1章　ライフステージと歯科衛生士のかかわり〕
1) 一般財団法人 厚生労働統計協会編：国民衛生の動向・厚生の指標 増刊・第59巻第9号 通巻第928号．一般財団法人 厚生労働統計協会，東京，p74，90，2012．
2) 大久保満男，大島伸一編：食といのち．中央公論新社，東京，p.110～135，2012．
3) 一般財団法人 口腔保健協会監：2012年版歯科保健関係統計資料．一般社団 口腔保健協会，東京，p.6～19，2012．
4) (社)日本学校歯科医会：平成18年度～23年度校歯科保健統計調査（速報）．www.nichigakushi.or.jp/shikahoken.html
5) 松岡章：喫煙と歯肉．医歯薬出版，東京，p.4～38，2010．
6) 日本口腔衛生学会編：歯科衛生の動向2007年版．医歯薬出版，東京，p.32～33，2007．

〔2章　歯科衛生士と食育のかかわり〕
1) 社団法人日本歯科医師会：歯科関係者のための食育推進支援ガイド．一世出版，東京，2007．
2) 厚生労働省医政局歯科保健課：歯科保健と食育の在り方に関する検討会報告書，2009．
3) 厚生労働省雇用均等・児童家庭局母子保健課：授乳・離乳の支援ガイド．2007．
4) 小児科と小児歯科の保健検討委員会：歯からみた幼児食の進め方．2007．
5) 社団法人日本学校歯科医会：学校と学校歯科医のための「食」教育支援ガイド．2008．
6) 一般財団法人厚生労働統計協会監：国民衛生の動向・厚生の指標増2012/2013．一般財団法人厚生労働統計協会，東京，p.42～43，2012．
7) 厚生労働省：歯科保健と食育の在り方に関する検討会報告書（概要）．p.1～6，2009．www.mhlw.go.jp/shingi/2009/07/dl/s0713-10a.pdf
8) 井上美津子：小児期の歯科からの食育支援．日本歯科医師会雑誌，64(6)：2011-9，2012．
9) 一般財団法人厚生労働統計協会監：国民衛生の動向・厚生の指標増刊・2012/2013．一般財団法人厚生労働統計協会，東京，p.84～99，2012．
10) 全国歯科衛生士教育協議会監：歯科衛生士教本 歯周疾患．医歯薬出版，東京，p.35～37，2012．
11) 社団法人日本歯科医師会作成：歯科関係者のための食育推進支援ガイド．社団法人日本歯科医師会，東京，p.6～74，2007．
12) 全国歯科衛生士教育協議会監：最新歯科衛生士教本 保健生態学．医歯薬出版，東京，p.235～236，2012．
13) 一般財団法人厚生労働統計協会監：国民衛生の動向・厚生の指標増刊・2012/2013．一般財団法人厚生労働統計協会，東京，p.77，2012．
14) 加藤順吉郎：福祉施設および老人病院等における住民利用者（入所者・入院患者）の意識実態調査分析結果，愛知医法，1434：2-14，1998．
15) 一般財団法人厚生労働統計協会監：国民衛生の動向・厚生の指標増刊・2012/2013．一般財団法人厚生労働統計協会，東京，p.87，2012．
16) 一般財団法人厚生労働統計協会監：国民衛生の動向・厚生の指標増刊・2012/2013．一般財団法人厚生労働統計協会，東京，p.58～59，2012．

〔4章　歯科衛生士と看護のかかわり〕
1) 南　裕子他：系統看護学講座　専門3　基礎看護学［3］　臨床看護総論，第3版，医学書院，東京，2000．
2) 青木春恵他：系統看護学講座　専門18　成人看護学［14］　歯・口腔疾患患者の看護，第9版，医学書院，東京，2000．
3) 三条大助他：標準看護学講座　成人看護学　歯・口腔系　第4版，金原出版，東京，1994．

索引

■ア

アイスマッサージ　116
アセスメント票　120, 182, 298
アルツハイマー型認知症　105
挨拶　121
握手　121
圧痛点　147
安頭台つき回転介護椅子　233

■イ

いかり運動　163
いばり運動　163
医療　8, 11
医療法　29
一次的機能障害　155
一般高齢者施策　18
咽頭　54
咽頭期　110, 111

■ウ

うがい　164
う蝕　94
後ろ抱え口内清掃介護法　126
運動筋　50

■エ

エプーリス　98
嚥下　26, 55, 60

■オ

オーラルジスキネジア　91
横紋筋　50

■カ

ガーグルベースン　236
カーテン現象　137, 157
カットコップ　236
カンジダ　73
かかりつけ歯科医　31
加齢　72
仮性球麻痺　62
介護　4, 8, 11, 196
介護給付　177
介護支援専門員　39
介護保険制度　4, 207

介護予防　5, 8, 40, 136
介護予防居宅療養管理指導　18, 40, 177
開口筋　52
開口障害　92
開放制鼻声　137
外舌筋　53
顎関節　52, 68, 134
顎関節症　100
顎関節の老化　
顎顔面の腫脹　
顎堤床　241
看護　266
看護記録　304
間接訓練　156
感覚機能　12, 65, 146, 171, 296
含嗽　128
含嗽剤　238, 243
顔面神経　61
顔面神経痙攣　103
顔面神経麻痺　103

■キ

気道感染予防　136
義歯　24, 129, 165
義歯安定剤　253
義歯性線維腫　98
義歯清掃ブラシ　238
義歯洗浄剤　238, 252
球麻痺　62
居宅療養管理指導　19, 39, 177, 208
強擦法　160
頬咽頭縫線　50
頬筋　50
金魚運動　163

■ク

クロルヘキシジン　245
口閉じ法　127
車椅子　233

■ケ

ケアマネジメント　174
ケアマネジャー　39
ケースマネジメント　174
軽擦法　159

健康寿命　2, 41
健康増進法　18, 31, 41, 207, 209
健康日本21　2, 10, 18, 30, 32, 41, 207, 209, 278

■コ

コミュニケーション　196
ゴールドプラン　4, 28
固有口腔　44
鼓索神経　48
誤嚥　292
誤嚥性肺炎　74, 136
口蓋　52
口蓋垢　126
口蓋床　239
口渇症　254
口腔カンジダ症　101, 254
口腔癌　99
口腔機能維持管理　18, 177, 209, 264
口腔機能維持管理体制　18, 264
口腔期　110
口腔ケア　7, 20, 258, 264
口腔心身症　103
口腔清掃の自立度判定規準　22
口腔前庭　44
口腔粘膜　44, 67
口腔粘膜清掃ブラシ　237
口臭　23, 90, 127
口唇　50
口内乾燥　93, 149, 248, 255
口内清掃　124, 164
口輪筋　50
甲状軟骨　134
叩打法　160
抗生物質製剤　247
紅斑症　101
高血圧症　104
高齢者保健福祉推進10か年戦略　4, 28
喉頭蓋　61
硬口蓋　52
構音機能　12, 140, 168, 239
構音障害　141
国際障害分類　153
国際生活機能分類　154

国民皆保険制度　27，29

■ サ

鰓弓　15，46
三環系抗うつ薬　2
三叉神経　68
三叉神経痛　103
三大唾液腺　49

■ シ

歯科医療　8
歯科衛生士法　37
歯科介護　8，9
歯科介護機能訓練用語集　162
歯科介護課題分析票　120，182，184
歯科介護課題分析票基本調査基準評価表　182，187
歯科介護教育　270
歯科介護業務実施（実習）記録票　183，195
歯科介護サービス計画　183
歯科介護問題事項選定票　183，192
歯科介護予防　8，17
歯科看護　283
歯科口腔保健法　32，210
歯科食育　282
歯科保育　282，293
歯科保健　8
歯科領域　8，35，45
歯科領域総合機能　14
歯科領域総合システム　14
歯科領域の五大機能　12，35
歯間ブラシ　237
歯垢　94
歯根膜　67
歯周病　88，94
歯肉肥厚　255
下向き嚥下　136
手段的日常生活動作　126，155
準備期　60
揉捏法　160
瞬目　145
上方注視テスト　145
睫毛徴候　145
障害調整平均余命　2
障害老人の日常生活自立度判定規準　23
食塊移送期　111
食塊形成期　110

食育　284
食生活　132
食道　55
食道期　110，112
食物残渣　26
植物性器官　45
褥瘡性潰瘍　102
心疾患　104
振戦法　160
新ゴールドプラン　28
人工唾液　241，250
腎透析　107

■ ス

スキンシップ　121，128
スピーチエイド　239
スポット運動　163

■ セ

生活習慣病　83，289
声門閉鎖　61，167
摂食嚥下　12，13，56，134，137，165，239，295
摂食嚥下障害　109，110
摂食機能療法　113
舌　53
舌圧子　242
舌下神経　15
舌下腺
舌回転運動　163
舌筋　68
舌口蓋圧接運動　163，168
舌骨　134
舌沈下運動　163，168
舌苔　90，126
舌乳頭　53
舌ブラシ　237
先行期　57
全面介助者用口内清掃装置　235

■ ソ

咀嚼　59，69
咀嚼期　60
咀嚼筋　51，68
義歯　24，129

■ タ

タコ運動　163
タッピング　205

唾液　13，250
唾液腺　49，53，148
唾液過多症　255
体幹後傾頸部前屈姿勢　135
大脳辺縁系　57

■ チ

地域支援事業　17
窒息　292
調節療法　3，84
直接訓練　156

■ テ

テイストディスク　147，241
デンタルフロス　237
手首支え口内清掃介護法　126，128

■ ト

糖尿病　106
動物性器官　45
特殊内臓性横紋筋　12
特殊内臓性感覚　13，48
特定健診　32，41
特定高齢者施策　18
特別養護老人ホーム　28

■ ナ

内舌筋　53
内臓筋　50
軟口蓋　52

■ ニ

二次的機能障害　155
二点識別閾　68
日常生活自立度判定基準　23
日常生活動作　126，155
認知期　57，110
認知症高齢者の日常生活自立度判定基準　22

■ ノ

脳血管障害　105
脳神経　16

■ ハ

バイタルサイン　121
バイトプレート　239
ハイムリック法　205
パチクリ運動　163

パームグリップ　124
パラタルリフト　239
歯　48
歯ブラシ　124, 235
肺炎　74, 112
排せつ　197
排尿　198
排便　197
廃用症候群　40, 155
白板症　101
鼻つまみ法　127
万能開口器　238, 239

■ ヒ
ヒョットコ運動　163
鼻腔閉鎖　61
表情　62
表情機能　12, 144, 170
表情筋　50

■ フ
フグ運動　163, 168
フッ化物含有洗口剤　246
プッシング運動　167
プリング運動　167
ブラッシング　164
不顕性誤嚥　108
副腎皮質ホルモン製剤　247
福祉　11
福祉用具　231
分泌機能　13, 148, 172, 296

■ ヘ
ベッド　232
ペングリップ　124
平滑筋　50

閉口障害　92
扁平苔癬　100

■ ホ
ボタンプル　163, 242
ボタンプル運動　25
保健　8, 10, 11
保健師助産師看護師法　37
捕食期　110
訪問歯科介護ステーション　211
訪問歯科衛生指導　19, 208

■ マ
マクロファージ　71
前支え口内清掃介護法　126

■ ミ
味覚　26, 48, 53, 69, 93, 147
味覚障害　93, 255
味蕾　53, 69
水飲みテスト

■ メ
メタボリックシンドローム　290
メチシリン耐性ブドウ球菌　76
メンデルソン手技　116, 139
免疫機能　71

■ モ
モディオルス　50, 166

■ ヤ
薬物アレルギー　256

■ ヨ
予防給付　177

要介護者　9
要支援者　9

■ ラ
ライフステージ　209, 278

■ リ
リハビリテーション　128, 153
リンパ球　71
両側口角鉤　238

■ ロ
ローゲマン法　136
濾胞性歯嚢胞　97
老化　80
老人性認知症　87, 105
老人福祉法　27, 29, 209, 231
老人保健法　27, 29, 207
老年病　83

■ 数字・欧文
5 基本味　69
ADL　126, 155
AE 式開口竹ヘラ　238, 239
Candida　73
IADL　126, 155
ICF　154
ICIDH　153
Japan Coma Scale　122
MDS　175, 177
MRSA　76
PDCA サイクル　32
QOL　85
RAPs　176
RSST　136

【監修者略歴】
新井俊二
1953年　東京医科歯科大学歯学部卒業
1953年　札幌医科大学口腔外科学教室助手
1960年　札幌医科大学口腔外科学教室助教授
1964年　医療法人仁友会日之出歯科診療所副院長
1976年　医療法人仁友会日之出歯科診療所院長
1984年　医療法人仁友会理事長
1994年　医療法人仁友会高齢者歯科保健介護研究所所長
1996年　明倫短期大学教授
2003年　明倫短期大学名誉教授

【編集者略歴】
本間和代
1967年　歯友会歯科衛生士養成所卒業
1967年　歯友歯科高等専修学校歯科衛生士科助手
1972年　歯友歯科高等専修学校歯科衛生士科専任教員
1997年　明倫短期大学講師
1999年　明倫短期大学助教授
2006年　明倫短期大学教授
2018年　明倫短期大学名誉教授

新井直也
1989年　北海道大学歯学部卒業
1993年　東京医科歯科大学大学院修了
1994年　東京医科歯科大学第一口腔外科医員
1996年　日本学術振興会特別研究員
1997年　カロリンスカ研究所ポスドク
2000年　東京医科歯科大学大学院顎顔面外科助手
2003年　エアランゲン大学口腔顎顔面外科留学
2008年　富山大学大学院医学薬学研究部歯科口腔外科学講座准教授
2013年　三重大学大学院医学系研究科口腔・顎顔面外科学分野教授

江川広子
1972年　歯友歯科高等専修学校卒業
1977年　歯友会歯科技術専門学校専任教員
1989年　歯友会歯科技術専門学校歯科衛生士科科長
1999年　明倫短期大学講師
2005年　新潟大学歯学部口腔生命福祉学科非常勤講師
2008年　新潟大学大学院医歯学総合研究科博士課程修了
　　　　明倫短期大学准教授
2015年　明倫短期大学歯科衛生士学科教授
2017年　明倫短期大学歯科衛生士学科長

はじめて学ぶ 歯科衛生士のための 歯科介護
第3版 歯科介護ハンドブック付　　ISBN978-4-263-44395-8

2000年 4月25日　第1版第1刷発行
2001年 8月10日　第1版第2刷発行
2004年 3月25日　第2版第1刷発行
2011年 5月20日　第2版第6刷発行
2013年 7月 1日　第3版第1刷発行
2021年 1月20日　第3版第5刷発行

監修　新井俊二
編集　本間和代
　　　江川広子
　　　新井直也
発行者　白石泰夫
発行所　医歯薬出版株式会社
〒113-8612　東京都文京区本駒込 1-7-10
TEL.（03）5395-7638（編集）・7630（販売）
FAX.（03）5395-7639（編集）・7633（販売）
https://www.ishiyaku.co.jp/
郵便振替番号　00190-5-13816

乱丁，落丁の際はお取り替えいたします　　印刷・教文堂／製本・皆川製本所
© Ishiyaku Publishers, Inc., 2000, 2013. Printed in Japan

本書の複製権・翻訳権・翻案権・上映権・譲渡権・貸与権・公衆送信権（送信可能化権を含む）・口述権は，医歯薬出版(株)が保有します．
本書を無断で複製する行為（コピー，スキャン，デジタルデータ化など）は，「私的使用のための複製」などの著作権法上の限られた例外を除き禁じられています．また私的使用に該当する場合であっても，請負業者等の第三者に依頼し上記の行為を行うことは違法となります．

JCOPY ＜出版者著作権管理機構 委託出版物＞
本書をコピーやスキャン等により複製される場合は，そのつど事前に出版者著作権管理機構（電話 03-5244-5088, FAX 03-5244-5089, e-mail : info@jcopy.or.jp）の許諾を得てください．